JN246951

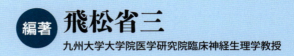

ここが知りたい！
臨床神経生理

編著 飛松省三
九州大学大学院医学研究院臨床神経生理学教授

中外医学社

●執筆者（執筆順）

飛松省三　九州大学大学院医学研究院脳神経病研究施設臨床神経生理学教授

重藤寛史　福岡山王病院てんかん・すいみんセンター

赤松直樹　国際医療福祉大学福岡保健医療学部医学検査学科教授

辻　貞俊　国際医療福祉大学福岡保健医療学部学部長

安元佐和　福岡大学医学部医学教育推進講座教授

山﨑まどか　大東文化大学スポーツ・健康科学部健康科学学科特任講師

松浦雅人　輔仁会田崎病院副院長，東京医科歯科大学名誉教授

立花直子　関西電力医学研究所睡眠医学研究部部長

下竹昭寛　京都大学大学院医学研究科臨床神経学

池田昭夫　京都大学大学院医学研究科てんかん・運動異常生理学講座教授

小国弘量　東京女子医科大学小児科教授

荒木保清　静岡てんかん・神経医療センター神経内科・てんかん科

寺田清人　静岡てんかん・神経医療センター神経内科・てんかん科

神　一敬　東北大学大学院医学系研究科てんかん学分野准教授

深谷　親　日本大学医学部脳神経外科学系応用システム神経科学分野准教授

出村彩郁　国立病院機構宇多野病院臨床検査科

木下真幸子　国立病院機構宇多野病院神経内科医長

出村　豊　国立循環器病研究センター臨床検査部血管超音波主任

十川純平　京都大学大学院医学研究科臨床神経学

松本理器　京都大学大学院医学研究科てんかん・運動異常生理学講座准教授

大封昌子　京都大学大学院医学研究科臨床神経学

木下利彦　関西医科大学精神神経科学教授

吉村匡史　関西医科大学精神神経科学講師

西田圭一郎　関西医科大学精神神経科学

北浦祐一　関西医科大学精神神経科学

三井　浩　関西医科大学精神神経科学

池田俊一郎　関西医科大学精神神経科学

平田幸一　獨協医科大学神経内科教授

渡邉由佳　獨協医科大学日光医療センター神経内科准教授

田中秀明　隆記会田中医院院長

井上岳司　京都大学大学院医学研究科臨床神経学

長峯　隆　札幌医科大学医学部神経科学講座教授

橋本修治　天理よろづ相談所病院白川分院内科

尾 﨑 　 勇	青森県立保健大学健康科学部理学療法学科教授
森 岡 隆 人	福岡市立こども病院脳神経外科科長
酒田あゆみ	九州大学病院検査部脳波室
橋 口 公 章	九州大学大学院医学研究院脳神経外科講師
後 藤 純 信	国際医療福祉大学福岡保健医療学部作業療法学科教授
松 橋 眞 生	京都大学大学院医学研究科脳機能総合研究センター特定准教授
花 島 律 子	北里大学医学部神経内科診療准教授
松 本 英 之	日本赤十字社医療センター神経内科
宇 川 義 一	福島県立医科大学神経内科学教授
齋 藤 貴 徳	関西医科大学附属滝井病院整形外科病院教授
髙嶋良太郎	獨協医科大学神経内科
矢 部 博 興	福島県立医科大学神経精神医学教授
刑 部 有 祐	福島県立医科大学神経精神医学
志 賀 哲 也	福島県立医科大学神経精神医学
幸 原 伸 夫	神戸市立医療センター中央市民病院副院長/神経内科部長
桑 原 　 聡	千葉大学大学院医学研究院神経内科学教授
今 井 富 裕	札幌医科大学保健医療学部教授/附属病院神経内科
野 寺 裕 之	徳島大学大学院医歯薬学研究部臨床神経科学講師
栃 倉 未 知	東海大学医学部専門診療学系リハビリテーション科学
正 門 由 久	東海大学医学部専門診療学系リハビリテーション科学教授
神 谷 久 雄	帝京大学医学部神経内科
園 生 雅 弘	帝京大学医学部神経内科主任教授
有 村 公 良	大勝病院院長
松 田 博 史	国立精神・神経医療研究センター脳病態統合イメージングセンター長
菅 野 　 巖	放射線医学総合研究所分子イメージング研究センター
長 田 　 乾	横浜総合病院臨床研究センターセンター長
麻 生 俊 彦	京都大学大学院医学研究科附属脳機能総合研究センター
頼 田 章 子	久留米大学医学部内科学講座呼吸器・神経・膠原病部門
谷 脇 考 恭	久留米大学医学部内科学講座呼吸器・神経・膠原病部門教授
星 　 詳 子	浜松医科大学光先端医学教育研究センター教授
渡 辺 英 寿	厚生労働省労働保険審査会委員，自治医科大学名誉教授
豊 倉 　 穰	東海大学医学部付属大磯病院リハビリテーション科教授
三 村 　 治	兵庫医科大学神経眼科治療学特任教授

序

　臨床神経生理学（Clinical Neurophysiology）は，脳から脊髄，末梢神経，筋に至る広い範囲の機能とその病態を，生理学的に研究している学問分野である．脳・神経・筋の機能解明のための学際的な分野が一体となって，ヒトの神経系を中心とする複雑なシステムの研究を推進し，神経・精神疾患の諸問題に直結した臨床的な研究を行っている．

　1920 年代末に脳波と筋電図がヒトで初めて記録されて以来，その理論的側面，検査法およびその臨床応用が急速に発展した．1940 年代からの誘発電位，1960 年代中頃からの事象関連電位，1960 年代末からの脳磁図，さらに 1970 年代後半からポジトロン CT（PET），1990 年より機能的核磁気共鳴画像（fMRI）などの脳機能イメージング検査が開発され，これらの手法が脳科学的な研究および臨床に用いられるようになってきた．

　臨床現場では，CT や MRI などの画像検査の進歩により，脳の形態的な検査が重要視されている．しかし，機能的な面を検査する臨床神経生理学的な検査も忘れてはならない検査である．逆に形態検査で異常所見が検出されないときに，臨床神経生理学的な検査はその威力を発揮する．

　本書では，各検査法の「基本を知りたい」，「ここが知りたい」など初学者が手に取りやすいようなボリュームで，通読することが苦にならない臨床神経生理のテキストを目指した．そのために，臨床神経生理学の分野の第一線で活躍されている先生方に玉稿を賜り，各節 2～4 頁で，そのエッセンスを解説してもらった．これにより，臨床神経生理学の基本的な事項から検査のコツ，所見の捉え方までを 1 冊で「早わかり」できるよう，平易でポイントをおさえた表現となった．本書が，神経内科医，脳外科医，精神科医，臨床検査技師などの方にお役に立てば幸いである．

　なお，本書の企画・編集でお世話になった中外医学社，企画部・岩松宏典，編集部・高橋洋一氏のご協力により，この本は完成した．この場を借りて感謝申し上げる．

　　　2016 年春

九州大学大学院医学研究院・臨床神経生理学分野　飛 松 省 三

目　次

第1章　脳波

01. 基礎知識 ……………………………………………………………………… 1
　　a．脳波の発生機序 …………………………………………〈飛松省三〉 1
　　b．脳波の構成成分 …………………………………………〈飛松省三〉 3
02. 導出法 …………………………………………………………………………… 5
　　a．電極配置 …………………………………………………〈重藤寛史〉 5
　　b．基準電極導出 vs 双極導出 ……………………………〈重藤寛史〉 8
　　c．デジタル脳波計のしくみ ………………………………〈重藤寛史〉 11
03. 賦活法 …………………………………………………………………………… 13
　　a．過呼吸 ………………………………………………〈赤松直樹　辻 貞俊〉 13
　　b．光刺激 ………………………………………………〈赤松直樹　辻 貞俊〉 16
　　c．睡眠 …………………………………………………〈赤松直樹　辻 貞俊〉 18
04. 正常脳波 ………………………………………………………………………… 21
　　a．小児 ………………………………………………………〈安元佐和〉 21
　　b．成人および高齢者 …………………………………〈山﨑まどか　松浦雅人〉 24
05. 睡眠ポリグラフ検査 …………………………………………………………… 27
　　a．基本と原理 ………………………………………………〈立花直子〉 27
　　b．臨床応用 …………………………………………………〈立花直子〉 30
06. てんかん ………………………………………………………………………… 34
　　a．総論 …………………………………………………〈下竹昭寛　池田昭夫〉 34
　　b．小児てんかんの脳波 ……………………………………〈小国弘量〉 37
　　c．成人 …………………………………………………〈荒木保清　寺田清人〉 40
　　d．てんかん重積状態 ………………………………………〈神 一敬〉 43
　　e．長時間ビデオ脳波モニタリング ………………………〈神 一敬〉 46
　　f．偽性てんかん波（てんかん波と誤りやすい脳波波形）…〈松浦雅人〉 49
07. 局所性脳病変 ………………………………………………………〈深谷 親〉 53
08. びまん性脳障害 ………………………………………〈出村彩郁　木下真幸子〉 56
09. 周期性パターン ………………………………………〈出村 豊　木下真幸子〉 59
10. 意識障害 ………………………………………………〈十川純平　松本理器〉 62
11. 脳死 ……………………………………………………〈大封昌子　松本理器〉 66

12. 薬物脳波
　　………〈木下利彦　吉村匡史　西田圭一郎　北浦祐一　三井　浩　池田俊一郎〉69
13. 認知症 ……………………………………〈平田幸一　渡邉由佳　田中秀明〉72
14. 脳波レポート（作成・判読所見）……………………〈井上岳司　池田昭夫〉75
15. 脳磁図 ………………………………………………………………… 79
　　　a．原理と基本 …………………………………………………〈長峯　隆〉79
　　　b．臨床応用 ……………………………………………………〈長峯　隆〉82

第2章　誘発電位

01. 基礎知識 ……………………………………………………………… 85
　　　a．アナログ/デジタル変換と加算平均法 ………………〈橋本修治〉85
　　　b．近接電場電位と遠隔電場電位 ……………………………〈橋本修治〉88
02. 体性感覚誘発電位 …………………………………………………… 91
　　　a．原理と基本 …………………………………………………〈尾﨑　勇〉91
　　　b．臨床応用 ……………………………………………………〈尾﨑　勇〉94
03. 聴性脳幹反応 ………………………………………………………… 97
　　　a．原理と基本 ………………………………〈森岡隆人　酒田あゆみ〉97
　　　b．臨床応用 ……………………………………〈森岡隆人　橋口公章〉100
04. 視覚誘発電位 ………………………………………………………… 104
　　　a．原理と基本 …………………………………………………〈後藤純信〉104
　　　b．臨床応用 ……………………………………………………〈後藤純信〉107
05. 運動関連脳電位 ……………………………………………………… 110
　　　a．原理と基本 …………………………………………………〈松橋眞生〉110
　　　b．臨床応用 ……………………………………………………〈松橋眞生〉113
06. 運動誘発電位 ………………………………………………………… 116
　　　a．基礎1: 脳刺激法の種類 ………………………………〈花島律子〉116
　　　b．基礎2: 磁気刺激の原理 ………………………〈松本英之　宇川義一〉119
　　　c．臨床応用 ………………………………………〈松本英之　宇川義一〉122
07. 術中脊髄機能モニタリング ………………………………〈齋藤貴徳〉125
08. 事象関連電位（P300）……………………………………………… 129
　　　a．基本と原理 ……………………………〈髙嶋良太郎　平田幸一〉129
　　　b．臨床応用 ………………………………〈髙嶋良太郎　平田幸一〉132
09. ミスマッチ陰性電位 ………………………………………………… 135
　　　a．基本と原理 ……………………………〈矢部博興　刑部有祐〉135
　　　b．臨床応用 ………………………………〈矢部博興　志賀哲也〉138

第3章 筋電図

01. 基礎知識 ……………………………………………………………………… 142
    a．上位運動ニューロンと下位運動ニューロン ……………〈幸原伸夫〉142
    b．筋電図に用いる電極とその特性 …………………………〈幸原伸夫〉145
02. 神経伝導検査 …………………………………………………………………… 149
    a．原理と基本 ……………………………………………………〈桑原 聡〉149
    b．脱髄と軸索変性 ………………………………………………〈桑原 聡〉152
    c．絞扼障害 ………………………………………………………〈今井富裕〉155
03. 反復刺激試験 …………………………………………………………〈今井富裕〉158
04. 針筋電図検査 …………………………………………………………………… 161
    a．原理と基本 ……………………………………………………〈野寺裕之〉161
    b．臨床応用 ………………………………………………………〈野寺裕之〉163
05. 神経根症 ………………………………………………〈栃倉未知　正門由久〉165
06. 腕神経叢障害 …………………………………………〈栃倉未知　正門由久〉168
07. F波・A波・H波（基礎・臨床応用） ………………〈神谷久雄　園生雅弘〉171
08. 長ループ反射（基礎・臨床応用） ……………………〈神谷久雄　園生雅弘〉175
09. 筋電図レポート（作成・判読所見） …………………………………〈有村公良〉177

第4章 機能画像

01. SPECT …………………………………………………………………………… 180
    a．原理と基本 ……………………………………………………〈松田博史〉180
    b．臨床応用 ………………………………………………………〈松田博史〉183
02. PET ……………………………………………………………………………… 186
    a．原理と応用 ……………………………………………………〈菅野 巌〉186
    b．臨床応用 ………………………………………………………〈長田 乾〉189
03. 機能的MRI ……………………………………………………………………… 192
    a．原理と基本 ……………………………………………………〈麻生俊彦〉192
    b．臨床応用 ………………………………………〈頼田章子　谷脇考恭〉195
04. 光トポグラフィー ……………………………………………………………… 198
    a．原理と基本 ……………………………………………………〈星 詳子〉198
    b．臨床応用 ………………………………………………………〈渡辺英寿〉201

第5章 自律神経

01. 基礎的事項 ……………………………………………………… 〈豊倉 穣〉206
02. 交感神経皮膚反応 ……………………………………………… 〈豊倉 穣〉209
03. 心電図 R-R 間隔 ………………………………………………… 〈豊倉 穣〉212

第6章 眼球運動

01. 基礎と原理 ……………………………………………………… 〈三村 治〉215
02. 臨床応用 ………………………………………………………… 〈三村 治〉218

索　引 …………………………………………………………………………… 221

脳波

01 ▶ 基礎知識　a．脳波の発生機序

> **Points**
> - 脳波の発生には電位発生源（generator）とリズム発生源（pace-maker）に分けて考える必要がある．
> - 脳波の発生源は，大脳皮質Ⅴ層にある大錐体細胞である．
> - 正常脳波のリズム発現には，上部脳幹網様体，視床，大脳皮質ニューロンが重要である．
> - 脳波のリズムは視床で形成され，視床の抑制性介在ニューロンの反回抑制が興奮・抑制リズムを形成する．

A　脳電位の発生機序

1．上行性網様体賦活系の意義

　意識の維持には，中脳にある上部脳幹網様体，視床非特殊核，広汎視床投射系からなる上行性網様体賦活系が重要である．実験的に中脳の部分で脳幹を切断したネコは昏睡状態となり，脳波は高振幅の徐波となる．逆に中脳網様体に反復電気刺激を加えると睡眠中または浅い麻酔中の動物は，その行動面からも覚醒し，脳波も低振幅の速波となる．

2．大脳皮質大錐体細胞とシナプス後電位

　脳波は脳の電位変動（交流成分）を表しており，この電位変動に大きな役割を果たしているのはニューロン活動である 図1 ．直径1 cmの皿電極から記録される脳波は，数百万個（約6 cm^2）の神経細胞の集合電位である．

　脳波の発生源は，視床非特殊核のインパルスにより大脳皮質Ⅴ層にある大錐体細胞に生じるシナプス後電位であり，電位的には深部の細胞体と表層の尖端樹状突起とで電流双極子を形成している．多数の錐体細胞が同期して生じる電場変化〔興奮性シナプス後電位（EPSP）と抑制性シナプス後電位〕の総和が脳波の主成分であるが，EPSPの関与が大きい 図1 ．

B　正常脳波リズムの発生機序

1．律動性振動

　脳波は10 Hz前後のαリズムを代表とする律動性を呈するのが特徴である．脳波のリズムは視床で形成され，視床は脳幹網様体賦活系の影響を受けるため，脳波は覚醒・睡眠状態や意識レベルにより変化する．

　脳波律動の周波数は視床ニューロンの膜電位水準に依存しており，脱分極状態では速波（β）帯域，中等度の過分極状態では睡眠紡錘波，深い過分極ではδ波帯域の周波数を示す．この視床ニューロンの膜電位水準は，覚醒レベルを調節する脳幹網様体ニューロンの活動性によって

制御される．病的状態においても大脳皮質や視床，その他の脳構造のニューロン機能障害によって変化する．

2. リズム発生に関与する脳構造とニューロン回路

大脳皮質大錐体細胞と視床ニューロン間には相互の線維連絡がある．皮質大錐体細胞に投射する視床皮質ニューロンには視床網様核ニューロンからGABAを伝達物質とする抑制性入力が送られる．皮質大錐体細胞からは軸索側枝が視床皮質ニューロンおよび視床網様核ニューロンへ伸びてグルタミン酸を伝達物質とする興奮性投射がある．また，視床皮質ニューロンは視床網様核ニューロンへ軸索側枝を出して興奮性入力を送っている．この回路には脳幹（中脳・橋）網様体によってアセチルコリンを伝達物質とする活動性制御が行われている．すなわち脳幹網様体ニューロンから視床皮質ニューロンへは興奮性，視床網様核ニューロンへは抑制性の制御が行われている 図1 ．

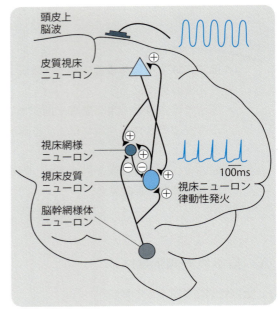

図1 脳波律動の発生機序
上行性網様体賦活系，視床および大脳皮質ニューロンの機能が統合されて正常脳波が発生する．（飛松省三．In: 平山惠造，監修．臨床神経内科学．改訂6版．東京: 南山堂; 2016. p.771-82.）[3]

【文献】
1) 加藤元博．脳波の発生機序: 解剖と生理．臨床神経生理学．2005; 33: 221-30.
2) 飛松省三．脳波リズムの発現機序．臨床神経生理学．2014; 42: 358-63.
3) 飛松省三．4．電気生理学的検査1．脳波と脳磁図．In: 平山惠造，監修．臨床神経内科学．改訂6版．東京: 南山堂; 2016. p.771-82.

〈飛松省三〉

脳波

01 ▶ 基礎知識　b．脳波の構成成分

Points
- 臨床脳波で重要な構成成分は，α波（8〜13 Hz），β波（14〜30 Hz），θ波（4〜7 Hz），δ波（0.5〜3 Hz）である．
- 健常人のα波は安静・覚醒・閉眼時で後頭部優位に出現し，優位律動を成す．開眼により抑制される．
- θ・δ波は，覚醒状態にある健常人の安静閉眼時には，ほとんど出現しない．周波数が遅いほど，振幅が高いほど病的意義が強くなる．
- β波は正常成人の覚醒時にみられるほか入眠時，薬物使用時にもみられる．

A　脳波の分類　図1

1．α波
　脳波は各種の周波数成分から構成されている．通常の脳波測定で観察される波形は，これらの構成要素のうち特に目立つ優勢な成分が記録されたものである．α波は，8〜13 Hzの周波数で安静・覚醒・閉眼状態で健常人の後頭部優位に出現する．振幅は個人差もあるがおよそ50 μV前後である．α波は1929年にドイツのHans Bergerによってβ波とともに命名され，脳波の中で最も知られた成分である．

2．徐波と速波
　徐波はα波より周波数が低いという意味で，δ波（0.5〜3 Hz）とθ波（4〜7 Hz）に分けられる．両者とも覚醒状態にある正常成人の安静閉眼時には，ほとんど出現しない．徐波は生理的には，幼小児の脳波，睡眠時の脳波にみられ，病的状態としては，てんかん，脳腫瘍，脳血管障害などの器質脳疾患，意識障害，低酸素状態，低血糖状態など種々の脳機能障害の際に出現する．

　速波はα波よりも周波数が速い波を総括したものである．β波（14〜30 Hz）とγ波（30 Hz以上）があるが，γ波は通常の脳波判読では解析の対象になっていない．β波の振幅はおよそ20 μV位であり，振幅が50 μV以上大きい場合には異常とみなされる．速波は正常成人の覚醒時にみられるほか入眠時，薬物使用時にもみられ，病的な場合としては，精神遅滞，頭部外傷，脳手術後などにみられる．

B　脳波の記載

1．背景活動
　脳波は覚醒度により時々刻々と変化し，正常または異常な波形（全汎性ないし局在性）がそのなかに現れ，そのような波形が背景から浮き立つことにより視察的に判読される．このよう

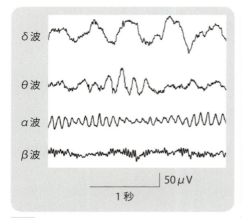

図1　脳波の分類
周波数により α〜δ 波の 4 つの成分に分けられる．よくみると δ 波には θ 波も重畳している．

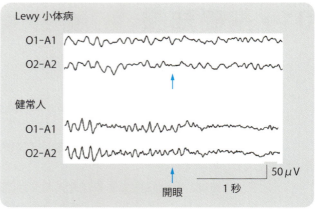

図2　α波の反応性
両側後頭部の脳波のみを呈示．健常人では開眼により抑制されるが，Lewy 小体病では抑制が不良である．また，α 波も徐波化し，組織化も不良である．

な脳波活動を背景活動（background activity）という．後頭部に出現する優位律動（基礎律動ともよばれる）とそれ以外の周波数成分である非突発性異常（非生理的徐波）から成る．一過性現象である突発性異常（てんかん原性）は，背景活動から分けて記載される．安静・覚醒・閉眼時での正常脳波は，後頭部優位の α 波を主体として前頭部に低振幅 β 波の混入を認める．正常ではうとうと状態にならない限り，徐波もほとんど出現しない．ただし，加齢の影響で側頭部に θ 波が 10％程度出現することはある．

2. 優位律動

優位律動とは脳波のすべての背景活動を構成する各種の周波数成分のうち，いちばん時間的に多く出現している周波数成分のことである．通常，後頭部優位に出現する α 波が優位律動となる．その周波数（Hz），振幅（μV），頭皮上分布，左右差の有無，出現量，刺激（開閉眼）や各種賦活法による変動性を注意深く観察する．正常成人（25〜65歳）では，9〜11 Hz の α 波が後頭部優位に左右対称性に出現し，漸増・漸減（modulation）がみられる．周波数の変動は 1 Hz 以内で，それを超すと不規則で非律動的にみえる．このとき，組織化（organization）が不良という．開眼，光・音刺激などで抑制され，α 抑制とよぶ 図2 ．これは，大脳皮質の活動が高まると，シナプス後電位の分散性が高くなり，同期性が低下するためである（脱同期）．この抑制は優位律動の特徴であり，逆に抑制が不十分であることは，脳機能障害が予想され，脳波診断上重要である 図2 ．

【文献】
1) 大熊輝雄．臨床脳波学．第 5 版．東京: 医学書院; 1999.
2) Schaul N. The fundamental neural mechanisims of electroencephalography. Electroenceph Clin Neurophysiol. 1998; 106: 101-7.
3) Marknad ON. Alpha rhythms. J Clin Neurophysiol. 1990; 7: 163-89.
4) 飛松省三．認知症．Clin Neurosci. 2014; 32: 814-7.

〈飛松省三〉

脳波

02 ▶ 導出法　a．電極配置

> **Points**
> - 10-20法に従って頭皮上に均等に電極を配置する．
> - 側頭葉てんかんの放電を捉えやすくするために，前側頭部や眼窩周囲に電極を追加することがある．

A　基本的な電極の配置

鼻根部（nasion）と後頭結節（inion）を結ぶ線の長さ，両耳介前点を結ぶ線の長さを100%

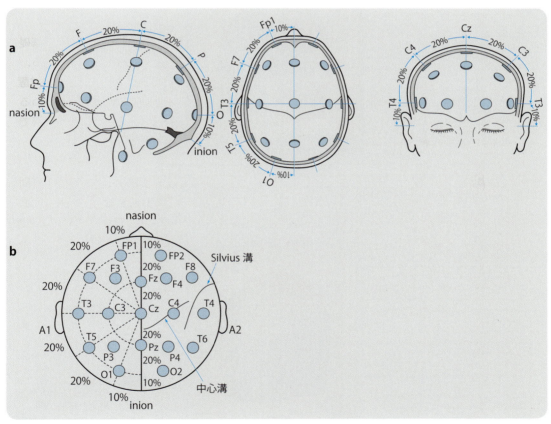

図1 10-20法
a：nasionとinionを結ぶ線の長さおよび両耳介前点を結ぶ線の長さを100%とし，10-20%ずつに分割して，頭皮上に均等に電極を配置する．
b：電極の名前：Fは前頭葉（frontal），Cは中心溝附近（central），Pは頭頂葉（parietal），Oは後頭葉（occipital），Tは側頭葉（temporal）の上に存在する．左半球が奇数，右半球が偶数，正中がz．

とし，10％と20％ずつに分割して，頭皮上に均等に電極を配置する方法を10-20法という 図1a ．耳朶基準電極A1，A2は耳朶あるいは乳突突起に設置する．10-20法に従って一般的に頭皮上に19個の電極が配置されるが，これ以外に眼球運動を捉えるための電極を眼窩周囲に，心電図や呼吸運動記録のための電極を胸部に設置することが必要である．10-10法は10％ずつの間隔で電極を配置することであるが，すべてを設置していると電極数が膨大になるので，一般的には10-20法に従う．

B 追加電極

頬部電極，眼窩周囲電極，下顎電極，T1/T2電極，蝶形骨誘導電極などの追加電極がある．

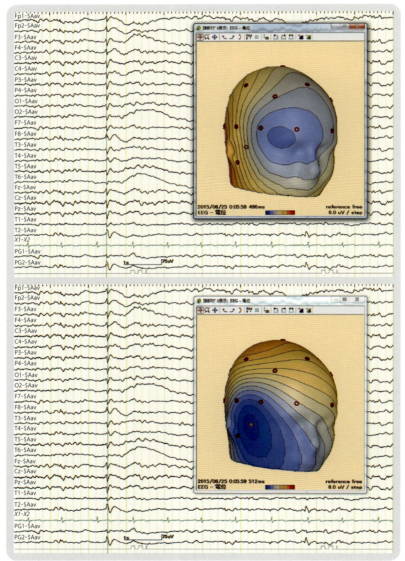

図2 側頭葉てんかんでみられるてんかん性放電の分布の一例

電位が高いところに電極があれば，てんかん性放電を捉えやすくなる．aでは眼窩周囲の電位が高く，bはaの26ミリ秒後に頬骨外側の電位（T2電極）が高くなっている．

T1/T2 電極は外眼角と外耳孔を結んだ線分の三等分点のうち, 外耳孔寄りの点から 1 cm 直上に設置する. 蝶形骨誘導電極は侵襲的な電極で, 頬骨弓中央下縁より垂直に蝶形骨翼状突起外側板に向けて 4~5 cm 電極を刺入する必要がある. 側頭葉から生じるてんかん性放電はしばしば 図2 のような分布をするので, これらの電極は最高電位を捉えやすい. 10-20 法に従って設置した電極間や電極周辺に最高電位が予測される場合には, 関心領域の周辺だけ, 10-10 法に従って電極を設置することもある. 頭皮上の電極では捉えにくい電位差を検出するために, 脳から遠く離れた頭蓋外にある心電図記録用の電極を基準電極として利用することもある.

【文献】
1) Klem GH, Lüders HO, Jasper HH, et al. The ten-twenty electrode system of the International Federation. The International Federation of Clinical Neurophysiology. Electroencephalogr Clin Neurophysiol Suppl. 1999; 52: 3-6.
2) Morris HH 3rd, Lüders H. Electrodes. Electroencephalogr Clin Neurophysiol Suppl. 1985; 37: 3-26.

〈重藤寛史〉

脳波

02 ▶ 導出法　b．基準電極導出 vs 双極導出

> **Points**
> - 基準電極導出は全般性の活動を把握しやすく，また局在性異常の分布と電位を3次元的にイメージしやすい．
> - 基準電極導出のデメリットとして，筋電図や心電図などアーチファクトの影響を受けやすい点や基準電極に入った入力が記録全体に影響をおよぼしてしまう点がある．
> - 双極導出は局在を把握しやすく，筋電図や心電図などのアーチファクトを除きやすい．
> - 双極導出では全般性の活動はじめ，広く分布する活動を把握しにくい．
> - 同じ脳電気活動でも導出法（モンタージュ）によって見え方が大きく変わってくるので，様々なモンタージュを用いて分布を検証した方がよい．

A　基準電極導出（単極導出）

　脳波の電位は相対的な値である．探査電極（測定対象の電極）の電位から基準となる電極の電位を引いた値が探査電極の相対的電位となる．基準電極導出では，一般的に脳電気活動がおよびにくい耳朶あるいは乳様突起に設置したA1，A2電極を基準電極として用いる．基準電極

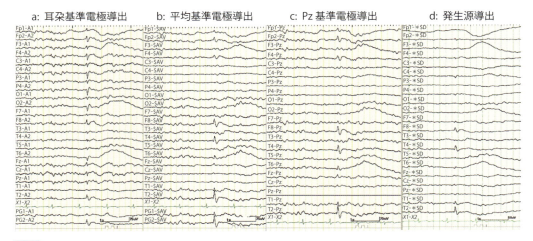

図1　基準電極導出
1章02-aの図2と同じ活動を異なる導出法でみている．耳朶が活性化しているので，aでは広い範囲に電位活動があるようにみえてしまう．b, c, dでは，最高電位がT2電極にあることがわかる．PG1/PG2電極は，眼窩下外側に設置した眼窩周囲電極．
a: 耳朶基準電極導出，b: 平均基準電極導出，c: Pz基準電極導出，d: 発生源導出

導出のメリットは代謝性疾患や全般性脳機能障害でみられる全般性の活動異常を把握しやすいことや，局在性異常の分布と電位の高低を3次元的にイメージしやすいことである．デメリットは筋電図や心電図などアーチファクトの影響を受けやすい点や，基準電極に入った入力が記録全体に影響をおよぼしてしまう点である．特に側頭部の放電は耳朶電極を活性化させることがあるので，耳朶電極を基準電極に使用した場合，探査電極すべてに影響を与えてしまう 図1a ．

B 特殊な基準電極導出

A1，A2以外に，探査電極の平均電位を基準として最大電位の局在をみやすくする平均基準電極導出や，アーチファクトを除去しつつ側頭部の活動をみやすくするためにPzやCzを基準とする導出，心電図電極など頭蓋外の電極を基準とする導出，探査電極直下の電位を周辺電極の電位との差として算出する発生源導出法（ソースデリベーション法）などがある 図1b～d ．

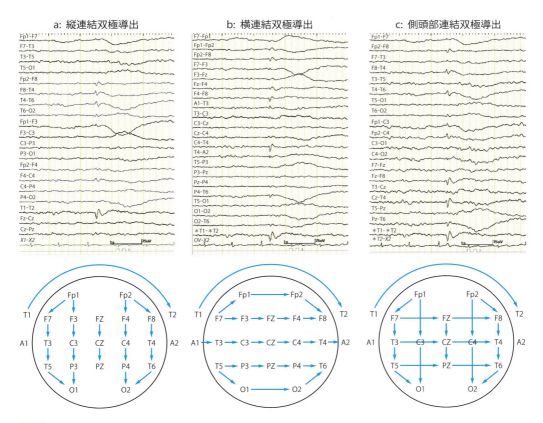

図2 双極導出
1章02-aの図2と同じ活動をみている．T1-T2を連結したり，cのように電極を1個とばして側頭部電極を横連結したりすると側頭部の活動が目立つようになる．
a: 縦連結双極導出，b: 横連結双極導出，c: 側頭部連結双極導出

C 双極導出

　双極導出は探査電極間の電位差を導出する導出法で，頭皮上記録における双極導出には一般的に前後方向を結ぶ縦導出と左右方向を結ぶ横導出を用いる 図2a, b ．側頭部のてんかん性異常を検出しやすいように，T1-T2間や両側側頭部電極間を結ぶ導出を加えることもある 図2c ．これらでは電極間距離が広い方ため検出感度が上がる．双極導出のメリットとして，筋電図や心電図などのアーチファクトを除きやすい，活動の頂点局在を位相逆転として把握しやすい，1個の電極の接触不良の影響を受けにくい，などがある．デメリットには，全体における局在活動の電位をみるには頭の中で引き算，足し算をしなければならない点や，電位差が少ない活動が目立たなくなる点，全般性放電，例えば睡眠頭蓋頂鋭波をてんかん性放電と見間違える点，などがある．

D 様々な導出法を使用する．

　同じ脳電気活動でもモンタージュによって見え方が大きく変わってくるので，記録時，判読時とも様々なモンタージュを用い，前述した各導出のメリット・デメリットを理解して電位分布を検証した方がよい．電位分布に関しては任意の時間における等電位マップが描けるソフトもあるが，このマップをうまく活用すると判読者だけでなく患者に説明する際にも有用である（1章02-aの図2参照）．

【文献】
1）日本臨床神経生理学会，臨床脳波検査基準改定委員会．改訂臨床脳波検査基準2002．臨床生理学．2003; 31: 221-42.

〈重藤寛史〉

02 ▶ 導出法　c．デジタル脳波計のしくみ

> **Points**
> - デジタル脳波では，導出モンタージュ，フィルタ，感度や表示時間を記録後に変更できるため，活動の局在確認，アーチファクトとの鑑別を容易に行える．
> - 記録前にシステムリファレンス用の電極を使用していることや，ニュートラル端子用の電極を設置していることの確認が必要である．
> - デジタル脳波のデータを記録する時は，サンプリング周波数に留意しておく必要があり，解析対象周波数の3倍以上のサンプリング周波数で記録する必要がある．

A　アナログ脳波との情報処理過程の違い．

1．差動増幅器の位置の違いとシステムリファレンス

　デジタル脳波は記録電極（入力端子）それぞれに差動増幅器がついていて，G1端子に各電極からの入力，G2端子にはシステムリファレンス（システムによって異なるが，基準となる電極）が接続されており，G1端子とG2端子の差であるアナログデータがAD変換された後，電極接続箱からデジタル信号として出力される　図1a．これに対しアナログ脳波は電極接続箱でいったん高入力抵抗・低出力抵抗のバッファーアンプを通ってアナログ信号として脳波計本体に送られ，モンタージュに従ってG1とG2の入力が選択され，チャネル毎にある差動増幅器で差分される　図1b．

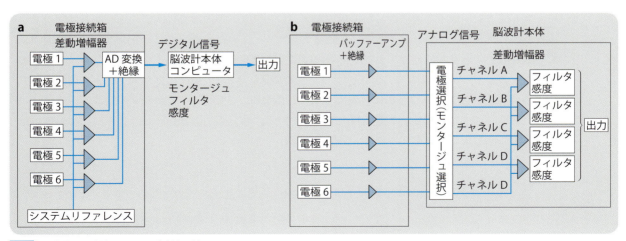

図1　デジタル脳波とアナログ脳波の違い
a: デジタル脳波　　b: アナログ脳波

2. ニュートラル端子とフローティング回路

システムリファレンスとは別に，差動増幅器の基準としてニュートラル端子（シグナルアース）が必要で，前額部などに設置した電極に接続する．この電極は，大地に接続されたアースと同じような働きをするが，古い型のアナログ脳波計（B型）で用いられてきたアースでは機器の漏れ電流が被験者の体を流れてしまう危険性がある．漏れ電流が流れないように被験者と電気回路を絶縁したフローティング回路を組み込んだアナログ脳波計（BF型，CF型）では，各チャネルの増幅器毎に回路を設ける必要があったが，デジタル脳波計ではAD変換された後の信号を絶縁するだけでフローティングを得られる 図1a ．

3. モンタージュ処理，フィルタ処理，感度切り替えの自由度

AD変換されて電極設置箱から出力されたデジタル信号は，脳波計本体に送られた後，モンタージュ処理，フィルタ処理，感度切り替えなどが行われ，ディスプレイ，プリンタ，外部記憶装置などに出力される．記録端子ごとに独立してデジタル情報化されており，モンタージュ，フィルタ，感度や表示時間は記録後に変更できる．このため波形の局在確認，アーチファクトとの鑑別を容易に行えるようになった．これに対しアナログ脳波は電極接続箱からアナログ信号として脳波計本体に送られ，モンタージュに従ってG1とG2の入力が選択され，チャネル毎にある差動増幅器で差分される．そのため各チャネル毎にフィルタ処理，感度切り替えが必要になり，いったん記録すると記録後は変更することができない．

B デジタル脳波記録における注意点

システムリファレンスにはC3＋C4の平均やF3＋F4の平均が使われる機種が多いが，これらの電極を使用しないとリファレンスが機能せず脳波記録ができない．また差動増幅器の基準としてニュートラル端子（シグナルアース）が必要である．

アナログデータをどれくらいの間隔でデジタル信号化するかをサンプリング周波数と称し，例えば500Hzのサンプリング周波数では2ミリ秒毎にサンプリングしてデジタル信号化している．波形を形成するには少なくとも2点の差が必要なので，サンプリング周波数の1/2（ナイキスト周波数）以下の周波数しか再現できず，1/2以上の周波数では本来の周波数とは異なる折り返し雑音（エリアシング雑音）を生じてしまう．このためあらかじめサンプリング周波数の1/2以上の周波数成分はアナログ信号の段階で高周波遮断フィルタをかけて減衰させておく必要がある（アンチエリアシングフィルタ）．減衰率も考えて，実際にはサンプリング周波数の1/3以下の周波数をもつ波形は再現できることになる．このように，デジタル脳波のデータを解析する時は，サンプリング周波数，フィルタ設定に留意しておかないと，実際にはない波形を描出してしまうことを知っておく必要がある．

【文献】
1）橋本修治. 周波数域遮断フィルターの意味と動作機序. In: 臨床電気神経生理学の基本. 東京: 診断と治療社; 2013. p.166-79.
2）橋本修治. 差動増幅器とアース. In: 臨床電気神経生理学の基本. 東京: 診断と治療社; 2013. p.180-94.

〈重藤寛史〉

脳波

03 ▶ 賦活法　a．過呼吸

Points
- 過呼吸負荷で誘発される全般性律動性徐波（build up）は正常反応である．
- build up は思春期では約 70％にみられ，成人では 10％にみられる．
- 過呼吸により $PaCO_2$ が低下し脳動脈の収縮をきたすことが build up の機序である．
- 欠神発作の 3 Hz 全般性棘徐波複合は高率に過呼吸で誘発される．
- Lennox-Gastaut の緩徐棘徐波複合も過呼吸で誘発されやすい．
- もやもや病の脳波の特徴的所見に，re-build up がある．

1．脳波賦活法としての過呼吸
　脳波検査における賦活法は，異常脳波を誘発あるいは増幅するために用いられる．正常波形が誘発されることもある．過呼吸は脳波検査では 3〜5 分間，1 分間に 18〜24 回深呼吸を行うことにより施行される．指示に従いにくい幼児では，風車を吹かせるという方法もある．

2．正常反応
　過呼吸負荷でみられる全般性徐波は正常反応である．徐波は最初間欠性で θ 帯域であるが，両側同期したバーストとなりその後持続性高振幅律動性 δ 活動となる．小児では後頭部優位になることが多く，思春期以降成人ではほぼ全例で前頭部優位になる．全般性徐波は，過呼吸中止後 1 分以内に消失するのが正常である．過呼吸負荷による build up は，8〜12 歳ごろに認められることが最も多い．思春期では約 70％にみられるとされているが，成人では 10％程度である．

3．徐波化の機序
　過呼吸による脳波変化は，低 CO_2 血症もしくは呼吸性アルカローシスによる脳動脈収縮がその機序として有力視されている．脳動脈の収縮により脳への血流が低下し，酸素やブドウ糖の不足が生じるため，脳波の徐波化が生じるといわれている．思春期には徐波が誘発されやすいが成人になると誘発されにくくなるのは動脈の反応性が低下するためであると考えられている．低血糖時や脳動脈の局所狭窄領域では，徐波化が著明になる．血糖値が 80 mg/dL 以下になると特に徐波化が著明となる．

4．左右差の解釈
　過呼吸で誘発された全般性律動性徐波に左右差がある場合は異常所見と判定する．徐波の振幅が高い側（領域）が異常であることが多い．内頚動脈狭窄で半球性に軽度の血流低下がある，あるいは予備能が低下しているような場合である．一方，構造病変などで患側の機能低下が著しい場合は徐波が出現しにくくなり患側で振幅が低下する．

5．過呼吸負荷中の自覚症状
　過呼吸により，めまい，しびれ感などの自覚症状が誘発されることがある．検査技師は患者

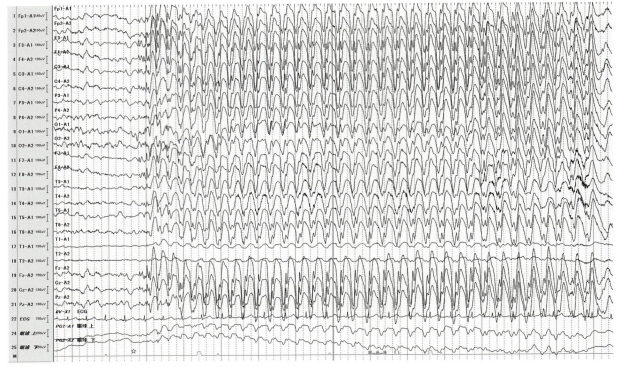

図1 10歳女児，欠神発作，過呼吸負荷開始後1分
3 Hz 全般性棘徐波複合の出現を認めている．このとき女児は過呼吸を止め，反応がなくなっている．

の訴える自覚症状を詳しく正確に記載することが重要である．患者が述べる症状が主訴の症状であれば，そのときの脳波所見が診断に結び付くからである．脳波にてんかん性放電がなければ，患者の述べる症状は非てんかん性の可能性が高くなる．

6. 過呼吸によって誘発されるてんかん発作

3 Hz 全般性棘徐波複合を伴う欠神発作は，過呼吸によって誘発されやすい．欠神発作が臨床的に疑われる患者では必須の賦活法である．欠神発作患者の80％以上で，過呼吸による誘発が可能である．十分な過呼吸負荷が行われても 3 Hz 全般性棘徐波複合が出現しなければ，欠神発作はほぼ否定できるとされている．Lennox-Gastaut 症候群で slow spike and wave complexes を呈する患者では，約半数はこの所見が過呼吸で誘発される．

7. re-buildup

過呼吸負荷の終了後の著明な徐波出現を re-buildup とよんでいる．もやもや病に特徴的な所見とされている．過呼吸負荷による徐波の著明な左右差は，脳動脈狭窄などによる脳血流障害の可能性がある．

8. 過呼吸負荷を行うべきでない状態

脳卒中急性期，最近の TIA，頭蓋内動脈狭窄症，頸動脈狭窄症，もやもや病，重度の心肺疾患，高度貧血，などでは過呼吸負荷は行うべきでない．

【文献】
1）Yamada T, Meng E. Activation procedure, hyperventilation. In: Practical guide for clinical neurophysiologic testing EEG. Wolters Kluwer/Lippincott Williams & Wilkins; 2010. p.155-8.
2）Fischi BJ. Activation procedures, hyperventilation. In: Fisch and Spehlmann's EEG primer. Elsevier; 1999. p.219-21.

〈赤松直樹　辻 貞俊〉

脳波

03 ▶ 賦活法　b．光刺激

> **Points**
> - 脳波賦活法の1つに閃光刺激がある．
> - 閃光刺激はストロボライトを用い通常は閉眼状態で刺激を行う．
> - 光駆動反応は，後頭部に誘発される刺激と同一もしくは調波の周波数の律動波である．
> - 光ミオクロニー反応は閃光刺激により前頭部を中心に出現する筋活動であり病的意義はない．
> - 光突発反応は，閃光刺激により誘発される全般性棘徐波をはじめとするてんかん性放電であり，てんかんの診断を支持する所見である．
> - 光突発反応は，特発性全般てんかんにみられることが多く，若年ミオクロニーてんかん，成人良性ミオクロニーてんかんなどでみられる．

1. 脳波賦活法としての光刺激

脳波検査における賦活法は，異常脳波を誘発あるいは増幅するために用いられる．正常波形が誘発されることもある．脳波の光刺激は，通常閃光刺激で施行される．光刺激で誘発される脳波には，光駆動反応，光ミオクロニー反応，光突発反応がある．

2. 光刺激の方法

ストロボライトを眼前約30 cmに設置し，閉眼した状態で5秒間光刺激を行うのが通常である（間欠光刺激，intermittent photic stimulation）．刺激周波数は，1，3，6，9，10，15，20，30 Hzなどが用いられる．これ以外の周波数が用いられることもある．これらは一般的な脳波検査室での方法である．施設によって光刺激法は異なることもあり，開眼で記録することもある．

3. 光駆動反応（photic driving response）

脳波光駆動反応は生理的な反応とされており，間欠閃光刺激約5〜30 Hzで誘発される後頭部にみられる律動性活動である．光駆動反応は，光刺激と同期し（time-locked），周波数は刺激と同一もしくは調波（harmonic）である．光駆動反応の振幅は，出生直後は低いが6歳頃から高くなり小児期では成人より高振幅であり高齢者では振幅が低くなる．

4. 光ミオクロニー反応（photomyoclonic response）

光ミオクロニー反応は，光刺激時に前頭部に近い誘導にみられる筋活動による電位であるとされている．光刺激に伴い，振幅が次第に増加していくが刺激終了と同時に停止する．出現時に観察すると，眼瞼の筋けいれん，眼球運動，顔面・頸部の筋けいれんがみられることがある．脳波検査の0.1〜0.8％にみられるとされている．病的意義はないとされている．

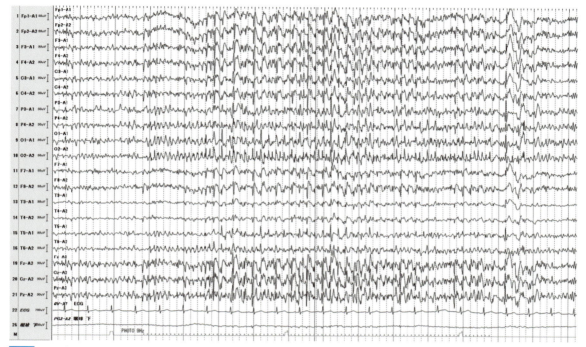

図1 50歳男性．成人良性家族性ミオクロニーてんかん（Benign adult familial myoclonic epilepsy, BAFME）
閃光刺激により全般性棘徐波複合の出現を認めている．刺激終了後も全般性棘徐波複合が継続して出現している．

5．光突発反応（photoparoxysmal response）

　光突発反応は，閃光刺激により全般性棘徐波複合をはじめとするてんかん性放電が誘発されるものである．現在は光てんかん型反応（photoepileptiform response），光けいれん反応（photoconvulsive response）という用語は推奨されない．光突発反応は，特発性全般てんかんでみられることが多く，典型的には前頭部もしくは中心部優位の全般性棘徐波複合を呈する．棘徐波複合は刺激周波数と同期するとは限らない．刺激終了後もてんかん性放電が続くこともある．光突発反応をきたすてんかんには，若年ミオクロニーてんかん，成人良性家族性ミオクロニーてんかんなどがある 図1 ．

　脳波検査技師には，光突発反応を検査中に迅速に読み取る能力が必要とされる．てんかん性放電が出現する場合は光刺激を停止することが望ましい．刺激を続けることにより全般性強直間代発作を誘発する危険性があるからである．ただし，てんかん性放電がたまたま閃光刺激中に出現したのか，誘発反応か不明である場合は再度刺激して再現性を確認する必要がある．

【文献】
1) Yamada T, Meng E. Activation procedure, Photicstimulation. In: Practical guide for clinical neurophysiologic testing EEG. Wolters Kluwer/Lippincott Williams & Wilkins; 2010. p.158-65.
2) Fischi BJ. Activation procedures, Photic stimulation. In: Fisch and Spehlmann's EEG primer. Elsevier; 1999. p.223-9.

〈赤松直樹　辻 貞俊〉

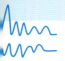

脳波

03 ▶ 賦活法　c. 睡眠

> **Points**
> - 睡眠賦活は，てんかん性放電の捕捉に有用なルーチンに行われる賦活法である．
> - 睡眠賦活は，特に焦点性てんかんでのてんかん性棘波・鋭波の検出に有用である．
> - 小児ではトリクロリールによる睡眠脳波は有用な方法である．
> - 断眠によるてんかん性放電の賦活が行われることがあるが，有用性評価は確立されてない．

1. **脳波賦活法としての睡眠**

　　脳波検査における賦活法は，異常脳波を誘発あるいは増幅するために用いられる．賦活により正常波形が誘発されることもある．睡眠賦活は，てんかん性放電の捕捉に特に有用である．本邦の保険診療では睡眠賦活の有用性が考慮されており，脳波検査で睡眠賦活を行うと250点算定することができる．

2. **睡眠脳波記録の方法**

　　外来脳波では，自然睡眠を基本とする．初回の脳波検査では緊張して眠れない患者がいるので，再検査が必要となることがある．睡眠脳波の記録が必要とされる場合は，患者に前日の睡眠時間を短くする，カフェインを含む飲料を避ける，昼食後に検査を行う，などの工夫が有用である．

3. **睡眠賦活とてんかん性放電**

　　外来ルーチン脳波でのステージ2睡眠以上の深度を含む睡眠脳波は，てんかん性放電の捕捉に非常に有用である．軽度の局在性異常も睡眠脳波を記録することによって検出がしやすくなることがある．焦点性てんかん放電，特に側頭部棘波・鋭波は睡眠によって活性化されやすい．さらに，睡眠中は筋電図などのアーチファクトが減少するので，脳波が観察しやすく，てんかん性放電を容易に視覚的にとらえることができる．臨床的にてんかんが疑われている患者で，覚醒脳波でてんかん性放電が認められないときは，睡眠記録が得られるまで脳波記録を続ける，あるいは再検査すべきである．1泊の終夜脳波も発作間欠期てんかん性放電を捕捉する目的で施行されることがある．

4. **睡眠深度とてんかん性放電**

　　ステージ1・2の睡眠深度で，焦点性てんかん性放電は活性化されることが多い 図1 ．ステージ2・3睡眠ではむしろてんかん性放電が減少することが多い．REM睡眠では，てんかん性放電が抑制されるが，REM睡眠でも出現するてんかん性放電があれば，かなりてんかん原性が高い焦点の可能性がある．

5. **薬剤投与による睡眠脳波**

　　薬剤投与による睡眠脳波が行われることがある．できるだけ自然睡眠が望ましいので，抱水

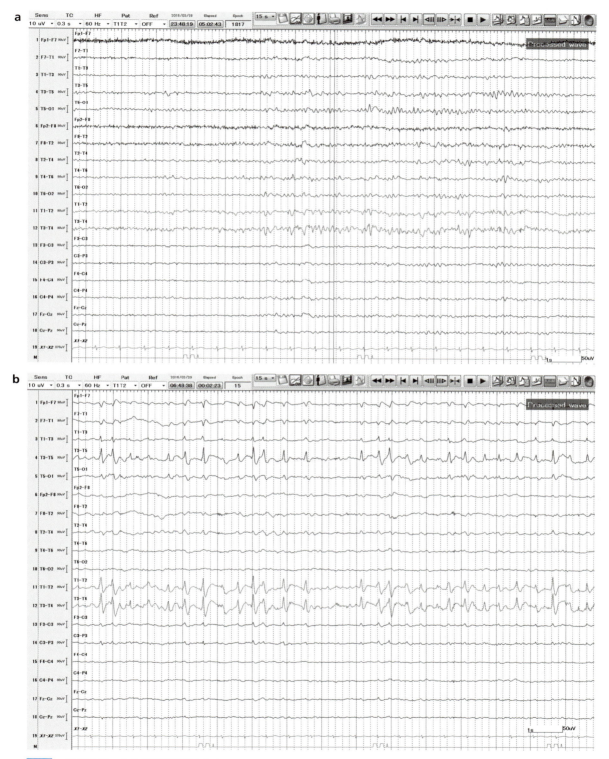

図1 30歳女性．左内側側頭葉てんかん
a: 覚醒時脳波．てんかん性放電はない．b: 睡眠時脳波．睡眠賦活により，左前側頭部鋭波が頻発している．

クロラール，ラボナなどの薬剤による睡眠賦活脳波は行われることは少なくなっている．小児で協力が得られず脳波電極装着が困難な場合，トリクロリールによる睡眠誘発を行うのは有用である．

6. 断眠による睡眠賦活

　以前は断眠による睡眠賦活が行われていた．睡眠時間を2～4時間程度にして，脳波検査を行うものである．長時間ビデオ脳波モニター検査では，てんかん発作誘発に断眠が有効とされていたが，近年はその有効性（発作誘発率）には疑問も呈されている．

【文献】
1）Yamada T, Meng E. Activation procedure, Sleep activation. In: Practical guide for clinical neurophysiologic testing EEG. Wolters Kluwer/Lippincott Williams & Wilkins; 2010. p.165.
2）Fischi BJ. Activation procedures, Sleep. In: Fisch and Spehlmann's EEG primer. Elsevier; 1999. p.222-3.

〈赤松直樹　辻 貞俊〉

脳波

04 ▶ 正常脳波　a．小児

> **Points**
> ✓ 小児の脳波は，年齢とともに脳の形態学的変化に相関して発達する．
> ✓ 小児の覚醒時には，若年性後頭部徐波（posterior slow waves of youth）や occipital 3〜4 Hz rhythm，前頭部θ群発などの正常亜型が出現する．
> ✓ 新生時期の trace alternant や乳幼児期の hypnagogic hypersynchronous phase など小児期特有の正常睡眠波形がある．
> ✓ 小児期の軽睡眠期に出現する頭蓋頂鋭波や特殊波形は，てんかん波と誤認することがあるので注意を要する．

A　小児の脳波検査

1．小児の脳波検査の目的

小児における脳波検査は，超低出生体重児の新生児からベッドサイドで非侵襲的に検査が可能であり，脳機能の発達，脳症などでの脳機能障害の評価，てんかんの診断によく用いられる．

2．小児の脳波を判読する際の留意点

小児の脳波検査法は，頭の小さい新生児を除き，成人と同様に国際 10-20 法で記録する．小児の脳波を判読する際には，年齢による脳波の発達と覚醒度に留意する必要がある．新生児，低出生体重児では，受胎後週数によって脳波の発達が変化し，脳波の判読の際には受胎後週数を考慮して正常か異常かを判断する．乳児期から幼児期は安静が保てず，開閉眼，体動や啼泣による筋電図，発汗などのアーチファクトが混入しやすく，突発波や徐波と誤認しないように注意する．そのため小児では自然睡眠あるいは薬物負荷による睡眠脳波を記録して判定することが多い．年齢による睡眠脳波の発達，睡眠段階の評価や覚醒反応にも注意が必要である．

B　小児脳波の特徴

小児脳波の最大の特徴は脳の形態学的成長に相関する脳波の発達変化である．これは新生児期から乳児期に最も顕著であり，脳の部位によっても年齢によって段階的に発達変化を示す 図1 ．

1．基礎波の発達

脳波の基礎波は，年齢によって波形の周波数，振幅，分布，部位的組織化，律動性，連続性などが変化し発達する．正期産の新生児では不規則な低振幅δ波に低振幅速波が重畳する．生後 3 カ月になるとδ活動が減少し，後頭部に律動性のθ活動が現れる．しかし乳児期の基礎波の組織化は未熟で不規則である．

1 歳前後で 7〜8 Hz の律動波形が出現し始めδ活動はさらに減少する．3 歳になると後頭部

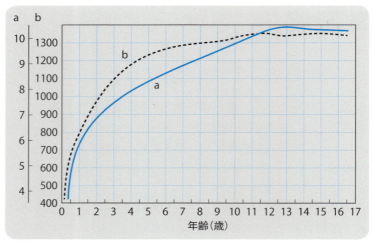

図1 周波数と発達と脳重量（Lindsley による）
青実線は基礎周波数（c/s）：a，破線は脳重量（g）：b
（正常脳波の年齢的変化（1）．日本臨床神経生理学会認定委員会，編．臨床脳波を基礎から学ぶ人のために．2008）[1]

優位のα律動が後頭部に増加するが，不規則な 4〜7 Hz のθ波の混入が多い．この時期から開眼で背景律動の抑制が認められる．学童期になると 10〜12 Hz のα律動が後頭部優位に出現するようになり振幅も低下するが，まだθ波の混入がみられる．

12 歳頃にはほぼ成人に近くなり 18 歳頃に成人脳波に成熟する．成人に比し小児の基礎律動の振幅の左右差が著明で 50％までは正常とされている．

小児の覚醒時には，若年者後頭部徐波（posterior slow waves of youth）や occipital 3〜4 Hz rhythm，前頭部θ群発などの正常亜型が思春期頃まで出現する．

2．各種負荷に対する反応

開閉眼に対する背景律動の反応は 3 歳頃から出現し，光刺激による駆動波の出現する周波数も年齢とともに高頻度刺激で出現しやすくなる．

過呼吸負荷による反応は，成人に比し build-up の程度が大きく終了後の回復も遅い．低年齢では過呼吸指示に従えないため，検査時に風車を吹かせるなどの工夫をする．啼泣時には過呼吸と同様の反応がみられる．

3．睡眠脳波の発達

新生児期の睡眠脳波は受胎後週数を考慮して判読する必要があり，動睡眠（active sleep），静睡眠（quiet sleep），intermediate sleep に分類する．新生児期の静睡眠期には特徴的な睡眠波形である tracé alternant が出現する．5〜30 μV の低振幅パターンに周期的に 1.5〜4 Hz の不規則高振幅徐波バーストが交代性に出現し，生後 1 カ月（受胎後 44 週）まで認められる．病的な suppression-burst パターンと異なり新生児期の正常発達過程で出現する．生後 2 カ月になると 14 Hz の睡眠紡錘波が出現し乳児期には正常でも左右非同期性に出現することもあるが，1 歳を過ぎると左右同期性にみられるようになる．

小児の睡眠紡錘波は成人に比し振幅が高く3〜6歳で最高になる．2歳頃から前頭部優位の12 Hz の紡錘波が出現する．頭蓋頂鋭波（瘤波，中心部鋭波）は5〜6カ月に出現し高振幅の2〜3相性の鋭波で左右同期して出現することが多く，年齢とともに振幅は減少する．てんかん性発射，特にローランド発射と誤認しないよう注意する．

　小児に特有な睡眠波形として，睡眠段階 stage I に高振幅徐波群（hypnagogic hypersynchronous phase）がある．睡眠中に覚醒刺激を行った際の覚醒反応時にも出現することがある．小児の刺激による覚醒反応では，高振幅徐波が広汎に出現することがあり逆説的覚醒反応（paradoxical arousal response）と称するが，持続が長い場合や左右差がある場合は脳機能の異常を疑う．

　その他の特殊波形として1〜7歳頃の睡眠段階 stage I 〜 II に，中心部に棘波を伴った広汎性の不規則徐波群発（pseudo petit mal discharge）が出現する．1歳未満や8歳以上ではほとんど認めず，熱性けいれんの小児に出現しやすいが覚醒時には認めない．入眠期から軽睡眠期に後頭部に出現する positive occipital sharp transient of sleep（POSTS）は，青年期以降にみられ，双極導出では陰性棘波に見えるためてんかん波と誤認されやすいので基準電極導出で確認する．

【文献】
1）日本臨床神経生理学会認定委員会，編．モノグラフ　臨床脳波を基礎から学ぶ人のために．2008.
2）大熊輝雄．臨床脳波学．第5版．東京: 医学書院; 1999.
3）奥村彰久，新島新一，編．誰でも読める新生児脳波．東京: 診断と治療社; 2008.

〈安元佐和〉

脳波

04 ▶ 正常脳波　b．成人および高齢者

> **Points**
> ✓ 青年期以降，基礎波が安定して出現するようになる．
> ✓ 高齢者では基礎波に生理学的な特殊波形が出現することもあり，異常と誤って判定しないよう注意が必要である．

　脳波は青年期までは身体の発達に伴って年齢変化を示すが，成人期では安定した脳波像を示す．臨床脳波診断では，表1 に示すような健常成人でみられる波形を基準にして判読され，本来，出るべき波の欠如や明らかな振幅低下がみられた場合は異常と判定される．高齢になるにしたがい，後述する基礎波の徐波化や各種賦活法による反応性の低下がみられることもあり，年齢を考慮して脳波判読する必要がある．

● 表1 ● 成人の正常脳波判定基準

1）α波や速波は正常の分布（局在）を示す．
2）閉眼時の脳波はα波およびα波よりも周波数の速い速波によって構成され，徐波としてはごく少量のθ波が散在する程度で，明瞭なθ波やδ波は出現しない．
3）左右対称部位の脳波の振幅に 20〜30％以上の差がない．
4）左右対称部位の脳波の周波数に，波の持続（周期）にして 10％以上の差がない．
5）α波は，開眼，知覚刺激，精神活動などに反応して減衰する．
6）α波や速波が異常な高振幅を示さない．
7）棘波，鋭波などの突発波（突発性異常波，発作波）が出現しない．

（大熊輝雄．臨床脳波学．第5版．東京: 医学書院; 1999. p.135）[1]

A　基礎波

　安静・覚醒・閉眼時には，後頭部優位に 30〜60 μV 前後の 9〜11 Hz のα波の中心周波数帯域が主律動をなす．α波は開眼で抑制され，左右の振幅差は 50％以内，周波数差は 1 Hz 以内である 図1 ．前頭部または全般性に低振幅のβ波が左右差なく少量混在するが，ベンゾジアゼピン系やその他の薬剤を服用している場合には高振幅の速波律動が多量に出現することがある[2]．明らかな徐波や突発波は出現しない．学童期以降，10 Hz 前後のα波は安定して出るようになり，18 歳頃には完全に安定した成人脳波が完成する．18 歳頃では脳波の基礎波が安定し，その後はあまり変わらないが，高齢になるとα波の周波数が 8〜9 Hz と遅くなり，後頭部優位性が乏しくなり，広汎性に分布するようになるものの，加齢による所見は個体差が大きい．

　覚醒時であっても，眠気がある場合はα波の出現が広汎化したり，緊張が強い場合はα波の出現量が少なくなる．α波の出現量には個人差があり，安静閉眼時にもα波の出現が乏しく，

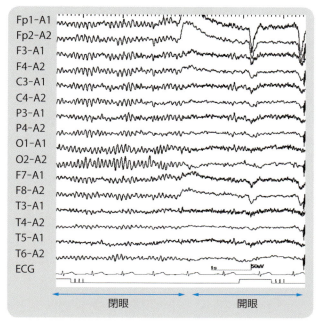

図1 健常成人脳波
基礎律動は後頭部優位に 50〜70 μV，10〜11 Hz の α 波が主律動をなし，あきらかな徐波は認めない．開眼により α 波が抑制されている．

低振幅の β 波を主体とする低振幅速波パターンを示す人もいる．

B 徐波

通常，覚醒時にはあきらかな θ 波や δ 波は出現せず，低振幅の θ 波がごく少量，散在する程度である．25 歳くらいまでの若年成人では，後頭部に限局して若年者後頭部徐波（posterior slow wave of youth）とよばれる 3〜4 Hz の多形性徐波が単発性で両側性ないし一側性にみられることがある．10 歳以降に出現し，26 歳以上では消失するとされている．この波形は発達に伴う徐波であり，異常所見とはみなされない．

高齢者では，加齢による変化として，基礎波に 6〜7 Hz の速い帯域の θ 波が増加したり，側頭部などに生理的徐波が出現するようになるが（次項），異常所見とはみなされない．

健常成人においても傾眠状態では徐波の混入が目立つようになるので，基礎波の判読の際は覚醒状態と年齢依存的な生理的徐波を十分に考慮する必要がある．

C 高齢者に特徴的な特殊波形

以下に示す特徴的な生理学的波形が出現するようになる．これらを異常波と誤らないようにしなければならない．

1．側頭部徐波（temporal slow waves of elderly: TSE）

一側性または両側性に前・中側頭部に出現する 3〜7 Hz の δ，θ 波で，鋭い成分を伴った temporal minor slow and sharp activity（TMSSA）として出現することもある．Silverman ら[3]は 60 歳以上の約 1/3 に認め，側頭葉の軽微な機能変化と関連すると報告しているが，無症候の高齢者にも認めるとの報告[4]もあり，現在のところ病的意義のない波形とされている．

2. ウィケット棘波 （wicket spike）

　一側性または両側性に側頭部優位に出現する 6～11 Hz の陰性の波で，くし状あるいは μ 波様の形態を示す．

3. κ 律動 （κ rhythm）

　側頭部に出現する 6～12 Hz の α 波様の波形で，開眼で抑制されない．耳朶電極に波及するため，通常の同側耳朶を基準とした単極基準導出法では見逃される．左右で逆位相を呈するため，T3-T4 誘導で顕著に認められる．出現率は加齢とともに増加し，40 歳代 15%，60 歳代39% との報告がある[5]．

4. その他，高齢者に特徴的な賦活法に対する反応

　高齢者では開眼による α 波の抑制が低下し，過呼吸賦活では，脳血管の反応性低下によりbuild up の出現潜時が延長し，その程度も減弱する．閃光刺激に対する α 帯域の光駆動も低下するが，速波帯域の反応性は増加することがある．

【文献】
1) 大熊輝雄. 臨床脳波学. 第 5 版. 東京: 医学書院; 1999. p.135.
2) Lader MH, Curry S, Baker WJ. Physiological and psychological effects of clorazepate in man. Brit J Clin Pharmacol. 1980; 9: 83-90.
3) Silverman AJ, Busse EW, Barnes RH. Studies in the processes of aging: Electroencephalographic findings in 400 elderly subjects. Electroenceph Clin Neurophysiol. 1955; 7: 67-74.
4) 赤松直樹. 加齢と側頭部徐波. 臨床脳波. 2000; 42: 217-20.
5) 末永和栄. ディジタル脳波計を用いた日常の脳波検査で検出率が格段に上昇した κ 律動, Wicket spike, 側頭部徐波. 臨床脳波. 2001; 43: 496-501.

〈山﨑まどか　松浦雅人〉

脳波

05 ▶ 睡眠ポリグラフ検査　a. 基本と原理

> **Points**
> - PSG は一夜の睡眠の流れとそのなかで起こるイベントを観察・記録し，得られたデータを定量化する検査である．
> - ふだんの睡眠がとれるように工夫された部屋と行動観察のためのビデオ記録を併用して常時監視と介入ができる睡眠ラボでの検査が理想である．
> - 睡眠段階を判定するために必要最小限の誘導は脳波，眼球運動図，オトガイ筋表面筋電図の 3 つのパラメータであり，定量化するために，得られたデータを 30 秒 1 単位としたエポックごとに覚醒と 5 つ（もしくは 4 つ）の睡眠段階に分類する．

A　睡眠脳波と PSG の違い　表1

　睡眠脳波は，①ルーチン脳波検査時に患者が入眠する場合や，②てんかんの長時間モニタリングの夜間睡眠時に記録されるが，これらにおいては睡眠脳波を記録する目的は，てんかん原性の異常活動（epileptiform discharge: ED）をみつける（大原則として傾眠期の記録で出現しやすい）（①および②），どの睡眠段階で ED の頻度が多く，かつ局在するかを調べる（②）といったところにあり，睡眠内容そのものに注目し，定量化することを目的とはしていない．
　一方，PSG は一定の約束事に従って電極やセンサーを装着し，可能な限りふだんと同じ睡眠を取らせ，一夜（もしくはそれ以上の）睡眠の展開状態とそのなかで起こるイベントを観察，

● 表1 ● 脳波検査と PSG の比較

	脳波検査	PSG
検査に要する時間	30 分以内	6〜8 時間
記録される睡眠段階	入眠した場合は NREM 睡眠（多くは stage 1 や stage 2）	すべての睡眠段階
脳波の誘導数	18 以上	4（C3-A2，C4-A1，O1-A2，O2-A1）ないしは 6（F3-A2，F4-A1，C3-A2，C4-A1，O1-A2，O2-A1）
脳波以外のパラメータ	通例はなし（心電図，眼球運動を同時記録する場合あり）	多数
表示される 1 画面あるいは紙 1 ページに相当する長さ	10 秒	30 秒（日本では過去には 20 秒が繁用されていた）
睡眠段階のスコア	行われない	主目的の 1 つ
イベントや異常波の検索	てんかん性異常波や発作そのものについて行われる	呼吸イベントや arousal（覚醒反応，一過性覚醒）について行われ，カウントされる

記録，介入し，最終的に記録された内容を解析，解釈して診断や研究に役立てるところにある．

B PSGは何を記録するか？

臨床現場で標準的に用いられている電極およびセンサーの配置は，1章05-b．臨床応用の項の図1のようになる．睡眠内容を判定し，定量化するために必要な誘導は，脳波，眼球運動図，オトガイ筋表面筋電図で十分であり，その他の電極やセンサーの大部分は，1章05-b．臨床応用で述べる睡眠時無呼吸症候群の重症度診断のために後から加わったものである．現在，日本で広く用いられている睡眠時無呼吸モニター（保険上簡易PSGと誤ってよばれている）では，睡眠の状態はまったくわからないことに注意が必要である．脳波以外のパラメータも記録されるが，増幅器の設定条件を工夫すれば一般的な脳波計でもPSG実施は可能である．

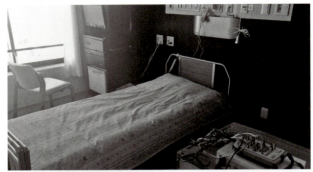

図1　In lab sleep studyに必要な設備
上：病棟内で入院としてPSGを実施する場合は，個室を利用する．
下：常時監視できるようにPSGの記録とともにビデオでの観察が可能な別室が必要である．

C PSGの実施方法

防音および調光が可能な個室を寝室として使用し，被験者の行動も含めて専門の睡眠技師（sleep technologist）が常時監視しながらビデオ記録を併用してPSGを実施するやり方が国際標準に沿った睡眠ラボでのPSG（in lab sleep study）である　図1　．脳波や眼球運動図，表面筋電図の記録には一般の脳波検査と同じ電極が用いられるが，リード線が長いものを使う，中途で接続端子を使うといった工夫がなされる．日本では，ラボ形式で常時監視するPSGも一般病室で携帯型のPSG装置を用いて無人で実施するPSGも保険上は同じ点数になってしまうことが大きな問題である．

D PSGのスコア方法

30秒を1単位（＝1エポック）として一定の規則に従って，覚醒（stage W），ノンレム睡眠段階1，2，3，4（stage 1，2，3，4）およびレム睡眠段階（stage REM）の判定を行い，一夜の睡眠の内容を数値化あるいは図示する．日本でも米国睡眠医学会（American Academy of Sleep Medicine）が2007年に出版したスコアリングマニュアル（AASMマニュアル）が

● 表 2 ● 睡眠段階の判定基準（R & K と AASM マニュアルの比較）

	R & K	AASM マニュアル
1 エポックの長さ	15 もしくは 30 秒，使用者が決めてよい	30 秒に統一
stage（段階）の種類	stage W, 1, 2, 3, 4, REM movement time	stage W, N1, N2, N3, R
stage W	α 波が 1 エポックの 50％以上	同じ判定方法
stage 1	低振幅で様々な周波数の脳波が主で，α 波は 1 エポックの 50％未満，sleep spindles も K-complexes も認められない	同じ判定方法
stage 2	睡眠紡錘波（sleep spindle）もしくは K 複合（K-complex）が存在，徐波は 1 エポックの 20％未満	同じ判定方法
徐波睡眠（slow wave sleep）	stage 3 は徐波が 1 エポックの 20％以上 stage 4 は徐波が 1 エポックの 50％以上	判定方法は同じだが，stage 3 と 4 とを合わせて stage N3 とする
stage REM	低振幅で様々な周波数の脳波; オトガイ筋筋活動が最小; 急速眼球運動が存在	同じ判定方法
movement time（MT）	1 エポックの 50％以上が体動のアーチファクトで占められるが，その直前のエポックは stage 1, 2, 3, 4, REM のどれであってもよい	MT なし

一部では用いられるようになりつつあるが，睡眠段階判定の大枠は，以前から使われている Rechtschaffen & Kales criteria（R & K）と大きな変わりはない 表2 ．AASM マニュアルでは睡眠段階判定に加えて，様々なイベントをスコアする方法が細かく定められている．

【文献】
1) Iber C, Ancoli-Israel S, Chesson A, et al. for the American Academy of Sleep Medicine. The AASM Manual for the Scoring of Sleep and Associated Events: Rules, terminology and technical specifications. Westchester: American Academy of Sleep Medicine; 2007.
2) Silber MH, Ancoli-Israel S, Bonnet MH, et al. The visual scoring of sleep in adults. J Clin Sleep Med. 2007; 3: 121-31.
3) Rechtschaffen A, Kales A, editors. A Manual of standardized terminology, techniques and scoring system for sleep stages of human subjects. Washington: Public Health Service, US Government Printing Office; 1968.
4) Rechtschaffen A, Kales A,（清野茂博，訳）．睡眠脳波アトラス—標準用語・手技・判定法．復刻版．東京: 医歯薬出版; 2010.

〈立花直子〉

脳波

05 ▶睡眠ポリグラフ検査 b. 臨床応用

> **Points**
> - 睡眠医学で用いられる標準的PSGでは呼吸イベントをカウントするために鼻・口の気流，胸腹部の運動を記録し，同時に酸素飽和度を測定，さらに周期性下肢運動をカウントするために前脛骨筋表面筋電図も記録する．
> - 様々な睡眠中のイベントのために睡眠がどのように分断されているかを数量化する目的で，脳波所見をもとにさらに細かくarousal（覚醒反応，一過性覚醒）をスコアする方法が使われている．
> - 低呼吸の判定方法が複数個あり，無呼吸低呼吸指数（apnea-hypopnea index: AHI）の値に影響する．
> - AASMマニュアルは，包括的に睡眠内容と睡眠中のイベントを定量化するためつくられたものであるが，その目的はスコアラー間の一致率を高めることにある．研究目的では他の生体信号を追加して記録したり，解析方法を変更したりする工夫の余地がある．

A 睡眠の生理学的研究から睡眠医学へ

　本来PSGの主目的は，睡眠内容を定量化するところにあったが，種々の睡眠関連疾患が発見されるにつれ，記録される生体信号が増えていった．特に数々の疫学調査から睡眠時無呼吸症候群（sleep apnea syndrome: SAS）の有病率が高いことが明らかになり，呼吸に関係するパラメータを同時に記録することが求められたために，いびき音，鼻および口からの気流，胸部の呼吸運動，腹部の呼吸運動，動脈血酸素飽和度が追加された．さらに体位に依存して呼吸イベントが生じる場合があることから体位を，睡眠中の不整脈をとらえるために心電図を，そして睡眠時周期性下肢運動（periodic leg movements during sleep: PLMS[leg]）[注1]の記録のために前脛骨筋表面筋電図も同時に記録されるようになった 図1 ．現在，PSGの適応としては， 表1 のような疾患や病態があげられる．

[注1]歴史的には，1980年にColemanらが，睡眠センター受診者の中で睡眠中に周期的に足関節の背屈運動を不随意に繰り返す症例に気付き，PLMS[leg]として記載したのが最初である．その後少数ではあるが，上肢にも周期的な不随意運動を伴う例が報告されたことから睡眠時周期性四肢運動（periodic limb movements during sleep: PLMS[limb]）という用語が導入されたが，標準的なPSGでは上肢に表面筋電図電極は装着しないため，実際にはPLMS[leg]しか記録できないことに注意が必要である．

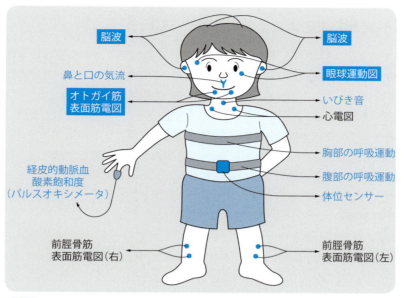

図1 標準的な PSG の電極およびセンサー配置の図
睡眠内容を判定し，定量化するために最低限必要な誘導を白抜き文字で，日本で汎用されている睡眠時無呼吸モニターに含まれる誘導を青字で示した．後者においては，睡眠そのものに関する情報を得ることができない点に注意が必要であり，簡易 PG（polygraphy）とよぶことはできても，簡易 PSG（polysomnography）とよぶことはできない．

● 表1 ● 臨床睡眠医学における PSG の適応

1）睡眠時無呼吸症候群に関して 　①重症度診断 　②in lab sleep study で CPAP titration[*1]を行うとき 　③CPAP や口腔内装具の治療効果の評価
2）パラソムニア（睡眠随伴症）に関して 　①レム睡眠行動異常症の診断 　②ノンレムパラソムニアとして非典型的な場合，もしくは患者やベッドパートナーにけがをさせるような危険な行動の既往がある場合
3）夜間てんかんが疑われる場合 　脳波誘導を増やしたモンタージュでの PSG を実施することが望ましいが，診断困難な症例については PSG よりも最初からてんかんモニターを行うべきである．
4）不眠に対して 　①訴えは不眠であっても，睡眠時無呼吸症候群や周期性下肢運動による arousal の頻発が疑われる場合 　②薬物療法や認知行動療法といった不眠に対しての治療を実施しても効果がない場合の原因検索
5）ナルコレプシーに対して 　睡眠潜時反復測定検査（multiple sleep latency test: MSLT）[*2]を実施する日の前の夜に，十分な睡眠が取れていることを確認する目的で PSG は必ず行わなければならない

[*1]CPAP titration とは OSAS との診断が確定した患者に対して CPAP を装着した状態で PSG を実施し，呼吸に関するイベント（無呼吸，低呼吸，いびき）やそのために生じている arousal が消失するように手動で CPAP 圧を上げていき，適正圧（あるいは圧幅）を決めるために行う一連の作業を指す．

[*2]MSLT とはふだん起きているべき時間帯に 2 時間おきに 4 から 5 回，睡眠が判定できる設定での PSG を施行し，入眠するまでの時間（睡眠潜時）や入眠して 15 分以内にレム睡眠が出現しないかどうか（＝sleep onset REM periods の有無）を調べ，眠気を客観的に評価するとともにナルコレプシーの確定診断に必須の検査である．

B 呼吸イベントを判定する上での注意

　AASMマニュアルに従うと無呼吸と低呼吸ではその判定のために使われる誘導が異なる．無呼吸に対しては，温度センサー（サーミスタ，サーモカップル）を，低呼吸に対しては，より微細な呼吸努力をとらえるために鼻圧センサーの曲線をみて決める．

　また，低呼吸の判定は，AASMマニュアルの改訂に伴って数種の方法が出回ってしまい，どの方法を使うかで低呼吸の数，ひいてはSASの重症度評価として汎用されている無呼吸低呼吸指数（apnea-hypopnea index: AHI，睡眠1時間あたりに換算した無呼吸と低呼吸の数）に大幅な違いが生じてくる．特にarousal（覚醒反応，一過性覚醒）を使う方法と，arousalを使わない方法とが併用されているため，前者では脳波が読めないと低呼吸が判定できないということになる 図2 ．

　なお，睡眠時無呼吸モニターでAHIとして算出されているものは，分母である睡眠時間が不明なままの推測値であり，arousalを使わずに低呼吸を判定せざるをえないことからAASMマニュアルのversion 2.2では，AHIは用いずREI（respiratory event index）という別の名称を使うことが推奨されている．

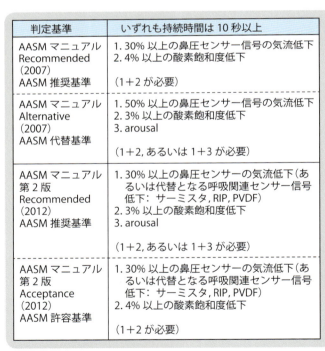
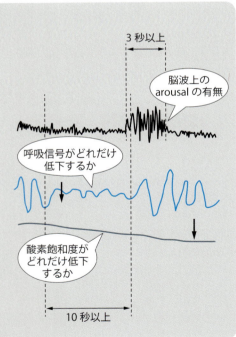

図2　低呼吸のスコア基準とarousal
脳波，呼吸信号，酸素飽和度の3つのパラメータの組み合わせで判定されることに注意．脳波上のarousalは突然のEEGの周波数変化（α波，θ波，および/あるいはspindleを除く16 Hz以上の波形を含む）（C3/C4およびO1/O2を総合的に判断）が3秒以上持続した場合にカウントされるが，そのイベントの前に安定した10秒以上の睡眠を必要とする．REM睡眠中のarousal判定には1秒以上のオトガイ筋の筋電図の上昇が同時に必要とされる．

C 睡眠分断化の指標としての arousal の判定

　睡眠段階判定は，30秒を1エポックとして行われるため，それよりも短い時間オーダーでの変化を反映しない場合がある．例えば，無呼吸が終了して呼吸再開する際に脳波上，α律動が記録され，覚醒が起こったことが明らかであっても，その持続時間が短ければ，そのエポックは stage W と判定されない場合がある．こういったエポック判定で対応できないことに対して，新たなパラメータとして arousal が定義され，スコアされるようになった 図2 ．最終的には睡眠1時間あたりの覚醒反応の回数として覚醒反応指数（arousal index）が算出される．

D PSG に取り組む際の注意点

　睡眠医学に対する誤解として，PSG を実施して数値を出していけば，容易に診断がつくと思われがちなところがあり，PSG を AHI を算出するための検査と単純に考えている医療従事者も多い．一夜の PSG には膨大な生理学的データが含まれていることを認識するべきである．さらに注意すべきことは，AASM マニュアルは生理学的に妥当かどうかということを基準としてつくられたものではなく，誰がスコアしても一致率が高くなることを目的としていることである．したがって，数年ごとに見直しがなされて細かい修正が加えられている．逆に診断や研究目的に応じて，適宜誘導を増やす，もしくは減ずることは柔軟に行って構わないわけであり，数値化できないイベントの観察から新たな発見が生まれることが PSG の醍醐味である．

【文献】

1) Kushida CA, Littner MR, Morgenthaler T, et al. Practice parameters for the indications for polysomnography and related procedures: An update for 2005. Sleep. 2005; 28: 499-521.
2) Guilleminault C, Hagen CC, Huynh NT. Comparison of hypopnea definitions in lean patients with known obstructive sleep apnea hypopnea syndrome(OSAHS). Sleep Breath. 2009; 13: 341-7.
3) BaHammam AS, Obeidat A, Barataman K, et al. A comparison between the AASM 2012 and 2007 definitions for detecting hypopnea. Sleep Breath. 2014; 18: 767-73.
4) 立花直子. 周期性四肢（下肢）運動異常症と（睡眠時）周期性四肢（下肢）運動─混同しないための基礎知識─. 臨牀と研究. 2012; 89: 767-73.
5) The AASM Manual for the Scoring of Sleep and Associated Events. http://www.aasmnet.org/scoringmanual/default.aspx（2016年3月15日閲覧）

〈立花直子〉

脳波

06 ▶ てんかん　a. 総論

> **Points**
> - 臨床脳波（脳磁図含む）は，「てんかん原性」の診断が可能な唯一の臨床検査である．
> - てんかん（epilepsy）とは，大脳灰白質の神経細胞の突発性過剰発射に由来する反復性のてんかん発作を主症状とする脳の慢性の病的状態である．
> - てんかん性放電（棘波，鋭波）の発生機構は発作性脱分極変位（PDS）である．これはてんかん原性の本質的な異常電気現象であり，異常な巨大EPSPとみなされる．PDSの持続が細胞外電位である脳波上の陰性の棘波に相当する．その後比較的長い過分極相が後続し，これは棘波に続く陰性徐波成分に相当する 図1 ．
> - 発作時脳波変化は，様々な多様性がある．部分発作の発作時脳波変化の特徴では，波形のパターンに進展性（evolution）があることが特徴である．

てんかん（epilepsy）とは，大脳灰白質の神経細胞の突発性過剰発射（てんかん性放電）に由来する反復性の発作（てんかん発作: epileptic seizures）を主症状とする脳の慢性の病的状態である．日常臨床上，「てんかん」における脳波検査の意義は，①発作間欠期（と発作時の）てんかん性放電を記録することにより，「てんかん原性を診断する」こと＝定性的診断と，②さらにその分布から「局在を診断する（全般性・局所性）」こと＝定量的診断，の2点であり，③さらに機能低下領域を非突発的異常所見がそれを反映する．発作間欠期のてんかん性放電は正常では出現せず（高い特異性），発作がなくともてんかん発作の存在を強く示唆する脳波所見として臨床的には，特に部分てんかんでは，診断的価値が高い．

A　てんかん性放電と突発性脱分極変位[1)]

てんかん性放電とされる棘波 spike，鋭波 sharp wave の発生機構は，発作性脱分極変位 paroxysmal depolarization shift（PDS）である．これはてんかん原性の本質的な異常電気現象であり，また正常脳波の発生機構に類似する．実験てんかんでの研究によると，てんかん焦点においては，大脳皮質の神経細胞群の膜電位が突発的に脱分極して，一定時間（50～200 ms）その変位が持続する．それに応じて，神経細胞群からは活動電位が群発的に発生する．最初のPDSの立ち上がりの脱分極相の初期はNa^+チャネルによるものであり，後続の脱分極の維持にはCa^{2+}チャネルが関与している．PDSの持続が細胞外電位（＝電場電位）である脳波上の陰性の棘波に相当する．その後，比較的長い過分極相が持続し，これは棘波に続く陰性の徐波成分に相当する 図1 [2)]．この過分極相は，てんかん性興奮に対する代償的な抑制機構を反映する．

PDSの発生機構は，①巨大な興奮性シナプス後電位（giant EPSP）という仮説と，②神経細胞の内因性膜電位変化という仮説があるが，実際には両者が関与しているとされている．ま

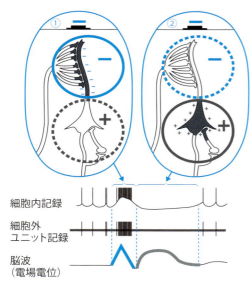

図1 発作性脱分極変位（PDS）の発生機序の1つと考えられる巨大興奮性シナプス後電位（EPSP）の仮説の模式図

興奮性のシナプス入力により PDS が発生して（①），持続が長い過分極が後続する（②）．

（Engel J Jr. Basic mechanisms of epilepsy. In: Davis FA, editor. Seizures and epilepsy. 1989. p.71-111 をもとに作成）

た 21 世紀になって脳内電極から記録される高周波律動（HFO）と DC 電位あるいは緩電位もてんかん原性を反映することがわかってきた[3,4]．

B 脳波でのてんかん性放電の定義

国際臨床神経生理学会（IFCN）の定義によると，①背景活動から突出している（突発性異常），②鋭い波形である（持続が 20～70 ms: 棘波，70～200 ms: 鋭波とよぶ），③通常の時間スケール（3 cm/秒）で頂点が尖った波形を示す，の 3 項目のみあげられている．これに加えて，④鋭い波形に後続徐波成分（afterslow）を伴うこと，が経験的にあげられる．④は，前述のようにてんかん性放電の発生機構を考えるときわめて重要な所見である後続徐波 afterslow があるか否かはてんかん性放電様の正常亜型や，臨床的意義が不明な棘波様の波形との鑑別に有用である．さらに，⑤原則的に陰性である．

鋭波・棘波様であるが，例えば，1）後続徐波を認めずてんかん性放電と呼称されるには十分ではない，2）再現性がないなど，不明瞭なてんかん性放電様の活動は，鋭一過（性）波（sharp transients）として，明瞭なてんかん性放電とは区別して扱うことがきわめて合理的である．脳波レポート上では鋭一過波も後年の参考のために正しくありのままに記載するが，異常所見としてのラベルづけは行わない．

C 頭皮脳波でのてんかん性放電の注意点

頭皮脳波は，大脳皮質から発生した電位が，髄液・髄膜・頭蓋骨・頭皮を介して信号が 1/7 に減衰し，しかも 15 Hz 以上の高周波成分がより選択的に減衰する．6 cm^2 以上の広さの脳表が同期した脳波活動がなければ，電位が減衰して，通常は頭皮上からは記録されない[4]．一部の律動的な徐波は，棘波の成分が減衰したいわゆる"頓挫した棘徐波複合（aborted spike and wave complex)"を反映している場合もある．ただし，脳波検査の特異度の高さを確保するため，レポート上はひとまず非突発性異常に分けておくほうがよい．大脳半球内側部，底部，眼窩部などは記録電極から離れており，その部分に異常脳波活動がとどまっている限りは記録されることが困難である．

D　発作時脳波変化

　発作間欠期のPDSから発作への移行機序としては，てんかん焦点，その周辺で，おそらくGABA作動性の抑制性シナプス機構による抑制状態が一時的に破綻して，脱抑制（disinhibition）と多数の神経細胞の過剰同期がもたらされることが考えられる（発作間欠期からの破綻の機序は未解明）．すなわち，PDSに後続する過分極相が消失してPDSが持続遷延する[4]．実際に記録される発作時脳波変化は，様々な多様性がある．全般発作においては，①欠神発作では発作間欠期と同じ3 Hz棘徐波複合が3秒以上持続するが，このようなパターンは例外的である．②強直間代発作，強直発作，脱力発作では，発作開始時に全般性の脳波が平坦化（脱同期化）してその後低振幅速波となり，そして高振幅の律動性放電が後続する場合が多い．部分発作の発作時脳波変化の特徴では，波形のパターンに進展性（evolution）があることがあげられる．発作間欠期と異なり，発作起始では，①θからδ帯域の律動的放電，②低振幅・速波活動，③背景活動の抑制，脱同期化，④発作間欠期のてんかん性放電の消失や出現様式の変化などがみられ，経過とともに低周波数・高振幅化してより広範囲な脳領域へ伝播し時に筋放電や体動の雑音で脳波が判読できない状態に至ることもある．なお，感覚性の単純部分発作の場合には頭皮脳波記録では明らかな脳波変化がみられないことが多い．最近，発作時脳波所見の類型化が改めて見直された[5]．

【文献】
1) 日本てんかん学会，編．てんかん専門医ガイドブック．東京: 診断と治療社; 2014．p.74-7.
2) Speckmann E-J, et al. Introduction to the neurophysiological basis of the EEG and. DC potentials. Niedermeyer E, et al. editors. Electroencephalography. Basic principles, clinical applications, and related fields. 3rd ed. Williams & Wilkins; 1993. p.15-26.
3) 池田昭夫．脳波で分かる脳機能，脳機能検査法の理解．In: 橋本信夫，監修，三國信啓，深谷　親，編集．脳神経外科診療プラクティス6　脳神経外科医が知っておくべきニューロサイエンスの知識．東京; 文光堂: 2015．p.149-52.
4) 池田昭夫．てんかん，発作のメカニズム．In: 橋本信夫，監修，三國信啓，深谷　親，編集．脳神経外科診療プラクティス3　脳神経外科医のための脳機能と局在診断．東京: 文光堂; 2014．p.306-13.
5) Singh S, Sandy S, Wiebe S. Ictal onset on intracranial EEG: Do we know it when we see it? State of the evidence. Epilepsia. 2015; 56: 1629-38.

利益相反: 京都大学大学院医学研究科てんかん・運動異常生理学講座は，寄附講座であり，大塚製薬，グラクソ・スミスクライン，日本光電，UCBジャパンの寄附金にて支援されている．

〈下竹昭寛　池田昭夫〉

06 ▶ てんかん　b. 小児てんかんの脳波

> **Points**
> - ✓ 脳波・臨床てんかん症候群では特異な脳波像と発作型が併存する．
> - ✓ 小児期にはいわゆる機能性てんかん波が多く，その形態，焦点部位，周波数には特徴がある．
> - ✓ 小児期の焦点性てんかん波は，年齢とともに多焦点化，移動，広汎化しやすい．
> - ✓ 小児のてんかん性脳症では年齢により脳波像が大きく変容する年齢依存性が存在する．

　小児てんかんにおける脳波学的アプローチとして重要なポイントは，てんかん波焦点の局在と特異性のある脳波像（てんかん波の形態や周波数，など）の 2 点である．以下にその概要を述べる．

A　小児の脳波・臨床てんかん症候群にみられる特異なてんかん性脳波異常

　小児期に好発するてんかん症候群の多くは脳波・臨床てんかん症候群とよばれる 1 つの疾患概念に例えられるほど，脳波所見が重視される．またそれぞれ初発年齢，寛解年齢など（好発）年齢依存性が存在する 図1 ．

1. 乳児期（0〜2 歳）

　全般てんかんに属する，①大田原症候群では，覚醒・睡眠ともに存在するサプレッション・バースト（S-B），②West 症候群では，覚醒・睡眠時に認められるヒプスアリスミア（Hyps）が代表的である．しかし Dravet 症候群は，1 歳以下発症で長時間の有熱性，無熱性けいれん発作を繰り返す特異な臨床経過が存在するが，1 歳までにてんかん性脳波異常が出現することはまれである．

2. 幼児期（2〜6 歳）

　全般てんかんのなかでも（良性）乳児ミオクロニーてんかん，ミオクロニー脱力てんかんでは 2〜3 Hz 全般性棘徐波複合が睡眠時に好発する．また Lennox-Gastaut 症候群（LGS）では，広汎性遅棘徐波複合（DSSW）が特徴であるが，West 症候群より移行してくる症候性 LGS では DSSW に多焦点性要素が加わる．部分てんかんでも Panayiotopoulos 症候群（PS）では，初発時に後頭部棘波や頭頂後頭部棘波が認められる．PS では後頭部棘波という概念が先行しているが，実際にはその後に前頭極部と頭頂後頭部の離れた部位に同期あるいは独立して出現する多焦点性棘波に変容していく[1]．またこの時期，中心・側頭部棘波を示す良性小児てんかん（BECTS）のなかでも早発型（4〜5 歳以下発症）のものがあり，中心・側頭部あるいは中心・側頭・頭頂部に高振幅な 2 相性鋭除波を認める．

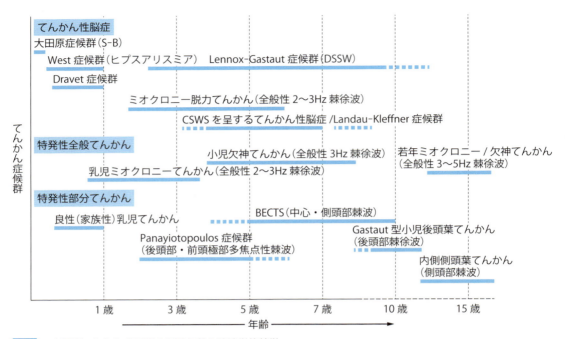

図1 小児期てんかん症候群の好発年齢と脳波学的特徴
S-B: サプレッション・バースト，DSSW: 広汎性遅棘徐波複合，CSWS: 睡眠時持続性棘徐波

3. 学童期（6〜12歳）

　小児欠神てんかんでは，過呼吸に誘発される全般性3Hz棘徐波複合群発が特徴的である．この年齢で好発するBECTSでは，前述したように中心・側頭部の2相性鋭波やシルビウス裂を境界とする水平双極子を形成する（単極誘導において前頭部で陽性棘波，側頭部で陰性棘波を示す）のが特徴的である．また前述のPS，BECTSの一部では睡眠時脳波が広汎化，頻回に出現し徐々に睡眠時持続性棘徐波（CSWS）を示すてんかん性脳症に変容していくものがある．

4. 思春期（13歳〜）

　若年ミオクロニーおよび若年欠神てんかん，全般性強直間代発作のみを示すてんかんではいずれも全般性3Hzあるいはそれより速い全般性速棘徐波複合を示す．またこの時期に発症する内側側頭葉てんかんでは発作間欠期に側頭部棘波を示す．

B 小児てんかん脳波の特徴

1. てんかん波の年齢的変容

　年齢により脳波像が大きく変わる代表が年齢依存性てんかん性脳症である大田原症候群，West症候群，LGSの間で起きる脳波像の変化である．新生児期のS-Bから始まり，乳児期よりHypsに変容し，幼児期になりDSSWへと変容する[2]．この背景には急速な脳の成熟が関連するといわれている．

2. てんかん波焦点の移動

　代表的なものは PS の脳波異常で，幼児期には後頭葉あるいは頭頂後頭葉に焦点があるが，年齢とともに前頭極部に多焦点化（その後に広汎化して広汎性棘徐波を形成するものもある）し，学童後期には前頭極部に限局してその後に消失する場合や，一部は中心側頭部に多焦点化する場合などがある[1,3].

【文献】
1）Ohtsu M, Oguni H, Hayashi K, et al. EEG in children with early-onset benign occipital seizure susceptibility syndrome: Panayiotopoulos syndrome. Epilepsia. 2003; 44: 435-42.
2）大田原俊輔. 年齢依存性てんかん性脳症. 神経進歩. 1983; 27: 624-35.
3）Oguni H, Hayashi K, Osawa M. Migration of epileptic foci in children. In: Stefan H, et al. editors. Advances in neurology vol 81, Placiticity in epilepsy: dynamic aspects of brain function. Philadelphia: Lippincott Williams & Wilkins; 1999. p.131-43.

〈小国弘量〉

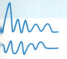
脳波

06 ▶ てんかん　c. 成人

> **Points**
> - てんかん患者では発作時〔ictal discharge（ID）〕だけではなく発作間欠期〔interictal epileptiform discharge（IID）〕にもてんかん性放電が見られる．
> - IID の分布から，全般性てんかんと局在関連てんかんを鑑別できることが多い．
> - IID には偽陰性，偽陽性があり，信頼性に限界がある．
> - ID にはそれぞれの発作型に対応する特徴的なパターンがある．
> - 非突発性異常にはてんかんに比較的特異的なものもある．

　脳波はてんかん診断に必要不可欠な臨床検査である．脳波異常は，時間的には突発性異常と非突発性異常，空間的には全般性異常と局所性異常に分類される．また，てんかん患者では発作時だけでなく，発作間欠期にもてんかん性放電がみられる〔発作時: ictal discharge（ID），発作間欠期: interictal epileptiform discharge（IID）〕．

A　突発性異常所見

1. 発作間欠期てんかん性放電（IID）

　通常，外来における 1 時間程度の脳波検査ではてんかん発作を捕捉することは困難であり，IID を検索することになる．IID は以下のような特徴をもつものとされている[1]．1）背景波から突出している，2）鋭い波形である，3）波の持続時間は 200 ms 以内，4）生理学的な拡がりをもつ（隣接する電極の少なくとも 1 個以上に波及すること），5）鋭い波は多くは陰性である，6）鋭い波の後に徐波成分が認められる 図1．また，7）鋭い波の立ち上がり部分は下り部分より急峻であるが，下り部分の方が振幅は大きいことが多い．

a. IID の検出

　てんかん患者では IID の検出率は初回脳波では 29〜55％にすぎない

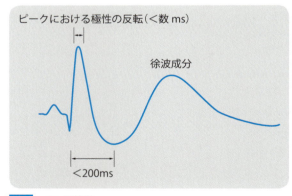

図1　IID の特徴
1）背景波から突出している
2）鋭い波形である
3）波の持続時間は 200 ms 以内である
4）生理学的な拡がりを持つこと（隣接する電極の少なくとも 1 電極以上に波及すること）
5）鋭い波は多くは陰性である
6）鋭い波の後に徐波成分が認められる
7）鋭い波の立ち上がり部分は下り部分より急峻であるが，下り部分の方が振幅は大きい
このような波が隣接する少なくとも 1 電極以上に波及してみられる．

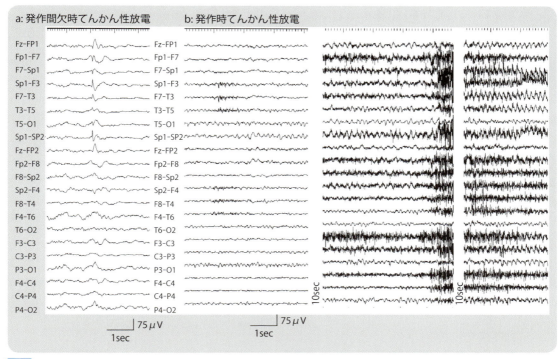

図2 左内側側頭葉てんかん患者の発作間欠時てんかん性放電（IID）および発作時てんかん性放電（ID）
a：蝶形骨誘導（SP1/SP2）を用いた記録．SP1 で最大となる鋭波がみられる．
b：発作時の起始部からの経時的変化．左側頭部領域にθ帯域の律動波がみられる．

が，繰り返すことで 80～90% と高くなる[2]．一方，成人健常人でも 0.2～2% で IID がみられることが報告されている[1,3]．IID を評価する場合は，これらの偽陽性や偽陰性のことも考慮する必要がある．

b. 全般てんかんと局在関連てんかん

1）全般てんかん

全般てんかんの IID には，全般性棘波，全般性多棘波，ヒプサリスミア，3 Hz 棘徐波，緩徐性棘徐波，速律動などがある．基本的には両側性で左右差は認めないが，ときに左右差が存在し，局在関連てんかんとの鑑別が重要となることがある．全般てんかんでは，各症候群により特徴的な IID がみられる．

2）局在関連てんかん

局在関連てんかんにおける IID は，最大の振幅を示す部分がてんかん原性焦点である可能性が高いが，その他の部位で最大となることもある．例えば，一側に焦点を有する内側側頭葉てんかん 図2 でも，25% の患者で両側性に IID が認められる[4]．また，IID が焦点から非常に短時間で周囲や対側に波及することで，一見両側性にみえる IID がみられることがあり（二次性両側同期化），このような場合には全般性 IID と鑑別を要する．

2. 発作時てんかん性放電（ID）

通常の脳波記録発作では記録できないことが多いため，IDを記録する場合は，数日以上連続した長時間ビデオ/脳波検査記録検査を行う．IDの特徴として1）突然の周波数ないし振幅の変化，2）それまでにない新しい律動の開始，3）発作中の時間・振幅・分布の経時的変化（evolution），4）律動波の停止・終了が突然などあげられる．

a. 全般てんかんと局在関連てんかん

1）全般てんかん

欠神発作，ミオクロニー発作，強直発作，強直性間代発作，脱力発作など各発作型で特徴的なIDがみられる．

2）局在関連てんかん

局在関連てんかんの発作起始は，局所的な律動性放電，反復性放電，背景脳波平坦化などで開始し，徐々に周波数，振幅範囲が変化する．一般に発作中には周波数を減じ，振幅が高くなり，範囲が拡大する．発作起始で変化を示した部分がてんかん原性焦点であることが多い．

①内側側頭葉てんかん

典型的にはIIDの消失や一側性ないしあるいは限局性の平坦化がみられ，脳波上の発作開始後30秒以内にてんかん原性側の前側頭部にθ帯域の律動波が出現する[5] 図2 ．

②新皮質てんかん

新皮質てんかんでは典型的には低振幅速波から始まりevolutionする．大脳半球内側面や前頭葉眼窩部など深部に焦点が推定される場合は，全般性もしくは一側性に生じる背景脳波の低振幅化だけが観察されることも多い．

B 非突発性異常

局在関連てんかんの患者では局所性徐波が認められることも多く，その場合には器質性の病変の存在を疑う．側頭部に出現する間欠性律動性δ波，すなわちtemporal intermittent delta activity（TIRDA）は内側側頭葉てんかんで認めることがあり，てんかん原性焦点を示唆する情報として重要である．

【文献】

1) Pedley TA. Interictal epileptiform discharges: discriminating characteristics and clincal correlations. Am J EEG Technol. 1980; 20: 101–19.
2) Ajmon-Marsan C, Zivin LS. Factors related to the occurrence of typical paroxysmal abnormalities in the EEG records of epileptic patients. Epilepsia. 1970; 11: 361–81.
3) Benet DR. Spike wave complexes in normal flying personnel. Aerospace medicine. 1967; 38: 1276–82.
4) Hirsch LJ, Spencer SS, Williamson PD, et al. Comparison of bitemporal and unitemporal epilepsy defined by depth electroencephalography. Ann Neurol. 1991; 30: 340–6.
5) Risinger MW, Engel J Jr, Van Ness PC, et al. Ictal localization of temporal lobe seizures with scalp/sphenoidal recordings. Neurology. 1989; 39: 1288–93.

〈荒木保清　寺田清人〉

脳波

06 ▶ てんかん　d. てんかん重積状態

> **Points**
> - てんかん重積状態とは，①発作が5分以上続く状態，または，②発作が反復し，その間に意識が回復しない状態のことである．
> - 心因性非てんかん発作との鑑別に脳波が有用である．
> - 非けいれん性てんかん重積状態の診断には脳波が必須である．

A　てんかん重積状態の定義

　てんかん重積状態（status epilepticus: SE）とは，①発作が長時間続く状態，または，②発作は短時間だが反復し，その間に意識が回復しない状態と定義されてきた[1]．①に関しては，何分以上続く発作をSEとよぶかという具体的な定義が従来はなかった．しかし，近年，5分以上続く場合には，SEと診断して治療を開始することが推奨されている．また，30分以上続くと，長期的な後遺症を残す可能性が指摘されている[2]．

　けいれん性SE，特に強直間代発作のSEは発作症状のみでも診断が容易だが，なかには心因性非てんかん発作（psychogenic non-epileptic seizure: PNES）との鑑別が問題となる場合がある．両者の鑑別には脳波が有用である．また，非けいれん性てんかん重積状態（nonconvulsive status epilepticus: NCSE）の診断には脳波が必須である．

B　けいれん性てんかん重積状態の診断: 心因性非てんかん発作（PNES）との鑑別

　PNESはてんかん発作と比べ持続時間が長い傾向にあり，けいれん性SEとの鑑別が問題となる場合がある．この場合，抗てんかん薬は無効であり，難治性SEとして，静脈麻酔薬を用いた集中治療を受ける事態に至る事例もあるので注意が必要である．両者の鑑別に，眼の様子（PNESでは閉眼している），顔色（PNESでチアノーゼはみられない）など，発作症状の注意深い観察が重要であるのはいうまでもないが，脳波所見が決め手となる．

　SEでは，てんかん発作に特有の進展パターン（evolution）　図1　を伴う律動波がみられる[3,4]．PNESでは，発作時に脳波変化がなく，後頭部基礎律動がみられる．筋電図や体動によるアーチファクトが判読を困難にする場合も多いが，デジタル脳波で各種フィルターを工夫すればある程度の情報は得られる．特に，頭蓋頂部の電極は筋電図が入りにくいため，判読に際して注目するとよい．筋電図や体動によるアーチファクトが目立つ記録でも，安易に判読を諦めるべきではない．

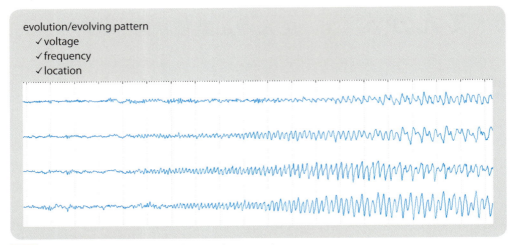

図1 てんかん発作に特有の進展パターン（evolution）
てんかん発作時にみられる脳波変化として，継時的に振幅が増大，周波数が減少（あるいは増加），分布が拡大する進展パターン（evolution）が特徴的である．

● 表1 ● 非けいれん性てんかん重積状態の3型

	てんかん類型	発作症状の特徴	ベンゾジアゼピン系静注薬への反応	脳波
欠神発作重積状態	特発性全般てんかん	顔面・眼瞼にミオクローヌス	反応あり	3 Hz 棘徐波複合
非定型欠神発作重積状態	症候性全般てんかん		反応は部分的増悪する場合あり	2〜3 Hz の不規則な棘徐波複合
複雑部分発作重積状態	局在関連てんかん	言語障害と精神機能の変容	様々	局在性の律動波

C 非けいれん性てんかん重積状態（NCSE）の診断

　NCSE は，けいれんを伴わないてんかん発作が長時間続いている状態であるが，通常，①欠神発作重積状態，②非定型欠神発作重積状態，③複雑部分発作重積状態の3つを含めた，意識減損（意識変容）を伴う発作の重積状態を指すことが多い．脳波所見はそれぞれ，①3 Hz 棘徐波複合，②2〜3 Hz の不規則な棘徐波複合，③てんかん発作に特有の進展パターン（evolution）図1 を伴う局在性の律動波を呈する 表1 [5]．近年，神経救急の現場で，意識障害患者の鑑別疾患として注目されている．特に，高齢者の複雑部分発作重積状態は，脳卒中や認知症との鑑別が問題となり，重要である．なお，実際には長時間脳波が行えず，発作時の脳波記録が得られない場合も多い．この場合，進展パターン（evolution）はみられず，2.5 Hz 以上の高頻度で出現する発作間欠時棘波・鋭波や変動を伴う律動波の存在が NCSE を疑う鍵となる所見である[3,4]．

【文献】

1) Commission on Classification and Terminology of the International League Against Epilepsy. Proposal for revised clinical and electroencephalographic classification of epileptic seizures. Epilepsia. 1981; 22: 489-501.
2) Trinka E, Cock H, Hesdorffer D, et al. A definition and classification of status epilepticus-- Report of the ILAE Task Force on Classification of Status Epilepticus. Epilepsia. 2015; 56: 1515-23.
3) Hirsch LJ, LaRoche SM, Gaspard N, et al. American Clinical Neurophysiology Society's standardized critical care EEG terminology: 2012 version. J Clin Neurophysiol. 2013; 30: 1-27.
4) Trinka E, Leitinger M. Which EEG patterns in coma are nonconvulsive status epilepticus? Epilepsy Behav. 2015; 49: 203-22.
5) Tomson T, Lindbom U, Nilsson BY. Nonconvulsive status epilepticus in adults: thirty-two consecutive patients from a general hospital population. Epilepsia. 1992; 33: 829-35.

〈神 一敬〉

脳波

06 ▶ てんかん　e．長時間ビデオ脳波モニタリング

> **Points**
> - 長時間ビデオ脳波モニタリングの主目的は「いつもの発作（habitual seizure）」の記録である．
> - てんかんモニタリングユニットで通常，数日～1週間程度の連続記録が行われる．
> - てんかんの確定診断・病型診断および局在診断に有用である．

A　長時間ビデオ脳波モニタリングの目的

　長時間ビデオ脳波モニタリング（long-term video-EEG monitoring: VEEG）は昼夜を通じ24時間，数日～1週間程度にわたり，ビデオと脳波を同時記録する検査である[1]．検査の主目的は「いつもの発作（habitual seizure）」の記録である．

　てんかん診療においては，主訴である「いつもの発作」がどのような発作であるかを明らかにすることが不可欠である．時間をかけた詳細な病歴聴取により，前兆を含めた発作症状・進展形式・収束状況・発作後症状などを本人だけでなく直接の目撃者からも聞き出す．しかし，複雑部分発作などでは本人に発作時の記憶がない，目撃者がいない場合もある，いたとしても発作時の様子を的確に伝えられるとは限らない，など病歴聴取には限界がある．そこで最も確実に発作を記録・診断するための検査がVEEGである．外来での通常脳波検査で発作が記録されるのは2.5～7％と報告されているが，3.5～6日間のVEEGを行えば70～85％で発作が記録される[1,2]．

B　てんかんモニタリングユニット

　本検査を行う部門はてんかんモニタリングユニット（epilepsy monitoring unit: EMU）とよばれ，ビデオ脳波計，ビデオカメラ，赤外線ランプを備えた病床に加え 図1 ，記録したビデオ脳波データを保存するためのサーバー，判読・解析するためのコンピュータおよびそれらをつなぐネットワークも含めた総体である[3]．通常，数日～1週間程度の連続記録が行われるため，電極は発作時の体動などで外れないよう医療用接着剤コロジオンで装着し，網目状のネットで頭部を覆うよう工夫している．記録中は必要に応じて，発作を誘発するために抗てんかん薬を減量・中止したり，断眠負荷をかけたりしている．

C　長時間ビデオ脳波モニタリングの有用性

　得られた発作記録のビデオ（発作症状）および脳波（発作時脳波所見）を解析することで，①てんかん発作と非てんかん発作の鑑別，②てんかん発作の場合，全般発作と焦点発作の鑑別，③焦点発作の場合，発作焦点の局在診断を行うことができる[4]．長時間の記録により，臨床症

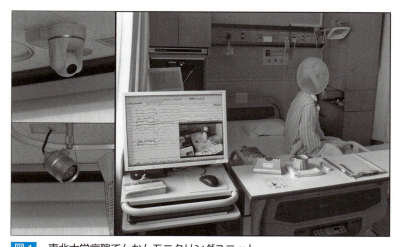

図1　東北大学病院てんかんモニタリングユニット
病床の脇にはビデオ脳波計が設置され（右），天井には吊り下げ式のビデオカメラ（左上）が赤外線ランプ（左下）とともに取り付けられている．

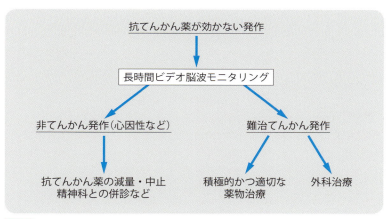

図2　ビデオ脳波モニタリングによる発作の鑑別

状を伴わない脳波上のみの発作（subclinical seizure）や，通常脳波検査では得られなかった発作間欠時の異常が記録できる場合もある．本検査の結果により，患者の診断および治療方針が大きく進展あるいは転換される．①で非てんかん発作と断定できれば，抗てんかん薬の減量・中止もあり得る．②は抗てんかん薬の選択上，きわめて重要である．③は外科治療の適応決定に役立つ　図2　．VEEGを行った患者の55～60％で診断および治療方針が変更されたと報告されている[1,2,4]．薬剤抵抗性が疑われる患者は，専門施設（てんかんセンター）で本検査を受ける必要がある[5]．外科治療を検討する際の局在診断のみならず，てんかんの確定診断・病型診断にも有用な検査である．

　特に非てんかん発作の中でも，心因性非てんかん発作（psychogenic non-epileptic seizure: PNES）の確定診断におけるゴールドスタンダードである[4]．PNESは偽発作（pseudoseizure）やヒステリー発作とよばれることもあるが，誤解や偏見を避けるためにこの呼称が勧められる．薬剤抵抗性てんかんが疑われ，外科治療の適応検討のために本検査を行った場合，15〜30％の症例がPNESと診断される．また，てんかん患者の約2〜20％は真のてんかん発作に加え，PNESを合併しているとの報告もある．

【文献】
1）Michel V, Mazzola L, Lemesle M, et al. Long-term EEG in adults: sleep-deprived EEG（SDE），ambulatory EEG（Amb-EEG）and long-term video-EEG recording（LTVER）. Neurophysiol Clin. 2015; 45: 47-64.
2）Ghougassian DF, d'Souza W, Cook MJ, et al. Evaluating the utility of inpatient video-EEG monitoring. Epilepsia. 2004; 45: 928-32.
3）Engel J Jr, Burchfiel J, Ebersole J, et al. Long-term monitoring for epilepsy. Report of an IFCN committee. Electroencephalogr Clin Neurophysiol. 1993; 87: 437-58.
4）Yogarajah M, Powell HW, Heaney D, et al. Long term monitoring in refractory epilepsy: the Gowers Unit experience. J Neurol Neurosurg Psychiatry. 2009; 80: 305-10.
5）Labiner DM, Bagic AI, Herman ST, et al. Essential services, personnel, and facilities in specialized epilepsy centers--revised 2010 guidelines. Epilepsia. 2010; 51: 2322-33.

〈神 一敬〉

脳波

第1章 脳波

06 ▶ てんかん f. 偽性てんかん波（てんかん波と誤りやすい脳波波形）

Points

- ✔ てんかんは誤診の多い疾患であり，およそ 1/4 の例に誤診が生じ，その原因の多くが脳波の誤判読である．
- ✔ 全般性棘徐波複合と誤りやすい波形には，偽小発作放電，14 & 6 Hz 陽性棘波，6 Hz 棘徐波複合，ミッテンパタンなどがある．
- ✔ 局在性棘波・鋭波と誤りやすい波形には，小鋭棘波（BETS），ウィケット棘波，ラムダ（λ）波，睡眠時後頭部陽性一過性波（POSTs）などがある．
- ✔ 発作時脳波パタンと誤りやすい波形には，精神運動発作異型，成人潜在性律動性脳波発射（SREDA），ブリーチリズムなどがある．

　偽性てんかん波という術語はないが，ここではてんかん波と誤りやすい脳波波形という意味を強調する目的であえて使用することとする．　表1　に示したように，全般性棘徐波複合，局在性棘波・鋭波，発作時脳波パタンと誤りやすいさまざまな波形がある．

Ⓐ 全般性棘徐波複合と誤りやすい脳波波形

1．偽小発作放電[1]

　通常の棘徐波複合のように棘波と徐波が対応せず，徐波の下降脚に棘波が重畳することが多い．入眠期過同期θ波（hypnagogic hypersynchrony）が出現する幼児期と小児期初期に多くみられる．未成熟な棘徐波複合という呼称もあるが，棘徐波複合へ移行することはなく，てんかん波と誤ってはならない．

2．14 & 6 Hz 陽性棘波[1]

　14 Hz または/および 6 Hz のアーチ状の突発波で，振幅は 75 μV 以下と小さく，対側耳朶電極を基準とした導出でより明瞭となる．14 Hz 成分は小児期後期から思春期に，6 Hz 成分は成人期から高齢者に多く出現する．健常人の 1〜20％にみられ，正常所見である．

3．6 Hz 棘徐波複合[1]

　棘波はきわめて小さく（振幅は 20 μV 以下，周期は 30 msec 以下），陽性に強い成分をもち，6 Hz 陽性棘波との移行波形がある．Hughes[2]は 2 種類に分類し，覚醒時（waking），高振幅（high），前頭部（anterior），男性（male）の特徴をもつ WHAM は臨床発作と関連し，女性（female），後頭部（occipital），低振幅（low），入眠期（drowsy）に出現する FOLD は自律神経症状（高齢者）や精神症状（中年）と関連すると述べた．健常成人の 1〜2％にみられ，てんかん素因を反映している波形と考えられている．

4．ミッテンパタン[3]

　手袋（mitten）の親指に相当する成分は睡眠紡錘波で，後の多形性成分は K 複合に相当する

JCOPY 498-22858

49

● 表 1 ● てんかん波と誤りやすい脳波波形

名称（別称）	英語（別称）	波形の特徴	出現時期と好発年齢	臨床的意義
全般性棘徐波複合と誤りやすい脳波波形				
偽小発作放電（未成熟な棘徐波複合）	pseudo petit mal discharge, Gibbs & Gibbs 1964（rudimentary spike wave complex, Niedermeyer & Lopes da Silva 1987）	広汎性高振幅3〜4 Hz徐波群発に未成熟な棘波が重畳	小児の入眠期	棘徐波複合へ移行することはなく正常所見
14 & 6 Hz陽性棘波（14 & 6 Hz陽性群発）	14 & 6/sec positive spikes, Gibbs & Gibbs 1952（14 & 6 Hz positive burst, IFSECN 1974）	後側頭部優勢に14 Hz/6 Hzの陽性に切れ込むアーチ状の突発波	入眠期〜軽睡眠期, 青年期に多い	自律神経症状との関連も指摘されたことがあるが正常所見
6 Hz棘徐波複合（ファントム棘徐波）	6/sec spike wave complex, Gibbs & Gibbs 1952（phantom petit mal, Walter 1950, wave and spike phantom, Marschall 1955）	広汎性に振幅の小さな4〜7 Hz棘徐波複合の短い群発	入眠期（過呼吸, 閃光刺激でも誘発）, 青年〜成人期	てんかんとの直接的な関連はなく, てんかん素因を反映している
ミッテンパタン	Mitten pattern, Gibbs & Gibbs 1964	両側前頭部優勢に速い成分と遅い多形性徐波かなる手袋（ミッテン）型の波形	軽睡眠期	睡眠紡錘波とK複合に相当する生理的睡眠波形
局在性棘波・鋭波と誤りやすい波形				
小鋭棘波（BETS）	small sharp spikes, Gibbs & Gibbs 1952（benign epileptiform transients of sleep, BETS, White et al, 1977）	前頭・側頭部あるいは広汎性に出現する小さく鋭い単発性棘波	入眠期〜軽睡眠期, 成人〜中高齢期	病的意義はなく正常所見
ウィケット棘波	wicket spike（temporal minor slow and sharp activity, TMSSA, Asokan et al. 1987）	側頭部に出現する6〜11 Hzのアーチ型の鋭い波形を伴う律動波	覚醒期, 入眠期〜軽睡眠期, 中高齢期	病的意義はなく正常所見
ラムダ（λ）波	rambda wave, Evans 1953	一側あるいは両側後頭部に出現する単発性の陽性波	覚醒開眼時	視覚的探索に伴う生理的波形
睡眠時後頭部陽性一過性波（POSTs）	positive occipital sharp transients of sleep, POSTs	一側あるいは両側後頭部に陽性に切れ込む鋭い波形の律動波	睡眠時	臨床的意義のない生理的波形
発作時脳波パタンと誤りやすい波形				
精神運動発作異型	psychomotor variant, Gibbs & Gibbs 1952（rhythmic temporal theta burst of drowsiness, IFSECN 1974）	一側あるいは両側側頭部に4〜7 Hzの律動波が10秒から1分以上連なる	入眠期（まれに覚醒時）, 成人期	臨床的意義不明のまれな律動波
成人潜在性律動性脳波発射（SREDA）	subclinical rhythmic EEG discharge of adults, SREDA, Westmoreland and Klass 1981	頭頂・後頭・側頭部に, 高振幅徐波ないし鋭波が突然始まり, 周波数を変えながら律動的に出現し, 数十秒〜数分間持続	覚醒〜入眠期（過呼吸で誘発）, 中高齢期	臨床的意義不明のきわめてまれな律動波
ブリーチリズム	breach thythm	高振幅の尖った波形の局在性速波が持続して出現	すべて	骨欠損部の頭皮上から記録される皮質脳波

IFSECN: International Federation of Societies for Electroencephalography and Clinical Neurophysiology

生理的波形である．Gibbs[3]は，最初の速い成分の周波数に応じて A-1（6～7 Hz），A（8～9 Hz），B（10～12 Hz）の 3 型に分類したが，このような細分類の臨床的意義はない．

B 局在性棘波・鋭波と誤りやすい波形

1. 小鋭棘波[1]

小さく（振幅 20～50 μV），鋭い（周期 65 msec 以下）単発性棘波で，陽性成分と陰性成分がほぼ同じで，徐波を伴うことは少ない．耳朶基準電極でよく出現し，基礎活動の局所性異常はみられない．健常者の 2～20％でみられ，ベッツ（benign epileptiform transients of sleep: BETS）とよばれることが多い．

2. ウィケット棘波[4]

しばしば鋭い波形を混在させ，側頭部棘波あるいは鋭波と誤られることがあるが，側頭部棘波・鋭波と異なり，徐波を伴うことはなく，背景活動の徐波化も認めない．30 歳以上の成人，特に高齢者でよくみられ，正常所見と考えられている．δ波，θ波，α波の混在した不規則な律動波に鋭い波形を混じる場合は TMSSA とよばれる．

3. ラムダ（λ）波と睡眠時後頭部陽性一過性波（POSTs）

明るい部屋で開眼し，眼球を活発に動かして視覚的探索を行っているときに，後頭部に出現する 50 μV 程度の単発性の陽性波をラムダ（λ）波という．また，ノンレムあるいはレム睡眠中に，後頭部に陽性に切れ込む鋭い律動波が出現することがあり，睡眠時後頭部陽性一過性波（POSTs）とよばれる．いずれも生理的波形であり，後頭部棘波・鋭波と誤ってはならない[4]．

C 発作時脳波パタンと誤りやすい波形

1. 精神運動発作異型[1]

入眠期に一側あるいは両側側頭部に 4～7 Hz の律動波が 10 秒から 1 分以上連なる．国際学会（IFSECN, 1974）では，入眠期律動性側頭部 θ 群発とよぶことを推奨している．健常人にまれに（0.1％程度）みられ，覚醒時に出現することもある．その臨床的意義は不明である．

2. 成人潜在性律動性脳波発射（SREDA）[5]

最初は単発性の鋭波が律動的に出現し，ついで δ 波や θ 波の徐波律動となることもある．てんかんの発作時脳波のようにみえるが，臨床症状は伴わない．健常な成人や高齢者でごくまれ（0.1％以下）にみられ，当初は脳虚血性疾患との関連が指摘されたが，その後否定され，その臨床的意義は不明である．

3. ブリーチリズム

頭蓋骨は皮質脳波の特に高周波成分を減衰させるため，骨欠損部の頭皮上から脳波を記録するとその部分のみ皮質脳波の正常律動が強調され，ブリーチリズムとよばれる[4]．特に速波が高振幅で記録されて尖った波形になるため，局在性の棘波律動や速波活動，あるいは部分発作の発作時脳波と誤られることがある．

【文献】
1）Gibbs FA, Gibbs EL. Medical electroencephalography. Massachusetts: Addison-Wesley, Reading; 1967（井上令一, 岡田滋子, 訳. 最新脳波アトラス. 東京: MEDSI; 1990）.
2）Hughes JR. Two forms of the 6/sec spike and wave complex. Electroenceph Clin Neurophysiol. 1980: 48; 535-50.
3）Gibbs FA, Gibbs EL. Atlas of Electroencephalography. Vol. 3. Massachusetts: Addison-Wesley, Reading; 1964.
4）末永和栄, 松浦雅人. デジタル臨床脳波学. 東京: 医歯薬出版; 2011.
5）Westmoreland BF, Klass DW. A distinctive rhythmic EEG discharges of adults. Electroenceph Clin Neurophysiol. 1981; 51: 186-91.

〈松浦雅人〉

脳波

07 ▶ 局所性脳病変

Points

- ✓ 局所性脳病変によって出現する脳波異常のパターンは，突発性のものと非突発性のものがあり，非突発性のものは徐波が多く，突発性は，棘波・鋭波があげられる．
- ✓ 局所性脳病変であっても，出現する脳波異常の分布が局在しているとは限らない．
- ✓ 焦点同定には，単極導出の最も高振幅の部位と双極導出の phase reversal が重要である．
- ✓ 皮質病変の徐波の出現は，領域性または焦点性であることが多く，病変が脳の深部に位置する程，影響を受ける脳波の範囲は広くなるが，異常の程度は軽くなる．

A 局所性脳病変による脳波異常のパターンと分布

　局所性脳病変によって出現する脳波異常の出現パターンは，非局所性の場合と同様，突発性のものと非突発性のものとに分けられる．非突発性のものは，徐波の出現として捉えられることが多いが，高振幅速波の出現やα波の抑制として観察されることもある．突発性の異常波としては，棘波・鋭波もしくはそれらを含む複合体があげられる．

　局所性脳病変であっても，もちろん出現する脳波異常の分布が局在しているとは限らない．異常波が広汎に出現する場合，それが局所性脳病変によるものか否かを鑑別することは重要である．てんかん外科では，手術適応を決定する際の重要な判断基準となるからである．特に，突発性異常波が左右対称部位に同期的に出現する場合には，それが一次性両側性同期（primary bilateral synchrony）なのか二次性両側性同期（secondary bilateral synchrony）なのかに注意を払う[1]．

B 局所性脳病変による異常脳波焦点の同定

　突発性異常波あるいはδ波焦点などの同定は，てんかんをはじめとする様々な疾患の診断と治療方針の決定に重要である．まず，基礎律動の非対称性に注意する．この場合には周波数の左右差が異常脳波検出の手がかりとなる．一般に，左右の相同部位のα波の周波数に 1 Hz 以上の差があれば振幅の大小よりも周波数の遅い方に異常があると考える．振幅は病変側で減少することも増大することもありえるからである．

　さらに，より細かく焦点を同定するためには，(1) 単極導出（基準導出）にて最も振幅の高い部位と，(2) 双極導出にて位相が逆転（phase reversal）する部位の2つを探索することが重要となる．

　単極導出では，通常，電気的活性がなく脳波には影響を及ぼさない同側耳朶（A1 あるいは A2）を基準電極とする．この部の電位を0とみなして，それ以外の複数の記録電極との電位差

を記録する．したがって，電位の振幅は一応の絶対値とみなされ，双極導出のときよりも一般に大きな振幅で記録される．

また，双極導出での異常波の局在診断は，位相の逆転を手がかりとする．隣り合わせの2つの電極を基準電極と記録電極とし，各電極間の電位差を相対的にみている．したがって，単極導出にて最大振幅で記録された部位を含む前後ならびに左右の電極間で位相の逆転が観察される．

C 存在部位からみた局所性脳病変による脳波異常

脳の限局性病変は，腫瘍，血管障害，脳挫傷など様々な原因によって生じるが，脳波異常は脳病変の存在部位，特に深さによって，ある程度共通の特徴を示す．一般に，病変が脳の深部に位置すればする程，頭皮上での異常波の局在は乏しくなり，広い範囲で脳波が影響を受けるようになる．

1．皮質の局所性病変

皮質の病変では，速波の振幅と量が減少し徐波が出現する．徐波の出現は，領域性または焦点性であることが多い．皮質障害部位に一致して電気的活性が減弱するためである．皮質が完

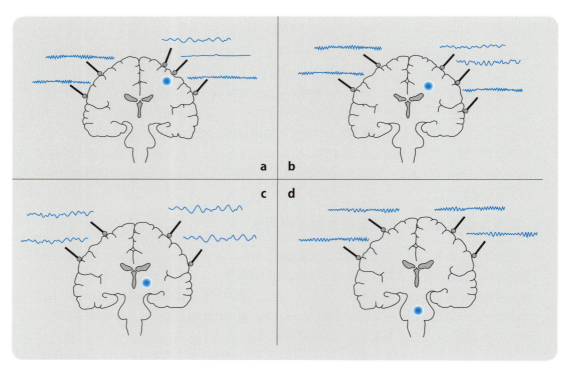

図1 局所性病変の存在部位と脳波
a：脳表面近くに局所性病変が存在する場合．
b：局所病変が比較的深部の皮質下に存在する場合．
c：視床や基底核などの脳深部に局所性病変が存在する場合．
d：橋・中脳接合部以下の脳幹病変では，深昏睡の状態にありながら，一見正常なα波が出現することがありα昏睡とよばれる．

全に破壊されたり，脳表面に比較的大きな腫瘍が存在する場合には，病変の中央に電気的に不活性な部分が存在し，その周辺に振幅の大きな徐波の部分があり，病変から離れるにつれて脳波は正常に近づくというパターンを示すことが多い 図1a [2]．徐波は波形が不規則で律動性が少ない多形δ波（polymorphic delta activity）が連続的に出現することが多い．

　程度にもよるが，虚血性病変では速波は抑制されるが，一般に徐波の出現は少なく棘波の出現もあまりみられない．これに対して腫瘍近傍の皮質やグリオーシスなどの存在部位では，しばしば易興奮性を示し，速波の減少，不規則徐波の出現とともに棘波の出現がみられる．

2. 皮質下・脳深部の局所性病変

　先述のとおり，病変が脳の深部に位置する程，影響を受ける頭皮上脳波の範囲は広くなることが多いが，異常の程度は軽くなり病変周囲の徐波のみが記録されることが多く，皮質病変の場合にしばしばみられるような病変中央の電気的不活性部分はみられない 図1b [2]．

　一方，視床や基底核などの脳深部に限局性の病変が存在する場合には，影響は同側大脳皮質の広い範囲に及ぶ．特に視床の病変では，同側大脳半球全体に影響がみられ，ときには対側大脳皮質にまで影響が及ぶこともある．視床病変では優位律動が著明に乱され，律動性および非律動性のδ波と律動性θ波が出現する 図1c [2,3]．

　また，視床下部あるいは中脳網様体の損傷では，高振幅あるいは低振幅のδ波が連続する脳波像が両側性に出現し，これは最も定型的な昏睡時の脳波所見である．これに対し，橋・中脳接合部以下の脳幹の病変では，深昏睡の状態にありながら，一見正常なα波が左右差なく後頭部優位に全誘導に出現することがあり，α昏睡とよばれる 図1d [2]．

【文献】
1）大熊輝雄．異常脳波の局在．In: 大熊輝雄，編．臨床脳波学．第5版．東京: 医学書院; 1991. p.149-53.
2）深谷　親，片山容一．局所脳病変．In: 日本臨床神経生理学会認定委員会，編．モノグラフ臨床脳波を基礎から学ぶ人のために．東京: 日本臨床神経生理学会; 2008. p.169-76.
3）柳澤信夫，柴崎　浩．非突発性・局所性異常脳波．In: 柳澤信夫，柴崎　浩，編．神経生理を学ぶ人のために．東京: 医学書院; 1992. p.177-81.

〈深谷　親〉

脳波

08 ▶ びまん性脳障害

> **Points**
> ✓ びまん性脳障害では後頭部優位律動が徐波化するが，覚醒度を考慮する必要がある．
> ✓ 間欠性律動性δ活動（IRDA）もびまん性異常を示唆する．成人ではFIRDA，小児ではOIRDAが多い．TIRDAは局所異常と対応し性質が異なる．分布の確認にはモンタージュの変更が有用である．
> ✓ 三相波は主に前頭部や中心部でみられ，全般性に出現する場合はAP delayが特徴である．
> ✓ 無酸素脳症では継時的に検査を行い，臨床症状や他の検査と比較して病状を把握する．

A びまん性脳障害とは

びまん性脳障害とは，大脳にびまん性・多巣性の機能異常をきたした病態のことである．脳波は，軽症の段階から変化を示す．

B 後頭部優位律動の徐波化

後頭部優位律動は年齢によって周波数が異なり，成人では8 Hz未満を異常な徐波化と判断する 表1．眠気によって周波数が低下するため，必ず覚醒している箇所（開閉眼賦活の閉眼後など）で判断するとよい．mental activation（閉眼状態の患者にいくつか簡単な質問をする）を行い，覚醒度を上げる方法もある．この際，筋電図や舌運動によるノイズに注意が必要である．ただし患者が緊張すると，後頭部優位律動が抑制される．

● 表1 ● 年齢と後頭部優位律動徐波化

年齢	異常周波数
1歳	<5 Hz
4歳	<6 Hz
5歳	<7 Hz
>8歳	<8 Hz

C 全般性徐波

1. 過呼吸賦活（hyperventilation: HV）で出現したbuild upの遷延

HVによるbuild upは小児の大多数，成人の一部でみられる．HV終了後30秒以上の遷延（1分以上とする説もある）はびまん性の異常を示唆する．空腹時には遷延しやすくなるため，最終の食事時刻の確認が必要である．

2. 間欠性律動性δ活動（intermittent rhythmic delta activity: IRDA）

IRDAは間欠的に出現する律動性δ波を指し，全般性にも局在性にも生じうる．機序は大脳皮質と視床との神経連絡の異常と推測されている．痛み刺激や覚醒，開眼によって抑制され，

閉眼や HV，傾眠期に出現しやすい．成人の場合，前頭部優位（あるいは前頭部に局在性）に出現することが多く，FIRDA（frontal IRDA）という．小児では後頭部優位のことが多く OIRDA（occipital IRDA）とよばれる．FIRDA は通常びまん性の異常と解釈する．OIRDA は近年，てんかん発作と関連するといわれている．側頭部優位に出現する TIRDA（temporal IRDA）は局所異常を示唆し，てんかん発作時脳波パターンである可能性について臨床的な評価を必要とする．

FIRDA は目の下に眼電図を設置し，眼球運動によるアーチファクトと鑑別する必要がある．TIRDA が耳朶基準電極を活性化すると局在の判定が困難であり，モンタージュを変更して分布を確認する．

D 三相波 図1

三相波は陰性→陽性→陰性の3相性の波を形成し，通常前頭部や中心部に最も著明である．全般性の場合，前頭部から後頭部にかけての出現の遅延（AP delay）が特徴的である．開眼などの覚醒刺激により一時的に抑制されるが，意識障害が強い場合はあまり影響を受けない．原因疾患は肝性脳症が最も有名だが，他の代謝性脳症でも類似波形がみられることがあり，臨床診断に注意が必要である．肝性脳症では，初期は後頭部優位律動が徐波化し，進行するとθ波と三相波が出現する．深昏睡状態になると三相波は消失して不規則なδ波が広汎性に出現する．さらに進行すると平坦脳波に近づく．

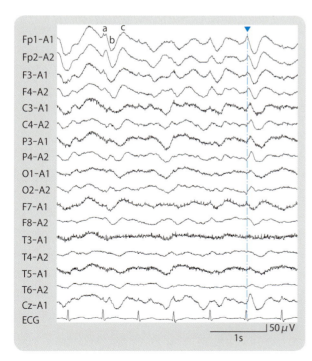

図1 71歳男性，肝性脳症
三相波（a→b→c）が前頭部中心に出現．全般性に出現する三相波（▼）には AP delay を認める．TC 0.3 秒，HF 60 Hz.

E 無酸素脳症で生じる脳波

　脳虚血が5分以上生じると脳に不可逆的な変化が生じるとされ，無酸素脳症の重症度と予後を判断する際に，脳波所見は非常に重要である．継時的に検査を行い，臨床症状および他の検査と比較して，総合的に判断する必要がある．

1. α波・θ波・δ波優位の背景脳波

　背景脳波がα波優位であれば軽症で，意識が回復する可能性が高い．重症度に伴いθ，δ波優位となる．

2. 群発・抑制交代（burst-suppression）

　さらに悪化すると出現し，予後不良例が多い（1章09．周期性パターンの項を参照）．

3. 大脳電気的無活動（electrocerebral inactivity: ECI）

　振幅2μVを超える脳波活動が記録されないものをいう．脳死に至ることが多く，遷延性意識障害となる例もある．

4. 昏睡

　昏睡にはα昏睡・β昏睡・θ昏睡・δ昏睡・紡錘波昏睡がある．α昏睡のα波は後頭部優位律動とは異なり，前頭部優位もしくは全般性の分布を示す．低酸素・無酸素脳症，脳幹血管障害の場合は予後不良であるが，急性薬物中毒では比較的予後良好である．β昏睡は全般性持続性の高振幅（30μV以上）速波を呈し，意識回復可能と考えられる．θ昏睡・δ昏睡は重篤な脳症でみられるが，予後は原因による．継時的に観察し，δ波優位からθ波優位へ，α波の混入といった変化があれば改善が見込める．紡錘波昏睡は睡眠発生機構が障害されない程度の脳幹病巣と対応し，比較的予後はよい．

【文献】
1）川村哲郎，赤松直樹，他．びまん性・多巣性脳障害，意識障害．In: 日本臨床神経生理学会認定委員会，編．モノグラフ臨床脳波を基礎から学ぶ人のために．東京: 日本臨床神経生理学会; 2008．p.177-92.
2）Luders HO, Oachtar SN. Atlas and classifications of electroencephalography. Saunders; 2000. p.11, 112-7.
3）久保田稔，横田裕行．救命救急領域における意識障害患者の予後と脳波．臨床脳波．2009; 51: 302-10.
4）大熊輝雄．臨床脳波学．第5版．東京: 医学書院; 1999．p.46-7, 361-4.
5）Sharbrowgh FW. Nonspecific abnormal EEG patterns. In: Niedermeyer E, da Silva FL, editors. Electroencephalography. 5th ed. Lippincott Williams & Wilkins; 2012. p.235-53.
6）Brigo F. Intermittent rhythmic delta activity patterns. Epilepsy Behav. 2011; 20: 254-6.

〈出村彩郁　木下真幸子〉

脳波

09 ▶ 周期性パターン

> **Points**
> - 周期性パターンでは，よく似た波形が一定の周期で繰り返し出現する．
> - よく似た波形が出現する部位や，周期の長さ，背景脳波により分類することができる．
> - 代表的なものに，周期性同期性発射（PSD），周期性一側性てんかん性放電（PLEDs）がある．
> - 周期性パターンは，大脳皮質と皮質下灰白質の両方に障害が存在する場合に出現する．
> - 周期性パターンを呈する疾患は様々であるが，予後不良な場合が多い．

A 周期性パターンの分類と臨床的意義

周期性パターンとは，比較的よく似た波形が一定の周期で両側性または一側性に出現する脳

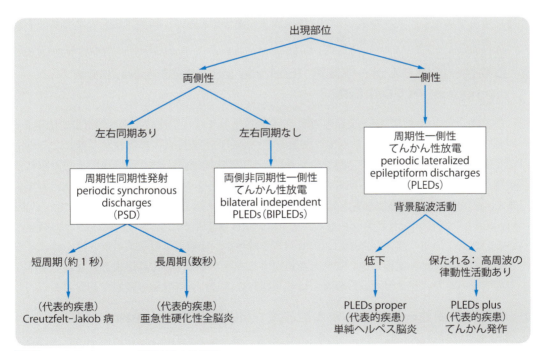

図1 周期性パターンの分類と臨床的意義
周期性パターンは突発波の出現部位（両側性か一側性か）や周期の長さ（1秒前後か数秒か），背景脳波活動に注目することで分類できる．

波パターンである．この脳波パターンは周期の長さ（1秒前後か数秒か）や側性（両側性か一側性か），背景脳波活動により分類される 図1 ．原因疾患は様々であり，個々の疾患に特異的なものではないが，この脳波パターンの特徴を覚えておくことが臨床診断上役立つと思われる．周期性パターンのメカニズムは大脳皮質と皮質下灰白質両方の回復周期(recovery cycle)に関係があると推定されている．脳の正常なリズムが，大脳皮質と皮質下白質両方の障害（器質的な破壊性障害や代謝性脳症）によって，著しく損なわれた病態が存在するとき，この脳波パターンが出現すると考えられる．また，周期性パターンは一過性に出現したり，病期の進行によって波形が変化したりすることがあるため，繰り返し脳波記録をすることが重要である．

B 周期性同期性発射（periodic synchronous discharges: PSD）

PSDでは一定の周期で全般性，左右同期性の突発性異常波が出現する．突発波の形態は鋭波，棘波，徐波もしくは鋭波-徐波複合など様々である．周期の長さは1秒前後の短いものや，数秒の長いものがある．PSDを呈する代表的な疾患にCreutzfelt-Jakob病（CJD）や亜急性硬化性全脳炎（subacute sclerosing panencephalitis: SSPE）がある．CJDでは約1秒に1回の短い周期で2〜3相性の鋭波がみられ，SSPEでは数秒に1回の長い周期で徐波を含む複合波がみられる．CJD発症初期では後頭部優位律動の乱れや徐波の混入がみられ，左右差を呈することもあるが，進行に伴い両側同期性となる．PSDは他に，Alzheimer病，無酸素脳症，肝性脳症，橋本脳症，リチウムやバクロフェン中毒，セフェム系抗生物質の薬剤副作用などでも認めることがあるため，臨床診断のうえで注意が必要である．PSDを呈しても予後は原因疾患によって異なり，薬物中毒などでは予後はよい場合があるが，無酸素脳症では通常は予後不良である．

C 周期性一側性てんかん型放電（periodic lateralized epileptiform discharges: PLEDs）図2

PLEDsでは一側性に0.5〜2秒の周期で，2相性もしくは3相性の突発性異常波が出現する．PLEDsは急性に生じた器質性病変に関連して，局所の大脳皮質の興奮性が亢進したために起こる現象であり，単純ヘルペス脳炎や急性期の脳梗塞や脳出血，また脳腫瘍などでみられる．単純ヘルペス脳炎急性期では病変側に棘波，鋭波，徐波がPLEDsの形で出現することが多い．また，PLEDsは背景脳波活動が低下しているか高周波の律動性活動を伴うかにより，PLEDs properとPLEDs plusに分けられる．PLEDs plusはてんかん発作（重積状態）との関連が強いといわれている．脳波記録中にジアゼパムを投与し，症状および脳波の反応性を確認することにより，てんかん重積と他の疾患とを鑑別する方法がある．これは治療方針を決定するうえで重要であるが，ジアゼパム投与時には呼吸抑制をはじめ全身状態の観察が必要である．

D 両側非同期性一側性てんかん型放電（bilateral independent PLEDs: BIPLEDs）

PLEDsは全般性（両側性）に出現することがあるが，左右半球に非同期性に独立した周期で突発波が出現する場合はBIPLEDsとよばれる．BIPLEDsは，無酸素脳症，中毒性脳症，単純

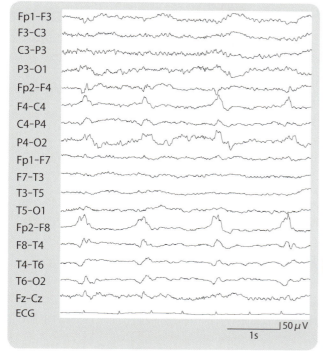

図2 周期性一側性てんかん型放電（periodic lateralized epileptiform discharges: PLEDs）

86歳女性，意識障害．右半球に前頭部優位のPLEDsが出現．右半球では背景脳波活動が低下し，残存する速波も律動性ではないため，PLEDs properに分類される．TC 0.3秒，HF 60 Hz.

ヘルペス脳炎など，広範囲の器質性病変に関連して出現するといわれ，一般に予後不良である．

E 群発・抑制交代（burst-suppression）

　burst-suppressionは，両側同期性の高振幅脳波と10 μV以下の低電位脳波が，数秒間隔で繰り返し出現する周期性パターンである．この脳波パターンは各種麻酔の際に特定の麻酔深度でみられるが，薬物使用時以外の状況で脳器質疾患，未熟児などにみられる場合には，きわめて重篤な脳障害であることを示唆する．

【文献】
1) 柴崎 浩．周期性放電を呈する脳波について．臨床脳波．1983; 25: 125-31.
2) 大熊輝雄．臨床脳波学．第4版．東京: 医学書院; 1991. p.166-9.
3) 川村哲郎，廣瀬源二郎．びまん性・多巣性脳障害．臨床神経生理学．2007; 35: 537-45.
4) 黒岩義之．周期性脳波パターン研究の歴史．臨床脳波．2000; 42: 42-7.
5) Reiher J, Rivest J, Grand' Maison F, et al. Periodic lateralized epileptiform discharges with transitional rhythmic discharges: association with seizures, Electroencephalogr Clin Neurophysiol. 1991; 78: 12-7.

〈出村 豊　木下真幸子〉

脳波

10 ▶ 意識障害

> **Points**
> - 脳波はリアルタイムに脳機能を評価でき，ベッドサイドでも施行できる点で，意識障害の患者では重要な検査である．
> - 意識障害の原因診断，重症度の判定，予後の推定，経過観察に役立つ．
> - 繰り返し脳波検査を施行することで，診断に有用な情報や，経時的な変化をとらえることができる．
> - 意識障害の原因によって脳波所見の解釈と予後の評価が変わることがあるので，患者の病歴や全身状態，投与中の薬剤（特に鎮静薬など）を十分に把握しておく必要がある．
> - ICUにおける持続脳波モニタは脳機能やてんかん重積状態の継続的な評価に有用である．
> - 意識障害の患者でみられる特徴的な脳波所見とその意義を理解する必要がある．

A 意識障害患者における脳波検査の意義

　脳波検査は，リアルタイムの生理的な脳活動を評価できるという点が脳CTやMRIなどの画像検査にはない長所であり，意識障害患者の診療において重要な役割をもつ．また，患者の重症度により検査室への移動にリスクがある場合は，ポータブル脳波計を用いて病室で検査を行うことも可能である．

　意識障害の原因診断において，脳波検査は必ずしも特異的とはいえないが，画像検査では困難な脳機能の評価ができる．繰り返し施行することで，脳機能の状態を経時的に追え，重症度の判定や予後の推定にも役立つ．

B 意識障害患者にみられる特徴的な脳波

　意識障害の程度と脳波には相関がある 表1．各脳波所見の特徴と臨床的意義について熟知しておく必要がある．

1. 間欠性律動性デルタ活動（intermittent rhythmic delta activity: IRDA）

　高振幅で2〜3Hzの律動性徐波が群発する．両側性に同期して起こることが多い．成人では前頭部優位に出現することが多く，FIRDA（frontal intermittent rhythmic delta activity）とよばれる．意識障害の初期にみられることが多く，脳深部の正中部の病変，代謝性・中毒性脳症，広範な皮質下ないし皮質病変を示唆する．治療の観点からは，代謝性・中毒性脳症が鑑別にあがる点が重要となる．

● 表1 ● 意識障害の程度と脳波の相関

障害の程度	脳波所見	
	反応性	基本所見
軽度（傾眠）	あり	正常優位律動あり
		正常優位律動の徐波化
		びまん性間欠性徐波の出現
	自発性変動および外部刺激に対する反応性	IRDA（intermittent rhythmic delta activity）
		三相波
		びまん性持続性多形性徐波
		周期性パターン
高度（深昏睡）		α昏睡
		低振幅持続性徐波
		群発抑制交代（burst-suppression）
		背景活動の抑制（<10 μV）（＝background suppression）
脳死	消失	電気的大脳無活動（<2 μV）（＝electrocerebral inactivity: ECI）

（三枝隆博, 池田昭夫: 成人脳波検査データの判読時のポイント. 検査診断学への展望. 東京: 南江堂; 2013. p.493-502[4]）を改変）

2. 三相波（triphasic wave）

70〜300 μV と高振幅で, 小さな鋭い陰性・大きな陽性・大きななだらかな陰性の 3 相からなる点が特徴的である. 通常 1.5〜2.5 Hz で, 前頭部〜後頭部にかけて出現の遅延（前頭部に早く出現し, 後頭部では 25〜140 ms 遅れる）がみられる. 肝性脳症でよく知られているが, 他の代謝性脳症でもみられる. 肝性脳症では比較的初期の段階でみられることがあり, 脳症が進行するとむしろ消失することがある.

3. 周期性パターン（periodic pattern）

大脳皮質と深部白質がともに障害される場合に出現し, Creutzfelt-Jakob 病（variant 除く）や亜急性硬化性全脳炎でみられることがよく知られているが, 低酸素脳症やリチウム中毒でみられることもある. 低酸素脳症でみられた場合には予後は不良なことが多い.

4. 昏睡状態でみられる特殊な脳波

a. α昏睡

正常人の後頭部にみられるα律動とは異なり, 前頭部もしくは全般性の分布を示し, 刺激に対する反応性がなく, 多くは受動的な開眼で抑制されないのが特徴である. 脳症が意識障害を起こすのに十分な, しかし覚醒脳波を生じる機構には大きな影響がない状態と考えられる. 橋〜中脳レベルの比較的限局した病変（血管障害）, 急性薬物中毒, 低酸素脳症でみられる. 急性薬物中毒でみられた場合には予後は比較的良好であるが, 低酸素脳症では予後は様々であり, 繰り返し脳波検査を行って変化がみられないか確認することが重要である.

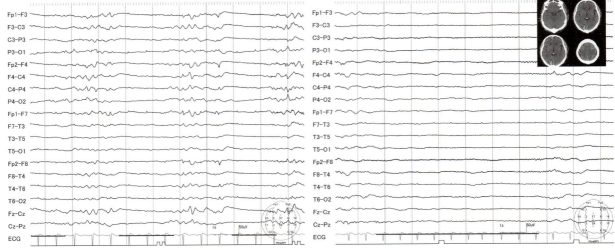

図1 65歳男性．肝不全で入院中に意識障害を認め，脳波検査を施行した
左：burst-suppression を認める．下線は背景活動が抑制されている区間である．
右：フォローアップのため左の脳波の3日後に施行された脳波．背景活動が抑制される時間が長くなり，予後不良が示唆される．頭部CT（右上）で頭蓋内出血を認めた．HF: 60 Hz, TC: 0.3 sec, notch filter（60 Hz）使用

b．β昏睡

昏睡状態の患者で，全般性持続性の高振幅（30 μV 以上）の速波を認めるもので，全般性徐波もしばしば混在する．薬物などの急性中毒が原因であることが多い．回復可能な脳症であることを示唆しうる脳波と位置づけられる．

c．θ/δ昏睡

昏睡状態の患者でδ波およびθ波が前景に立っている脳波であり，様々な原因の脳症で認めうる．特にδ昏睡の脳波は最もよくみられる．予後も原因によって異なる．

5．群発抑制交代（burst-suppression）図1

群発と抑制が交互に出現する．群発ではδ波，θ波，速波，鋭波，棘波の混在した両側同期性高振幅の脳波が1～数秒間持続し，それに続いて背景活動の抑制が2～10秒間程度持続する．予後は原因疾患によって異なり，低酸素脳症でこの所見がみられた場合は予後不良であるが，代謝性脳症でみられた場合の予後は基礎疾患の重症度による．鎮静作用のある薬物の急性中毒で認めることもあるが，その場合は多くは後遺症を遺さずに回復する．麻酔中にも出現が知られ，麻酔深度の目安に用いられることもある．

6．背景活動の抑制（background suppression）図2

δ波およびθ波からなり，振幅が10 μV以下の全般性持続性の活動で，感覚刺激に反応のないものである．通常の感度（10 μV/mm）では，一見「平坦」にみえるが，脳波計の感度を2～3 μV/mmに高めると脳波活動が残存している．このため適切に評価するには感度を上げて（2～3 μV/mm）評価が必要となる．低体温症や急性薬物中毒でみられた場合は改善する可能性があるが，低酸素脳症でみられた場合は一般に予後不良である．

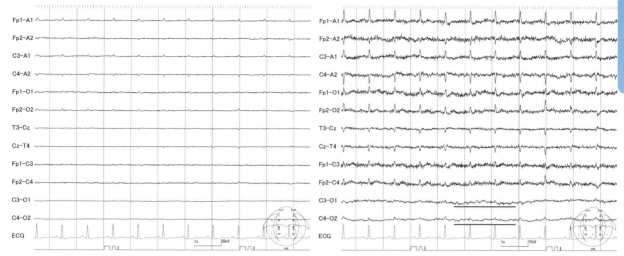

図2 64歳男性．低酸素脳症
左：通常の脳波と同じ 10 μV/mm のスケールで表示．背景活動の抑制を認め，background suppression が疑われる．
右：左の脳波を 2 μV/mm と感度を高めて表示．C3-O1 および C4-O2 に心電図とは一致しない波形を認め，微小な脳波活動を示していると考えられる（下線の部位）．HF: 60 Hz，TC: 0.3 sec，notch filter（60 Hz）使用

【文献】
1) Waterhouse E. Generalized encephalopathy. In: Ebersole JS, et al. editors. Current practice of clinical electroencephalography. 4th ed. Philadelphia: LWW; 2014. p.213-37.
2) Young GB. The EEG in coma. J Clin Neurophysiol. 2000; 17: 473-85.
3) 赤松直樹，辻　貞俊．意識障害．In: 日本臨床神経生理学会認定委員会，編．モノグラフ臨床脳波を基礎から学ぶ人のために．東京: 日本臨床神経生理学会; 2008 p.187-92.
4) 三枝隆博，池田昭夫．成人脳波検査データの判読時のポイント．In: 第62回日本医学検査学会記念誌編集委員会，監修．検査診断学への展望．東京: 南江堂; 2013. p.493-502.

謝辞: 京都大学大学院医学研究科てんかん・運動異常生理学講座は，寄附講座であり，大塚製薬，グラクソ・スミスクライン，日本光電，UCB ジャパンの寄附金にて支援されている．

〈十川純平　松本理器〉

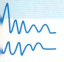
脳波

11 ▶脳死

> **Points**
> ✓ 本邦では，法的脳死判定に脳波検査は必須項目として含まれている．
> ✓ 法的脳死判定において，脳波検査では大脳電気的無活動（electrocerebral inactivity: ECI）の確認を行う．
> ✓ ECI とは，「通常」の感度で記録して平坦である脳波〔＝back ground suppression（前項参照）〕ではない点に注意が必要である．

A 脳死とは

日本では，脳死とは，「脳幹を含む全脳の機能が不可逆的に停止するに至ったと判断されたもの」と定義されており，概念としては全脳死の立場をとっており，臓器を提供する場合に限り，「脳死は人の死」とされる．

B 法的脳死判定

法的脳死判定では，①深昏睡の確認，②瞳孔散大，固定の確認，③脳幹反射の消失の確認の神経学的診察の他，④脳波活動の消失，すなわち，大脳電気的無活動（electrocerebral inactivity: ECI）の確認，⑤自発呼吸消失の確認（無呼吸テスト）を行う．第 1 回の脳死判定終了後，6 時間以上（6 歳未満では 24 時間以上）を経過した時点で第 2 回の脳死判定を行い，第 1 回ならびに第 2 回の脳死判定ですべての項目が満たされた場合，法的脳死と判定される．

C 法的脳死判定での脳波 図1

法的脳死判定マニュアル[1]に明記されている脳波検査の基本条件に基づき，脳死判定を行う．脳死判定における脳波検査では，ECI の確認を行う．ECI とは，適切な技術水準を守って測定された脳波において，「脳波計の内部雑音を超える（2 μV を超える）脳由来の電位がない脳波であること」と定義される．

1. 脳波記録時の環境

脳死判定を行う患者は ICU 管理されていることが多く，人工呼吸器，点滴ポンプ，シリンジポンプ，電気毛布などの周辺機器，空調，および患者周辺の人物（医療従事者や家族など）によるアーチファクトが多く混入する．このため，患者の安全を確保した上での十分なアーチファクト除去対策が必要である．

2. 電極の設置と導出法

- 個々の電極インピーダンスを 2 kΩ 以下（ないし困難な場合はインピーダンスを電極間で近似に揃える）にすることが，アーチファクト除去のための最も重要なポイントであり，この

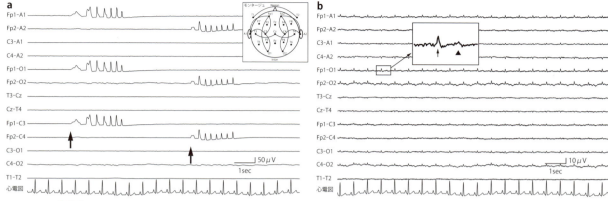

図1 自験例: 39歳女性, 小脳出血

a: 通常感度での記録．10-20法に基づく電極配置で, 各電極間距離は7 cm以上となるようにモンタージュを設定．すべての使用電極を順番に鉛筆の先端などで軽く触れて, 妥当なアーチファクトが生じるかどうか（＝電極が正常に機能している）を確認した（矢印）．
b: 高感度（通常感度の5倍の感度）での記録．呼名・顔面への疼痛刺激を行っても, 心電図によるアーチファクト（↑: QRS波, ▲: T波）以外の活動は観察されず, ECIと判断した．

ために研磨剤入りのペーストを用いて皮膚の角質除去を行う．
● 少なくとも4誘導の同時記録を単極導出（基準電極導出）および双極導出で行う．法的脳死マニュアルでは，「各電極間距離は7 cm以上（乳児では5 cm以上）となるようにすることが望ましい」とされているが，微弱な脳波活動を記録するためには，10 cm以上離すことが望ましい（アメリカ臨床神経生理学会ガイドライン[2]）．
● 脳波記録と同時に心電図，筋電図，可能であれば呼吸曲線，眼球運動，オトガイ部筋電図も記録する．

3. 脳波測定の実際

● 法的脳死判定マニュアルでは，「全体で30分以上の連続記録を行う」とされている．
● 標準感度10 μV/mm（またはこれよりも高い感度）に加え，高感度2.5 μV/mm（またはこれよりも高い感度）の記録を脳波検査中に必ず行う．
● 時定数は0.3秒，高域遮断フィルタ30 Hz（−3db）以上で記録する．交流遮断フィルタは必要に応じて使用する．

4. 測定中の刺激

① 呼名: 1回の刺激につき，左耳・右耳それぞれ3回ずつ，大声で行う．
② 痛覚刺激: 滅菌針，あるいは滅菌した安全ピンなどで顔面皮膚を刺激する，あるいは眼窩切痕部を強く圧迫する．頸部以下の刺激では脊髄反射による反応を示すことがあるので，刺激部位は顔面に限る．

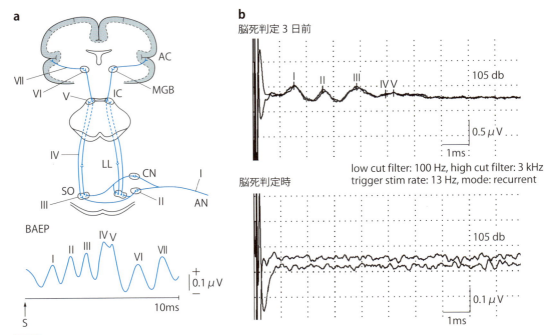

図2 自験例（図1と同症例）

a: ABR正常波形と各頂点の推定発生源を示す模式図（柴崎　浩. In: 柳澤信夫, 柴崎浩, 編. 臨床神経生理学. 東京: 医学書院; 2008. p.161-8[3]）より承諾を得て転載）
　BAEP: 脳幹聴覚誘発電位（ABRの別名），AN: 聴神経，CN: 蝸牛神経核，SO: 上オリーブ核，LL: 外側毛体，IC: 下丘，MGB: 内側膝状体，AC: 聴皮質．
b: 脳死判定3日前に記録されたABRではⅠ～Ⅲ波がみられたが，脳死判定時のABRではⅠ波を含むすべての波形誘発不能であった．

D 聴性脳幹誘発反応（auditory brainstem response: ABR）について 図2

　法的脳死判定マニュアルでは，補助検査項目として，「法的脳死判定にあたって，脳波検査にあわせてABRを行い，Ⅱ波以降の消失を確認しておくことが望ましい」とされている．

【文献】
1) 厚生労働科学研究費補助金厚生労働科学特別研究事業．法的脳死判定マニュアル．平成22年．
2) American Clinical Neurophysiology Society. Guideline 3: Minimum technical standards for EEG recording in suspected cerebral death. 2006.
3) 柴崎　浩. B. 基本的検査法の理論と実際．XI. 聴覚機能の生理学的検査．In: 柳澤信夫, 柴崎　浩, 編. 臨床神経生理学. 東京: 医学書院; 2008. p.161-8.

謝辞: 京都大学大学院医学研究科てんかん・運動異常生理学講座は，寄附講座であり，大塚製薬，グラクソ・スミスクライン，日本光電，UCBジャパンの寄附金にて支援されている．

〈大封昌子　松本理器〉

脳波

12 ▶ 薬物脳波

Points
- ✓ 精神活動に影響を及ぼすすべての薬物は脳波に変化を与える．
- ✓ 脳波変化のパターンと薬物の臨床効果には密接な関連がある．
- ✓ 同一の薬剤の単回投与と慢性投与による脳波変化には本質的な相違はない．

A 薬物脳波学とは

　薬物脳波学とは，薬物の動物・健常者・患者の脳波に及ぼす影響から，薬物の人間における機能と病気に対する効果の有無やその特性を予測・推定する学問である[1]．

1. 薬物脳波学のはじまり

　Berger H が人間の脳波を初めて報告したのは 1929 年であるが，Berger はその 2 年後に cocaine, morphine, scopolamine が α 波を増加させると報告した．その後，1950 年代に入り向精神薬（中枢神経系に作用して精神活動に影響を及ぼす薬剤の総称）が市販され，これらの薬剤による脳波変化が次々と報告されるようになった．

2. 定量薬物脳波学

　薬物脳波学は視察的な脳波の観察からはじまったが，1960 年代にはコンピュータ技術の進歩により，脳波の定量化（脳波をデジタル信号に変換し，脳波の特徴を表現する数量化指標に集約すること）が可能となった．その結果，すべての向精神薬が脳波に変化を及ぼすことが明らかになり，その変化が臨床効果と密接に関係していることもわかった．

　しかし，向精神薬の作用機序はいまだ仮説の域を出ない面がある．そこで，薬物の脳波変化がその作用と密接に関係していることから脳波変化による薬物の分類が試みられた．この分類によって薬物の中枢作用予測が可能になり，新薬開発の手段の 1 つとして定量薬物脳波学が創設された．

　この手段により世に出た薬物の代表例が四環系抗うつ薬の mianserin である．当初抗ヒスタミン薬として開発されたが，効果が弱く臨床応用は困難と判断された．しかし定量薬物脳波学手法にて再検討された結果，その脳波変化が従来の三環系抗うつ薬の変化と類似しており，動物実験では予測できなかった抗うつ作用をもつことが判明した[2]．

B 定量薬物脳波学的手法による知見

　向精神薬による脳波変化は，その薬物の臨床効果と密接に関係しているため薬物のカテゴリーごとに分かれている．薬物脳波学の発展に大きく寄与した研究者の 1 人である Itil TM は，向精神薬の脳波変化を以下のように分類した[3] 図1 [4]．

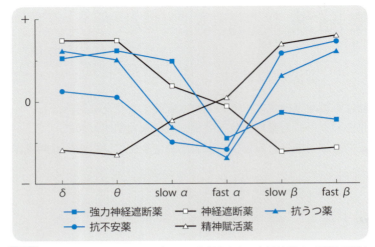

図1 健常者への単回投与のデータから得られた，向精神薬の4種類の脳波変化の型（t-profile: t 検定による変化パターン）

縦軸は個々の周波数帯域が占める割合（占有率）を，横軸は周波数帯域を示す．

1. 抗精神病薬

　抗精神病薬は neuroleptic reaction type（神経遮断薬）と major neuroleptic reaction type（強力神経遮断薬）に分かれる．神経遮断薬には chlorpromazine（ウインタミン® など）といったプロピル側鎖をもつフェノチアジン誘導体などが含まれる．その脳波変化は著明な徐波の増加と速波の減少で，平均周波数の著明な徐波化を認め，極期には紡錘波を伴い睡眠様脳波を呈する．

　強力神経遮断薬には，haloperidol（セレネース® など）といったブチロフェノン誘導体などが含まれる．その脳波変化は徐波とα波の増加で，速波の有意な減少はないが平均周波数の徐波化を認める．

　前述の chlorpromazine, haloperidol は初期に開発された抗精神病薬であるが，新しく開発された非定型抗精神病薬とよばれる薬剤に関しては risperidone（リスパダール®）による脳波変化が報告されている．その変化は基本的に神経遮断薬に属し，一部下記の三環系抗うつ薬に類似の変化を認め，賦活作用も示唆されると報告されている[5]．

2. 抗うつ薬

　SSRI（選択的セロトニン再取り込み阻害薬）や SNRI（選択的セロトニン・ノルアドレナリン再取り込み阻害薬）が一般的となるまでは，三環系抗うつ薬が広く使用されていた．その多くはα波の減少，徐波・速波の増加という脳波変化を示した．

　SSRI である sertrarine（ジェイゾロフト®）の変化は，α波の減少，徐波・速波の増加と従来の抗うつ薬と同様のものであった．しかし速波の増加が著明で，賦活作用が強いと予測されている．

3. 抗不安薬

　ベンゾジアゼピン誘導体などの抗不安作用を有する薬物は，速波の増加とα波の減少という

脳波変化を示した．この前頭部中心の速波の増加は視察的にも明瞭であり，薬物速波とよばれている．

4. 精神賦活薬

LSD-25 などの幻覚剤や amphetamine，methylphenidate（コンサータ®）などの覚醒剤ないし精神刺激薬の脳波変化は，高域 α 波から速波帯域の増加と低域 α 波・徐波の減少とされた．

以上 4 種類の脳波変化型を説明したが，一般に薬物特有の脳波変化を呈する患者は，その薬物に対して反応性があると考えられる．臨床効果発現に関しても，薬物血中濃度よりも脳波変化の方がより密接な関連があると考えられている．

C 薬物脳波学の今後の展望

他の研究手法の発展により，定量脳波学の新薬開発に占める役割は 1970〜80 年代に比較すると縮小している．しかし近年，定量脳波解析の手法については，周波数解析のみならず複数の電極より得られた脳波から三次元的な脳内電気活動を推定できる LORETA 法（low resolution electromagnetic tomography）[6]や脳内機能的結合（functional connectivity）の算出といった，脳を包括的に評価する手法が開発されている．

脳波研究は再び注目されるようになっており，今後さらなる発展が期待できる．

【文献】

1) 山寺博史．1. 薬物脳波学とは．薬物脳波学入門．東京: 医学書院; 1988: p.1-18.
2) Itil TM, Polvan N, Hsu E. Clinical and EEG effects of GB-94, a "tetracyclic" antidepressant (EEG model in discovery of a new psychotropic drug). Curr Ther Res Clin Exp. 1972: 14: 395-413.
3) Itil TM. The use of electroencephalography in the practice of psychiatry. Psychosomatics. 1982: 23: 799-803, 807-9, 813.
4) 木下利彦．生理学的手法による精神薬理学研究．臨床精神薬理ハンドブック．第 2 版．東京: 医学書院; 2009.
5) 斎藤直巳，岡島詳泰，磯谷俊明，他．新しい抗精神病薬リスペリドン（RIS）の臨床効果の位置付け—定量薬物脳波学的研究．神経精神薬理．1993: 15: 693-703.
6) Pascual-Marqui RD, Michel CM, Lehmann D. Low resolution electromagnetic tomography: A new method of localizing electrical activity in the brain. Int J Psychophysiol. 1994:18: 49-65.

〈木下利彦　吉村匡史　西田圭一郎　北浦祐一　三井　浩　池田俊一郎〉

脳波

13 ▶ 認知症

> **Points**
> - 大脳の神経細胞活動をとらえる電気生理学的検査法としての脳波は，MRI などの形態画像検査で検出できないような，ミリ秒単位の非常に短時間の脳の生理学的機能を，安価に，非侵襲的に，繰り返し行える検査法である．
> - 認知症の代表的疾患であるアルツハイマー病（Alzheimer's disease: AD）でみられる脳波の異常所見は，非特異的であり，加齢に伴う変化と区別し難い．
> - 認知症の鑑別診断において，クロイツフェルト-ヤコブ病（Creutzfeldt-Jakob disease: CJD）のように診断に重要な異常所見を認める疾患もあり，現代においても，脳波は認知症疾患を鑑別するのに必要不可欠な検査法である．
> - 最近では，事象関連電位を利用し抗認知症薬の薬効評価に応用されている[1]．

A 認知症の概念・疫学・原因

認知症とは，正常に達した知的能力が，ある時期に後天的な器質性障害によって持続的に低下し，日常生活や社会生活に支障をきたす状態で，意識障害を伴わないものを指す．高齢者人口増加に伴い，認知症罹患率も年々増加している．認知症をきたす疾患には，AD が過半数を超え，それ以降は，脳血管性認知症，Lewy 小体型認知症，前頭側頭型認知症が続く．その他，頭部外傷，甲状腺機能低下症，梅毒，CJD，ヘルペス脳炎，肝性脳症，ビタミン B_1 欠乏症などがある．

B 認知症における脳波の役割

認知症診断としての脳波の役割は，①うつ病による仮性認知症，意識障害，非けいれん性てんかん重積による認知機能の低下，その他の認知症疾患である CJD（約 1 Hz の周期性同期性放電を認める），やヘルペス脳炎（周期性一側てんかん型放電を認める）などの疾患の鑑別と，②同一患者での経過観察，③てんかんの有無の確認などがある．

C 高齢者と AD の脳波

高齢者の脳波は個体差が大きく，診断特異性の低い所見が多い．健常高齢者脳波の特徴は，基礎活動の 9〜13 Hz の α 波出現量が減少し，6〜7 Hz の θ 波出現量が増え，β 波出現量も増加する[2]．AD は，病理学的にアミロイド β 蛋白が蓄積し老人斑が形成され，タウ蛋白が神経原線維化し，最終的に神経細胞脱落が起きて症状が出現する．AD の初期のころの脳波は正常であるが，進行すると，α 波出現量が減少し，徐波出現量が明らかに増加する．両者に特異的な脳波異常所見はなく，鑑別しがたい．両者を目視で鑑別することは困難であり，最近では，コン

ピュータを用いた自動解析技術が発展しており，神経細胞脱落による萎縮などの解剖学的変化に先行して機能異常が起きているという観点から，認知症の初期の段階で異常を検出する費用対効果の高い手法となる可能性が期待されている．最近は，自動解析技術を用いた評価が多数報告されている[3]．

1. 脳波の周波数解析

MCI や AD では脳波の背景活動の徐波化が報告されている．すなわち，低周波帯域のパワーの増大，高周波帯域のパワーの減少が認められる．一方で，健常対照と比べて γ 帯域のパワーの増大も報告されている．

2. 脳波の複雑性

MCI や AD では脳波の複雑性が変化する．多くの検討では背景活動が，年齢をマッチさせた健常対照と比較して，規則化，すなわち複雑性が低下した．

3. 脳波の同期性

同期性は複数のチャンネルから記録された脳波間の同期性を検討するもので，MCI や AD では，一般に安静時の同期性が低下する．この同期性の低下は，単純に皮質における神経の脱落によるものではなく，皮質における機能的切断によるものと推察される．同期性の検討には振幅の同期性と周期の同期性をみるものがある．振幅・位相コヒーレンスの検討では，MCI や AD の脳波における低下が数多く報告されている．

4. 脳波の発生源

low resolution brain electromagnetic tomography（LORETA）による脳波の発生源の検討では，正常者，MCI，AD の検討で後頭葉・側頭葉皮質の δ 帯域が正常者＜MCI＜AD の順に増大し，後頭葉・側頭葉皮質の $a1$ 帯域が低下することが示された．MCI の AD 移行群の予測では，1 年間の観察で AD に進展した MCI におけるベースラインでの後頭部 a 活動の有意な低下や，健常高齢者の 7〜9 年間の観察で正常から MCI・AD に進展例での，ベースラインにおける海馬を中心とする側頭葉内側の皮質領域の θ 活動の有意な増加が報告されている．以上より，AD の早期診断，MCI の予後予測に有益な情報をもたらすことが期待されている．

D 認知症とてんかん

認知症はけいれん発作を合併しやすく，正常群と比較し，5〜10 倍のてんかん発症のリスクがあるといわれている．また AD では，10〜22％で非誘発性てんかん発作がみられたという報告もある[4]．

おわりに

認知症は多彩な症状と個人差が大きく，神経生理学的な検査法にて，発症前に確定診断できる方法は今のところないが，脳波は非侵襲的で費用が安く時間分解能に優れ，繰り返し測定することが可能であり，将来的には認知症の早期発見のツールとしての可能性が期待される．

【文献】
1）Takano M, Watanabe Y, Hoshino Y, et al. Effects of memantine on event-related potentials in Alzheimer's disease under donepezil treatment. Neuroscience and Biomedical Engineering. 2013; 1: 34-9.
2）松浦雅人. 脳波・筋電図の臨床　高齢者の脳波の読み方　基礎活動と賦活による変化. 臨床脳波. 2003; 45: 447-53.
3）田中秀明, 平田幸一. 生活習慣病と認知機能—認知症の予防を見据えた生活習慣病の治療を目指して—テーマ: Ⅲ. 認知機能診断法. 日本臨牀. 2014; 72: 675-80.
4）Born HA. Seizures in Alzheimer's disease. Neuroscience. 2015; 12: 251-63.

〈平田幸一　渡邉由佳　田中秀明〉

脳波

14 ▶ 脳波レポート（作成・判読所見）

> **Points**
> - ✓ 脳波検査の最終目的は，脳波検査が必要な患者の担当医の依頼目的に応じて，臨床に即した脳波レポートを報告することである．
> - ✓ 脳波所見の解釈（＝総合判定）においては，1）正常あるいは異常とその程度の判定と，2）異常の臨床的意義を，脳波用語を用いないで具体的に記載する．
> - ✓ そのためには，異常所見を正しく抽出する判読技能（＝トレーニングと経験）と，所見の特異度，鋭敏度を十分に把握して解釈する判定能力（＝知識と経験が融合したもの）が必要となる．

　脳波検査の最終的な目的は，脳波検査が必要な患者の担当医の依頼目的に応じて，可能な限り臨床的相関に言及した脳波レポートを報告することである．そのためには，突発性異常（棘波 spikes，鋭波 sharp waves など）のみならず，非突発性異常，そして正常亜型についても熟知し，その所見の特異度，鋭敏度に即して，正しく総合判定ができる必要がある．ただし，たとえ脳波所見が正しく抽出できたとしても，判定の基本原則をふまえなければ，脳波所見が生かされないことになるばかりか，逆に所見の解釈や臨床的判断において誤解が生じかねない[1,2]．以下では，脳波レポート作成時の注意点，脳波所見の解釈（＝総合判定）の原則について述べる．

A　脳波レポート作成時の注意点

1. 所見の抽出と記載

　表1 に基づき，系統立てて記載を行う[1-3]．詳細な現病歴や画像所見などの情報は，脳波所見を最初に抽出する時には，バイアス（恣意性）となり正しく抽出できなくなることにつながりうるため，抽出後に照会することが最も望ましい[2,3]．

　脳波所見の判定では，異常の程度を段階的に（軽度，中等度，高度）に分類して，脳波に反映される患者の脳機能状態の総合的異常度を端的に示す．全体像を把握する場合，あるいは経時的変化を評価する場合には有用な表記である．後頭部優位律動の徐波化（back ground slow: BS）は，非特異的な軽度の所見であり，この所見のみであれば軽度とみなされる．これに間欠性の全般性不規則徐波（intermittent irregular slow, generalized: IS, generalized）が加わると，徐波の頻度や背景脳波の異常の程度を勘案し，軽度～中等度の異常となる．ただし，後頭部優位律動，間欠性の全般性不規則徐波のいずれも，十分に覚醒している状態で評価する必要がある．突発性異常（spikes, sharp waves など）は，特異度を高めて抽出判読すれば疑陽性がきわめて低い所見（1〜2％あるいはそれ以下）であり，中等度以上の異常とみなされる[1-3]．

● 表 1 ● 脳波レポートの構成と記載にあたっての注意点

1）患者情報: 年齢, 性別, 利き手, 臨床診断, 意識レベルについて記載する.
2）脳波検査の目的: 必ず確認し, 担当医の依頼目的に即した報告に努める.
3）脳波判読に関する臨床情報:
　　臨床診断, 現病歴: 判読時のバイアス（恣意性）になりうるため所見抽出後に照会することが最も望ましい.
　　投薬内容: 脳波のために薬剤を内服させた時点で, 自然脳波ではないことに留意する.
　　最終食事時刻: 空腹時では, 過呼吸による徐波化の回復が 1 分以上遅延しても生理的でありうる.
　　頭蓋骨の欠損, 頭部皮下腫瘤の有無などの情報: 頭蓋骨の欠損部位の直上の電極では, 見かけ上非常に高振幅となり, breach rhythm がみられる.
4）脳波所見　1．背景脳波: 周波数, 振幅, 連続性, 漸増・漸減（waxing/waning）の有無, 開閉眼に対する反応性をみる.
　　　　　　　　　　睡眠波（頭蓋頂鋭波 vertex sharp transeints, 紡錘波 spindle, 異常睡眠波）, 若年性後頭部徐波, その他について記載.
　　　　　　2．非突発性異常: びまん性（diffuse）か局在性（regional）か. 局在性であれば, 半球性, 限局性, 焦点性か細分し, 頻度を記載する.
　　　　　　3．突発性異常: 棘波（spikes）, 鋭波（sharp waves）, 多棘波（polyspikes）, 棘徐波複合（spike and slow wave complex）について, その局在と頻度について記載する.
　　　　　　4．非てんかん性突発性活動
　　　　　　5．賦活: 光刺激, 過呼吸, 睡眠（自然, 誘発）, 音刺激.
　　　　　　6．判定: 総合判定
　　　　　　　　　　1．正常範囲内 within normal limit
　　　　　　　　　　2．軽度異常 mildly abnormal
　　　　　　　　　　3．中等度異常 moderately abnormal
　　　　　　　　　　4．高度異常 markedly abnormal
　　　　　　　　覚醒度:
　　　　　　　　　1．覚醒 awake, 2．傾眠状態 drowsy, 3．睡眠段階 1（stage Ⅰ）, 4．睡眠段階 2（stage Ⅱ）, 5．睡眠段階 3/4（stage Ⅲ/Ⅳ）, 6．レム睡眠 REM, 7．傾眠 somnolent, 8．昏迷 stupor の割合を記載.
5）脳波所見の解釈（＝総合判定）: 正常か異常か. 異常所見の臨床的意義について一般的で明確な用語で記載する.
6）記載日, 記載者, 承認医師: 遅滞なく記載する.

（文献 1-3）より改変）

　　突発性異常の疑いがあるが断定できない所見, あるいは再現性が確認できず確信できない所見は, 突発性異常ではなく, 鋭一過（性）波（sharp transients: STs）と称し, 最終的に異常とは判読のラベルをつけない. それにより, 突発性異常という所見そのものの特異性・意義を高いものとする（少なくともてんかん性に関わる本所見は, いったん突発性異常というラベルが貼られると, 所見そのものが一人歩きをして, その後将来にわたっててんかんとしての治療方針, 臨床診断の唯一の根拠となりかねず, 多大な影響を及ぼすことが懸念されるからである）. ただしその際に重要なことは, 最終所見では, 明らかな突発性異常とは記載されなくとも必ず付記（Note）として, 記録中に認められた sharp transients について記載する必要がある. 後日, 脳波を再検することでその疑いの所見が明らかなてんかん性異常放電となった場合には, それがいつ頃からその傾向を示したという重要な情報になる[2].

　　「脳波所見」は, 記録された脳波の言語的まとめの表現であり, 臨床脳波学の用語を用いて客観的に記載する. その記載を聞いて実際の波形を視覚的に想像できるように記載し, 異常所見はまとめとして最後に簡潔に要約する必要がある.

2．所見の解釈（＝総合判定）の原則

　　総合判定は，臨床脳波学の用語を用いず，脳波所見の知識がない医師・医療関係者が読んでも理解できる一般的で明確な用語で記載する．ここでは，個々の脳波所見がどのような病態を示唆するのか，あるいは明瞭な病態診断に関する有用な情報を提供しているかどうかを，脳波検査の依頼医師に提供し，脳波レポートのなかで最も重要な箇所である．

　　最初に正常かあるいは異常とその程度の判定を記載して，次に異常所見の臨床的意義を具体的に記載する．所見と意義の対応を 表2 に示す[2,4]．

　　以下に例をあげる（①～③）[1,2]．

①35歳男性，正常の背景活動を示す覚醒脳波で，以下のような異常脳波所見を示した．

　　1）continuous irregular slow（2～3 Hz），focal right fronto-temporal
　　2）asymmetry, decreased fast activity in the right fronto-temporal area
　　3）spike, focal right fronto-temporal（max. F7），on 1 occasion

　　この「総合判定」は，"この脳波は，1）右 fronto-temporal において，皮質を含む器質的異常を示唆し，2）同部位から出現する部分てんかん発作の存在の可能性を示唆する．Note: 記

● 表2 ● 特異度・意義度の違いによる脳波所見と臨床的相関

1．特異度が高い・意義が高い（＝高度の脳機能障害を示唆する）脳波所見と臨床的相関
　1）てんかん性放電: 各所見に応じたてんかん発作型，あるいはてんかん症候群を示唆する．
　2）連続性不規則徐波，局所性: 当該領域における器質的な障害を示唆する．
　3）連続性不規則徐波．びまん性（δ昏睡，θ昏睡，α昏睡，β昏睡，紡錘波昏睡）
　　　臨床的に急性期の混迷あるいは昏睡状態でこの所見を得た場合は，急性の高度の脳機能障害を示唆する．α昏睡は無酸素性脳症や橋病変，β昏睡は薬物中毒との関連あり，紡錘波昏睡は比較的予後良好とみなされる．
　4）速波の局所性の振幅低下: 当該部位の皮質の器質的障害を示唆する．
　5）三相波（triphasic wave）: 中等度の代謝性脳症で出現，特に肝不全での出現率が高い．10歳以下では出現しない．
　6）周期性同期性放電（periodic synchronous discharges）
　　　Creutzfeldt-Jakob disease（CJD）や亜急性硬化性全脳炎（SSPE）において，短周期および長周期放電として認めることが多いが，急性期の無酸素脳症でも出現することがある．
　7）PLEDs: 急性の皮質および白質の破壊性病変，あるいは部分てんかん重積状態を反映する．
　8）burst suppression: 高度の急性無酸素脳症あるいは中毒性脳症を反映して，通常は予後不良のことが多い．
　9）全般性の振幅低下（background suppression）: 臨床的に昏睡状態の患者においては，高度のびまん性脳障害を反映して，通常は予後不良のことが多い．
　10）大脳電気的無活動（electrocerebral inactivity）: 臨床的に脳死の状態に対応する．

2．非特異的な（＝一般に異常の程度が軽い）脳波所見と臨床的相関
　1）背景活動の徐波化，organization の不良: その程度に応じた異常度（軽度あるいは中等度など）のびまん性脳症を示唆する（覚醒状態での判定が肝要）．
　2）間欠的不規則徐波，びまん性: 非特異的な，その程度に応じた異常度（軽度あるいは中等度など）のびまん性脳症を示唆する（覚醒状態での判定が肝要）．
　3）びまん性の速波の増高: ベンゾジアゼピン系やバルビツレート系薬剤の影響を示唆する．
　4）sleep onset REM: narcolepsy，あるいは夜間の不良な睡眠状態（例えば睡眠時無呼吸症候群）を示唆する．
　5）間欠的不規則徐波，局所性: 当該領域の局所異常を示唆する（機能低下の異常だけか，画像異常を伴うかは言及できない）．

（文献2，4）より改変）

録中てんかん性放電は 1 回しか記録されておらず，臨床症状との相関（発作の有無）の検討を必要とする．臨床的に必要ならば，再度の脳波検査あるいは睡眠脳波検査をご検討下さい.”となる.

より詳細な臨床情報（例えば，右 fronto-temporal の皮質と白質の両者に及ぶような占拠性病変の存在）が得られれば，"1）はその画像所見に合致する”という，より積極的な記載が可能となる.

1）は同部位の器質的異常を示唆するが，白質が主体か皮質を含んだ異常かまで特異的に言及できない．2）は皮質の器質的異常（機能低下）を示唆する所見であるが，その他にも記録電極と脳波の発生源である皮質との距離が増大する状況（皮下浮腫，硬膜下血腫など）も考慮される．また 3）に関しては，sharp transient という記載ではなく spike と記載されていることから，波形上明らかにてんかん性放電を示すものであると判断される．ところが，これは再現性を確認できず，記録中 1 回と記されている.

②群発-抑制（burst-suppression）パターンの予後は，原疾患によって異なる[1,2,4]．薬剤性の場合は良好であるが，無酸素性脳症のときは不良である．同じ所見を呈していても，脳内で起こっている病態生理は異なる．もし所見から機能的予後あるいは生命予後に言及できれば付記するが，一般論を超えた根拠のない想像的な記載は決して行わない.

③正常亜型の一群（small sharp spike: SSS，benign epileptiform transients of sleep: BETS，subclinical rhythmic electrographic discharge of adult: SREDA など）は，「所見の解釈」で記載する余地がなければ「脳波所見」の記載にとどめる．もし臨床的意義に関わることがあればわかりやすく記載する．その例として，SSS に波形上および分布上類似する鋭一過（性）波（STs）と判定したときに，きわめて一側性でかつ同側に徐波があれば，病歴も含めて総合的に考慮して，同部位から出現する部分発作に関わる不十分なてんかん性放電という可能性があることを Note の部分に記載することは肝要である[1,2,4].

なお，デジタル脳波システムでの報告書では，脳波波形は，異常所見の部分を切り取り，報告書と連結して保存し，再見できるようにすることが望ましい.

【文献】
1）日本神経生理学会，編．デジタル脳波の記録・判読の手引き．東京: 診断と治療社; 2015. p.30-2, 42-4.
2）池田昭夫．モノグラフ臨床脳波を基礎から学ぶヒトのために．No.10所見の解釈と脳波レポートの作成．臨床神経生理学．2006; 34: 532-8.
3）柳澤信夫，柴崎 浩．臨床脳波の記録と判読．臨床神経生理学．東京: 医学書院; 2008. p.23-42.
4）Ikeda A, Klem GH, Luders HO. Metabolic, infectious, and hereditary encephalopathies. In: Ebersole JS, Pedley TA, editors. Current practice of clinical electroencephalography. 3rd ed. Philadelphia: Lippincott Williams & Wilkins; 2003. p.348-77.

〈井上岳司　池田昭夫〉

脳波

15 ▶脳磁図　a. 原理と基本

> **Points**
> - 生体磁場計測の中心対象は，生体の神経活動に由来する変動磁場である．
> - 神経束，脊髄を移動する活動電位と，大脳皮質に固定して発生するシナプス後電位が電流源となる．
> - 脳波と同じく，大脳皮質の神経活動が電流源となる．
> - 生体物質による信号減弱，歪みがないため，磁場計測からの電流源位置推定は高精度となりうる．
> - 検出センサーの種類により，信号の空間分布が異なる．

1. 生体磁場

時間的な変動を伴う神経，筋肉，心筋の電気活動に伴う誘導磁場変動は，「変動磁場」といわれる．一方，磁性体によるものは「定常磁場」とよばれ，時間的変動がない．ただし，定常磁場も微小の位置変動によって計測値は変動する．

2. 誘導磁場

電流の向きをねじの進む方向とした時の回転の向きとなる誘導磁場（アンペアの右ねじの法則）が発生する．微小区間（長さ dl）を電流（強度 I）が流れる時に，距離 r 離れた場所で計測する磁場密度（強さ B）はビオ-サバール（Biot-Savart）の法則で記載される．

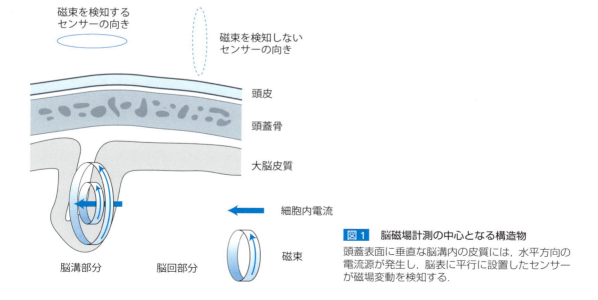

図1　脳磁場計測の中心となる構造物
頭蓋表面に垂直な脳溝内の皮質には，水平方向の電流源が発生し，脳表に平行に設置したセンサーが磁場変動を検知する．

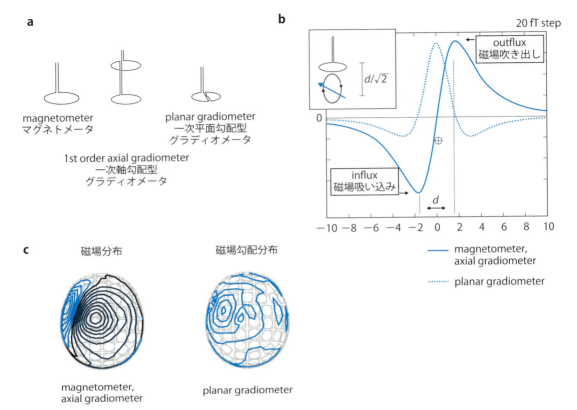

図2 センサーの種類と記録される磁場

a: 3種類のセンサー．b: 紙面に垂直向きの電流源を想定．magnetometer, axial gradiometerでは電流源の直上では信号ゼロであり，離れた場所に2カ所，磁場の吹き出し，吸い込みが形成される．両者の距離dに対して，深部$d/\sqrt{2}$の位置に電流源がきている．planar gradiometerで記録すると，電流源の直上に最大信号点がくる．c: magnetometer, axial gradiometer検知による磁場でみると電流源をはさんで2カ所の極値ができるが，planar gradiometer計測による勾配分布でみると，電流源の直上に極値がくる．

$$dB = \frac{\mu_0 I dl \times r}{4\pi r^3}$$

磁束に直交する面に磁気センサーをおくと，磁場強度を検知することができる．生体の構成物質の透磁率が組織間で差がない［真空中のもの（μ_0）とほぼ同じ］ので，磁場分布に歪みが生じない．高精度の電流源推定に有利である．

3. 神経からの磁場

軸索上を移動する活動電位と，シナプス部位に固定して発生するシナプス後電位の2種類に伴う誘導磁場を計測する．神経幹や脊髄の長軸方向に沿って複数のセンサーを置くと，活動電位の移動を捉えることができる．大脳では，皮質の錐体細胞の尖頂樹状突起が表面に垂直に整列しており，同期した入力によって，シナプス後電位が尖頂樹状突起に発生する．このときに細胞内に高密度の電流が短距離間で発生し，周囲に誘導脳磁場が生じる．頭表面に平行にセンサーを設置し，脳溝にある電流源をとらえることが多い．

4. 脳波との比較

尖頂樹状突起内の細胞内電流は同一方向を向いており「Open field」を形成し，外部で検出できる磁場信号を生成する．脳波発生も同様の機序であるが，頭表面では電位と磁場の分布は直交する．また，脳磁場計測はリファレンスを必要とせず，計測点のセンサーにおける局所活動をとらえることとなる．

5. 磁場の検知

地磁気の約 1 億分の 1 程度の微弱な脳磁場は，磁気シールド室内において外部磁場の影響を遮断し，超伝導状態の SQUID（superconducting quantum interference device）とコイルを組み合わせて検出する．環状の magnetometer により磁束そのものを計測するものと，遠方のノイズ源の影響除去のためコイル 2 つの組み合わせた gradiometer による検知とがある．gradiometer は，組み合わせ方向により，axial type（軸勾配型）と planar type（平面勾配型）の 2 種類をもち，それぞれ特徴的な信号分布を示す．axial type 計測では，magnetometer 計測と同様，電流源 1 つに対して 2 つの空間分布の極値を示すのに対し，planar type 計測では，電流源 1 つに対し，その直上に極大値を示す分布となる．

【文献】
1）Hämäläinen M, Hari R, Ilmoniemi RJ, et al. Magnetoencephalography-theory, instrumentation, and applications to noninvasive studies of the working human brain. Rev Mod Phys. 1993; 65: 413-97.
2）原　宏, 栗城真也, 編. 脳磁気科学—SQUID 計測と医学応用. 東京: オーム社; 1997.

〈長峯　隆〉

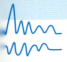
脳波

15 ▶ 脳磁図　b．臨床応用

> **Points**
> - 脳磁図計測は大脳皮質のシナプス後電位の活動を多数の点で記録する．
> - 生体物質による信号減弱，歪みがない磁場計測は，脳波計測よりも電流源推定が容易である．
> - 一過性で局在した活動をとらえるのに適しており，短潜時誘発反応やてんかん棘波への応用が多い．
> - センサーで捕捉した信号の直接解析（センサーレベル解析）と，電流源推定の逆問題解法を挟んだ解析（ソースレベル解析）の2種類の解析がある．
> - 最近は，周波数領域での解析を用いた脳律動による脳機能制御解析が盛んである．

A　多チャンネル記録

1960年代の1チャンネル記録より始まり，1990年代には100チャンネルを超える多チャンネル記録となっている．微弱信号をとらえるためにセンサーに一定の面積が必要とされ，現時点では，大脳表面の面積との関係より，300～500チャンネル程度が適切と考えられている．

B　信号源推定

大脳皮質とセンサーの間の生体物質の透磁率が均一であるため，磁束の流れに歪みがないのが磁場計測の特徴である．

多チャンネル記録により磁場分布が明らかになり，種々の仮定をもとに信号源の位置および時間的変動を推定する．

C　電流源モデル

1. 等価電流双極子 equivalent current dipole（ECD）

陰陽の等電荷が一点に集結したもの．大脳皮質の厚さそのものは2～3 mmであるが，表面上では面積をもった活動となるので，現実には生体には存在しない仮想のモデルである．実際に検出対象となる脳活動の最小面積は，誘発反応の場合で5 mm^2，てんかん棘波で4 cm^{2}程度である．

2. 順問題解法

ECDに限らず，脳内にある電流源すべてを仮定すると，それに伴う磁場分布，時間変動が決定される．このことを順問題解法という．

単一ECDを想定した場合は，電流および磁束ともに，吸い込み，吹き出しの2極をもつ特徴的なダイポールパターンを呈し，電場と磁場の分布は直交している．

3. 単一 ECD 推定

　脳内の電流源が ECD が 1 個のみと仮定できる場合は，磁場分布よりこの ECD の情報を推定することができる．

　磁場分布がダイポールパターンをとる場合は，電流源として単一 ECD の仮定をしてもよい．短潜時誘発脳磁場の初期成分やてんかん棘波がこの代表例であり，位置の推定誤差は 5 mm 程度である．

4. 複数電流源推定

　複数部位の活動が想定される場合は，独立した複数個の ECD を仮定し，個々の逆問題を解いていくのが 1 つの解法である．個々の区域，時間帯において，ダイポールパターンをとれば，独立と判断される．複数電流源の位置，向きが求まると，活動の時間推移の予測が可能となる．

　電流源の最低数の決定が重要であるが，planar gradiometer 記録では独立性の確認が容易であり，脳表活動に対しては，電流源の最低数の決定に有利である．順問題の解法と実際の磁場活動との適合度をもとに，推定の確からしさを判定することが多い．

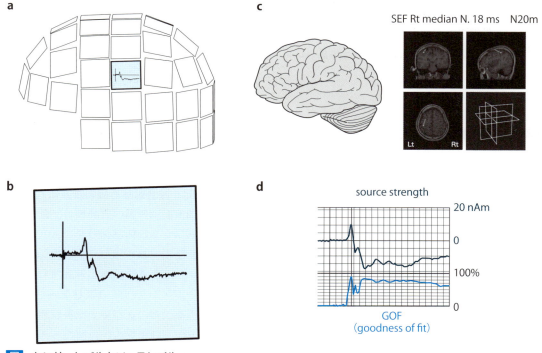

図　センサーレベルとソースレベル
a：配置されたセンサーに信号変化の時間経過が表示される．
b：センサーに表示される結果のうち最大振幅を示すもの．
c：逆問題をといた信号源推定の位置：この場合は点としての電流源を仮定しているが，容積をもった位置における活動を想定することも可能
d：ソースレベルにおける信号と推定精度の時間経過．センサーレベルとソースレベルの信号の時間経過が近似するのは，逆問題解法が単純な場合に限る．

5. 空間フィルター法

電流源として点ではなく一定の単位容積内の活動の空間的均一化や，電気活動の方向無視などの仮定を導入する．

D 検出信号と脳活動

1. センサーレベル解析（sensor level analysis）とソースレベル解析（source level analysis）

検出コイルの時系列データを解析するのがセンサーレベル解析である．単一ECDの場合は，すべてのセンサーとソースの信号の時間経過が相同となる．また，単一ECDの仮定ができなくとも，脳表面の局所の活動の時間経過を示す planar gradiometer に応用しやすい．

ECDの複数仮定や，空間フィルターの応用をするソースレベル解析では，解析において導入した仮定によって推定結果がかわってくる．仮定の妥当性の確認が重要となる．

2. 時間軸解析と周波数領域解析

ミリ秒単位ではなく100ミリ秒単位で一定時間の活動を定常と仮定する解析も行われている．特定の脳部位の振動現象や，他の生体信号や脳領域間との振動現象の伝播などの因果関係を明らかにする手法が広まってきている．

【文献】
1) Mikuni N, Nagamine T, Ikeda A, et al. Simultaneous recording of epileptiform discharges by MEG and subdural electrodes in temporal lobe epilepsy. Neuroimage. 1997; 5: 298-306.
2) Enatsu R, Mikuni N, Usui K, et al. Usefulness of MEG magnetometer for spike detection in patients with mesial temporal epileptic focus. Neuroimage. 2008; 41: 1206-19.
3) Tobimatsu S, Kakigi R. ed. Clinical applications of magnetoencephalography. Springer; 2016.

〈長峯 隆〉

誘発電位

01 ▶ 基礎知識　a. アナログ/デジタル（A/D）変換と加算平均法

> **Points**
> ✓ アナログ量を離散値（デジタル値）に変換することをA/D変換という．これには，アナログ信号を時間軸でデジタル化する標本化（サンプリング）と，振幅をデジタル化する量子化が含まれる．
> ✓ 加算平均法とは，刺激時点から一定潜時で発生する波形（シグナル）を，刺激時点でそろえて加算し，それを加算回数で割って平均化する方法である．加算平均する回数が増えるにつれ，記録に混在していた雑音は小さくなり，シグナルは明瞭化していく．

A　A/D変換

1. 標本化と標本化定理，および，ナイキスト周波数

　標本化（サンプリング）とは，アナログ信号の振幅を，一定時間毎に測定することを意味する[1]．筋電図・誘発電位検査装置では，記録チャンネル数によっても異なるが，たとえば，標本化周波数100 kHzで測定を行っている．これは，アナログ信号の振幅を10 μs（標本化間隔）毎に測定することを意味する．この場合，ある測定時点（t）の振幅値と，tから10 μs後の値は測定されるが，tから5 μs後の値は測定されない．アナログ信号に含まれている情報を失わないためには，アナログ信号に含まれている最高周波数の2倍以上の周波数で，標本化する必要がある．これを標本化定理という[1]．逆にいえば，標本化周波数100 kHzの場合，A/D変換後に再現可能となる周波数帯域は標本化周波数の半分の50 kHzまでである．標本化周波数の半分の周波数をナイキスト周波数とよぶ[1]．

2. エイリアスノイズとアンチエイリアスフィルタ

　ナイキスト周波数以上の波形は再現できない．では元波形に含まれていた，ナイキスト周波数以上の波形はどうなるのか．当然，これらの波形もサンプリングされる．その結果，元の周波数とは異なる周波数の波形となって再現される．これがエイリアスノイズである．**図1**に，80 kHzのサイン波形を100 kHzでサンプリングした場合を示した．ナイキスト周波数は50 kHzであるので80 kHzは再現できない．しかし，80 kHzの波形もサンプリングによって，青丸で示した値として測定される．この青丸を結ぶと20 kHzの波形ができあがる．つまり，本来80 kHzであった波形が20 kHzとなって再現されている．これがエイリアスノイズである．ナイキスト周波数以上の波形は，ナイキスト周波数で折り返された周波数の波形となって再現される．

　元のアナログ波形にどれだけの高周波成分が含まれているのか予めわからない．そこで，エイリアスノイズを除去するために，A/D変換前に，元波形にアナログ高域遮断フィルタをか

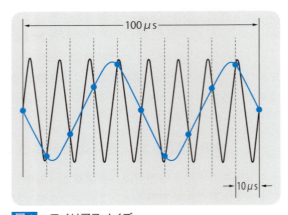

図1 エイリアスノイズ
80 kHz のサイン波形を 100 kHz でサンプリングした場合

け，ナイキスト周波数以上の高周波成分を除去しておくことが必須となる．これがアンチエイリアスフィルタである．ナイキスト周波数以上の高周波成分をより確実に除去するために，通常，標本化周波数の約 1/3 の高域遮断フィルタが，アンチエイリアスフィルタとして用いられる[2]．

3. 量子化

　サンプリングされた振幅自体はアナログ量である．これをデジタル値に変換する必要がある．連続量である振幅を一定の量子化幅〔最小分解能，あるいは，least significant bit（LSB）ともいう〕でデジタル化する．これを量子化という[1]．市販の機器には，記録した振幅を 2^{16}（65536）個の段階に分割する機種がある．これを量子化ビット数は 16 であるとか，分解能は 16 ビットであるという．記録波形の最大振幅が ±100 μV のとき，これを 2^{16} 個に分割すると，量子化幅は約 0.003 μV になる．逆に言えば，量子化ビット数が 16 で量子化幅が 0.003 μV のとき，±100 μV 以上の電位は測定できない．筋電図・誘発電位検査装置では，μV から mV 水準の電位を扱っている．このため，記録感度を切り替えたり量子化幅を変化させて，種々の大きさの電位に対応できるように設計されている．

B　加算平均法

　加算平均法は，記録したい波形が小さく雑音に埋もれているとき，目的とする波形を雑音から区別して明瞭化するための方法である．体性感覚誘発電位（somatosensory evoked potential: SEP）を例として解説する．末梢神経を電気刺激すると，一定潜時後に脳の反応（SEP）が出現する．SEP の初期成分は，通常，数 μV 程度である．頭皮上記録には，この信号に，自発脳波や商用交流，筋電図などの雑音が混在している．振幅が小さい SEP を雑音と区別して取り出すには，1 回 1 回の波形を A/D 変換し，それを刺激時点で揃えて加算平均する．SEP では刺激から一定潜時で同じ波形が出現しているので，加算平均によって 1 回分の SEP が得られる．一方，刺激と同期していない雑音では，加算平均回数を M 回とすれば，雑音の加算平均値は $1/\sqrt{M}$ に比例して小さくなっていく．これは，中心極限定理によって，雑音の母分散を σ^2 と

した場合，M個の標本の加算平均値の分散はσ^2/Mになることに由来する[3]．したがって，記録したい波形と雑音の比率（シグナル/ノイズ比，S/N比）は$\sqrt{M}$に比例して改善していく．たとえば，S/N比が2倍のよりよい記録をとりたいときは，加算回数を4倍にする必要がある．このようにして，シグナルを雑音から区別して検出する方法が加算平均法である．なお，最近の機種では，記録途中に大きなアーチファクトが入ってしまったとき，その部分を加算平均から手動で除去できる機能が備わっている．

【文献】
1）岩垣圭一郎. アナログ信号のコンピュータ入力. In: 岩田　彰, 編著. ディジタル信号処理. 東京: オーム社; 2013. p.5-15.
2）橋本修治, 幸原伸夫. 臨床電気神経生理学の基本. 東京: 診断と治療社; 2013. p.166-78.
3）石原彰人. 雑音の除去と信号の検出. In: 岩田　彰, 編著. ディジタル信号処理. 東京: オーム社; 2013. p.16-33.

〈橋本修治〉

誘発電位

01 ▶ 基礎知識　b．近接電場電位と遠隔電場電位

> **Points**
> ✓ 近接電場電位とは電位発生源の近くで記録される電位である．記録電極の位置を変化させると波形や振幅は大きく変化する．
> ✓ 遠隔電場電位とは，電位発生源から離れた場所から記録される電位である．記録電極の位置を少し変えても波形や振幅は大きく変化しない．
> ✓ 臨床で記録している電位は，近接電場電位と遠隔電場電位に分けられるが，遠隔電場電位は，さらに容積伝導性のものとリード線効果によるものに分けられる．

A 容積伝導体と容積伝導電位

　容積伝導体とは，電解質溶液を内に含み，イオン電流が流れることのできる立体構造物のことである．これには細胞内と細胞外のものを区別できるが，単に「容積伝導体」といえば，通常，細胞外容積伝導体を意味する．また，細胞外容積伝導体を流れる電流を「容積電流」とよぶことがある．容積電流が細胞外容積伝導体を流れると，オームの法則にしたがって電圧降下が起こる．この電圧降下を記録したものが「容積伝導電位（volume conducted potential）」である．

B 3種類の電位とリード線効果

　臨床で記録している電位は3種類に区別できる．①容積伝導性の近接電場電位，②容積伝導性の遠隔電場電位，③リード線効果による遠隔電場電位である[1]．①と②はいずれも，原理的には，容積伝導電位である．しかし，容積伝導電位という語は，もっぱら②のみを意味し，②を①から区別するために用いられることがある．どれだけ近くであれば近接領域であり，どれだけ離れていれば遠隔領域であるのかについて特別な基準はない．
　③は容積電流が流れていない領域から記録される電位である．図1 でリード線領域A，B，Cと表示した領域の遠位部（図の②，⑤，⑧）から記録される．リード線とは，電流が流れている電気回路に接続されてはいるが，回路から外部へ突出しているため電流が流れない導線のことである．リード線には電流が流れていないため，オームの法則にしたがって，リード線は全長にわたって等電位となる．これがリード線効果である[1]．以下では，P9遠隔電場電位を例としてこれらの電位について解説していく．

C P9遠隔電場電位

　P9遠隔電場電位とは，正中神経を手関節部で電気刺激したとき，基準電極を頭部外に設置すると，潜時約9 msで頭頂部から記録される陽性電位のことである（図1右 ②のP9）[2,3]．

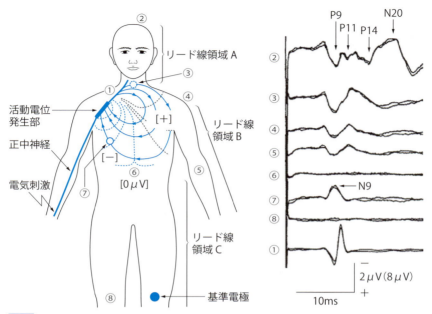

図1 P9 遠隔電場電位

矢頭付き青実線は電流を表し矢頭で電流の方向を示す．黒の破線で陽性の等電位線を，青の破線 0 μV と陰性の等電位線を示す．較正波の振幅 8 μV は①の記録に適用され，2 μV はその他すべての記録に適用される．①右 Erb 点，②左頭頂部，③第 7 頸椎棘突起，④左肩，⑤左肘，⑥剣状突起，⑦右胸部乳輪近傍，⑧右膝．（橋本修治，他．臨床電気神経生理学の基本．東京: 診断と治療社; 2013[1]）より改変）

図1右 は，右手関節部で電気刺激し基準電極を左膝に設置したときの記録である．右 Erb 点の記録（図1右 最下段の①）と頭頂部の記録（②）を見比べるとわかるように，頭頂部の P9 は，活動電位が右鎖骨近傍を伝導しているときに記録されている．つまり，頭頂部 P9 は鎖骨近傍の活動電位に由来する電位と考えられる．なぜ頭頂部のような電位発生源から遠く離れた部位から，P9 が記録されるのか以下で考えてみたい．

D P9 における容積電流

　活動電位が右鎖骨近傍で鎖骨より遠位側にあるとき，胸部には図示したような活動電流が流れる．この容積電流は胸部を①→③→④→⑥→⑦と流れていく．オームの法則にしたがえば，電位はこの順に低くなっていくはずである．P9 頂点付近の時点まで，右 Erb 点の電位①は陽性である．この電位には較正波の括弧内 8 μV が適用される．したがって，①の陽性波の振幅は他の電位と比べ 4 倍ほど大きい．陽性波の振幅は①→③→④→⑥の順に小さくなり⑦では陰性（N9）に転化している．つまり，電位が上記の順に低くなっていることがわかる．①は容積伝導性の近接電場電位であり，右 Erb 点に活動電位が到達すると陰性電位となる．③，④，⑥，⑦の電位は，活動電位から離れた領域から記録されており，容積伝導性の遠隔電場電位と考えることができる．

E リード線領域

頭頸部領域（リード線領域A）や左上肢領域（リード線領域B），腹部〜下肢領域（リード線領域C）に電流は流れていない．これらは，容積電流の流れないリード線領域となっている．このため，リード線効果によって各領域内はそれぞれ等電位となる．したがって，②のP9電位は③のP9電位と振幅がほぼ等しくなる．これが頭頂部から記録される，リード線効果による遠隔電場電位である．同様に，左肘⑤からは左肩④と同じ大きさのP9電位が記録されている．これが左肘で記録される，リード線効果による遠隔電場電位である．⑥と⑧では左膝（基準電極）と等電位となるため，0μVの電位となっている．

F P9の二峰化

容積伝導体の形状が変化したり神経線維の走向が変化すると，容積電流の流れ方も変化する．これによってP9の波形も変化することが考えられる．実際，刺激側の肩を挙上し鎖骨近傍の容積伝導体の形状を変化させると，P9は二峰化しP9aとP9bに分かれる[4]．

まとめ

臨床で記録している電位は，原理的に，①容積伝導性の近接電場電位，②容積伝導性の遠隔電場電位，③リード線効果による遠隔電場電位，の3種類に分類できる．③の電位は，リード線中枢側の電位がリード線遠位部末端側に，あたかも投射しているかのように見えるため，「投射性遠隔電場電位」と名付けることができる[5]．いずれにせよ，記録した電位がどの種類の電位に相当するのか自覚しておくことが電位解釈上重要となる．

【文献】
1) 橋本修治，幸原伸夫．臨床電気神経生理学の基本．東京: 診断と治療社; 2013.
2) Hashimoto S, Kawamura J, Segawa Y, et al. Possible model for generation of P9 far-field potentials. Muscle Nerve. 1992; 15: 106-10.
3) Hashimoto S, Segawa Y. Model of generation of P9 far-field potentials using an electric circuit diagram. In: Kimura J, Shibasaki H, editors. Recent advances in clinical neurophysiology. Amsterdam: Elsevier; 1996. p.251-4.
4) Hashimoto S, Kawamura J, Segawa Y, et al. Bifurcation of P9 far-field potentials induced by changes in the shoulder position. Neurosci Lett. 1990; 110: 102-6.
5) 橋本修治．電気回路による臨床電気神経生理学入門．大阪: 永井書店; 1997.

〈橋本修治〉

誘発電位

02 ▶ 体性感覚誘発電位　a. 原理と基本

> **Points**
> ✓ 誘発反応は神経線維を伝播する活動電位（AP）と並列する神経細胞群に発生する興奮性シナプス後電位（EPSP）に分けられる．
> ✓ SEP 成分は反応の極性（陽性 P または陰性 N）とその頂点潜時（ミリ秒）で表される．
> ✓ 正中神経刺激の場合，P9，P11，P14 はそれぞれ腕神経叢，脊髄後索，内側毛帯路の AP を反映し，N13-P13 と N20-P20 は頸髄後角と一次体性感覚皮質 3b 野の EPSP を反映する．

A　神経活動による遠隔電場電位の発生機序

　電気刺激などによって複合活動電位（インパルスの同期発射）が誘発されると神経線維にイオン電流の沈み込みと湧き出しが生じる．インパルスが線維に沿って移動していくと，電流の沈み込みと湧き出しも移動する 図1．活動電位に伴う電場はからだ全体に容積伝導するので，活動電位の発生場所から遠く離れた体表の電極からも陽性波形として電位変化を記録することができる 図1．正中神経刺激の場合，腕神経叢，脊髄後索，内側毛帯路の AP を反映する P9, P11, P14 電位が頭皮上の電極から記録できる．複合活動電位が通過するときに神経束

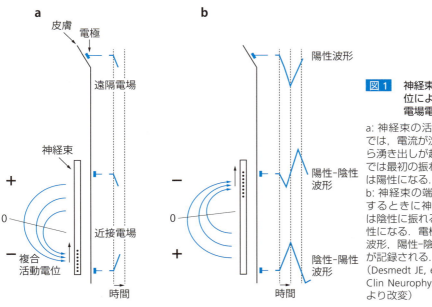

図1　神経束を伝播する複合活動電位によって生じる近接・遠隔電場電位

a: 神経束の活動電位が発生した場所では，電流が沈み込み，離れた場所から湧き出しが起こる結果，近接の電極では最初の振れは陰性，離れた電極では陽性になる．
b: 神経束の端に複合活動電位が到達するときに神経束端に近接する電極は陰性に振れるが，離れた電極では陽性になる．電極の位置によって，陽性波形，陽性-陰性波形，陰性-陽性波形が記録される．
(Desmedt JE, et al. Electroencephalogr Clin Neurophysiol. 1984; 58: 481-97[1] より改変)

に近接する電極では主に陰性に振れるので，鎖骨上窩の電極では腕神経叢の N9，後頸部では脊髄後索の N11 が記録可能である．

B 脊髄誘発電位 N13-P13 の発生機序

正中（あるいは尺骨）神経を電気刺激すると，P9（腕神経叢）と P11（脊髄後索）が発生した後に，およそ 13 ms で最大振幅となる反応が頸髄に発生する 図2 ．その起源は頸髄後角（Rexed Ⅳ-Ⅴ層）介在ニューロンの樹状突起に発生する EPSP と考えられている 図2a ．この脊髄の背側陰性，腹側陽性の N13-P13 電位（下肢刺激の場合は N19-P19 電位）は，皮膚機械受容器からの求心線維が多髄節の後角介在ニューロンと形成する脊髄内感覚情報処理ネットワークの活動を反映していると考えられる．

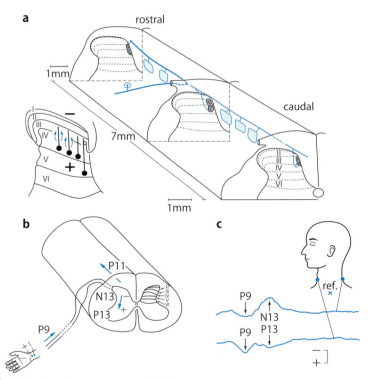

図2 脊髄誘発電位 N13-P13 の発生機序

a: 皮膚機械受容器からの求心線維は当該髄節レベルで脊髄に入ったのち，後索を上行する長い線維（楔状束核に至る）と下行する短い線維に Y 字型に分岐する．分岐した線維の一部は後角内を貫通して Rexed Ⅱ層に至り樹状分枝となり，介在ニューロンの樹状突起とシナプス結合する．EPSP 発生に伴って Ⅱ層が電流の沈み込み，Ⅳ-Ⅴ層が湧き出しとなる．
b: 正中神経電気刺激により P9（腕神経叢）と P11（脊髄後索）が発生した後に，背側陰性（後頸部 N13），腹側陽性（前頸部 P13）の脊髄誘発電位が発生する．
（Desmedt JE. In: Desmedt JE, editor. Neuromonitoring in surgery. Amsterdam: Elsevier Science Publishers BV; 1989. p.1-21[2]）より改変）

C 皮質誘発電位 N20-P20 の発生機序

　正中（あるいは尺骨）神経を電気刺激した場合，一次感覚野の手領域の初期反応はおよそ 20 ms（被験者の身長で異なるが日本人の平均は 19 ms）で最大振幅となる．その起源は中心溝後壁（3b 野）の錐体細胞樹状突起の EPSP であり 図3a ，Ⅳ層で電流の沈み込み，表層で湧き出しとなることから，皮質表面に相当する前頭側陽性（P20），皮質深部に相当する頭頂側陰性（N20）の双極子となる．その後極性が反転する結果，前頭部からは P20-N27，刺激対側頭頂部からは N20-P27 の波形が記録される 図3b ．

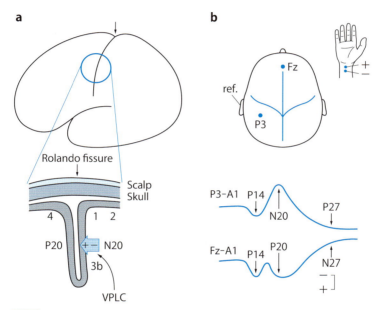

図3　皮質誘発電位 N20-P20 の発生機序
a: 一次感覚野の手領域の初期反応の起源は中心溝後壁（3b 野）の錐体細胞樹状突起の興奮性シナプス後電位である．Ⅳ層で電流の沈み込み，表層で湧き出しとなることから，皮質表面が陽性（P20），皮質深部が陰性（N20）の双極子となる．
b: 皮質表面 P20，皮質深部 N20 の双極子は，その後極性が反転する．その結果，頭皮上では前頭部からは P20-N27，刺激対側頭頂部からは N20-P27 の鏡像波形が記録される．

【文献】
1) Desmedt JE, Nguyen TH. Bit-mapped colour imaging of the potential fields of propagated and segmental subcortical components of somatosensory evoked potentials in man. Electroencephalogr Clin Neurophysiol. 1984; 58: 481-97.
2) Desmedt JE. Somatosensory evoked potentials in neuromonitoring. In: Desmedt JE, editor. Neuromonitoring in surgery. Amsterdam: Elsevier Science Publishers BV; 1989. p.1-21.

〈尾﨑　勇〉

誘発電位

02 ▶ 体性感覚誘発電位　b. 臨床応用

> **Points**
> - 体性感覚誘発電位（somatosensory evoked potential: SEP）検査は体性感覚伝導路（脊髄後索～脳幹内側毛帯～視床～皮質）の機能異常を敏感に検知できる．
> - 短潜時SEPの各反応を識別するためには適切な記録モンタージュを用いる必要がある．
> - 中潜時SEPは刺激対側3b野の反応（頭頂部N20-P27反応と鏡像である前頭部P20-N27反応），刺激対側の1野（4野）の反応（cP22-cN30）からなる．100 ms以降の長潜時反応は両側の二次体性感覚皮質の活動や注意効果を反映する．

A　短潜時SEPの記録方法

　正中神経の電気刺激は，運動神経伝導検査用のサドル型電極（近位側を陰極）を手首に当てて単相性の矩形波を与えて行う．強度は短母指外転筋が軽く収縮する程度，頻度は3～5 Hzとする．増幅器の周波数応答は1～2,000 Hz，分析時間は上肢の場合40～60 ms，加算回数は500～1,000回として，2回以上計測を行って再現性を確認する．頭部外（刺激対側の肩など）に基準電極を設置すると，刺激対側の頭頂部（CP3/4またはP3/4）と前頭部（Fz）の電極からは，それぞれP9-P11-P14-N20，P9-P11-P14-P20の各成分が得られる 図1 ．同様に後頸部（C5/6S）からはP9-脊髄N13，前頭部（AN）からP9-脊髄P13の成分が同定可能である．脊髄誘発電位と皮質誘発電位では，検査後のコンピュータによる演算から，C5/6S-ANやCP3/4（またはP3/4）-Fzの双極導出を得ることで，皮質N20-P20電位と脊髄N13-P13電位を求めることができる 図1 ．

B　中枢伝導時間は体性感覚の皮質下伝導機能を敏感に反映する

　短潜時SEPにおいて脊髄N13-P13電位の立ち上がり潜時は脊髄後索由来のP11電位の立ち上がり潜時に等しい（脊髄到達時間，図1 参照）．頭頂部（CP3/4またはP3/4）と前頭部（Fz）の波形を重ね合わせて観察し双極導出波形と見比べることでN20-P20電位の潜時がわかる（皮質到達時間）．N20-P20電位と脊髄N13-P13電位の潜時差は立ち上がり潜時測定による中枢伝導時間（onset central conduction time: onset CCT）であり，インパルスが脊髄後索～内側毛帯～視床を経て一次体性感覚皮質（3b野）に到達するまでの時間に相当する 図1 ．これらの経路に伝導遅延や部分的伝導ブロックを生じるような病変があると，SEPの各成分の振幅が低下あるいは消失する．

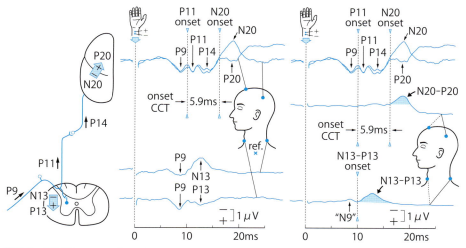

図1　短潜時 SEP の記録と中枢伝導時間の計測

脊髄後索起源の P11 電位の潜時（脊髄到達時間）から N20 電位の潜時（皮質到達時間）までを中枢伝導時間として計測する（左コラム）．中枢伝導時間は身長に比例する．P11 電位が不明瞭な場合は，N13-P13 電位の潜時を代用して計測する（右コラム）．

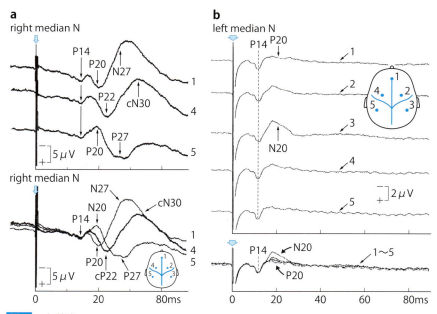

図2　中潜時 SEP

a: 正常な中潜時 SEP．刺激対側の頭頂葉 3b 野の活動は頭頂部では N20-P27 電位として前頭部ではその鏡像の P20-N27 電位として記録される．刺激対側の 1 野（または 4 野）では 3b 野より 2 ms 位遅れて活動するため central P22-N30 電位を発生する．頭皮上の中心部（C3/4）ではこれらの成分が重畳した波形になる．b: 低酸素症による意識障害患者における中潜時 SEP．脳幹起源の P14 は明瞭に認められるが，N20-P20 反応は小さく，以降の反応はすべて消失している（刺激頻度約 2 Hz）．（尾崎　勇，他．臨床脳波．2004; 46: 620-8[2]）より改変）

C ▶ 中潜時 SEP 反応の消失，両側性の N20-P20 電位消失は深刻な皮質機能不全を示唆する

　中潜時 SEP は刺激対側の頭頂葉 3b 野の活動（頭頂部 N20-P27 反応と鏡像である前頭部 P20-N27 反応），刺激対側の 1 野（あるいは 4 野）の活動（central P22-N30）からなる 図2a ．100 ms 以降の長潜時反応は両側の二次体性感覚皮質の活動や注意効果を反映する．したがってこれらの反応を捉えるには，刺激間隔を 1 秒程度にまで伸ばす必要がある．広範な脳障害があると中潜時 SEP 反応が誘発されなくなる 図2b ．両側性の N20-P20 電位消失は一次体性感覚皮質を含めた広汎な脳障害を示唆することから，自発脳波や聴性脳幹誘発反応よりも，心停止後の低酸素脳症の予後不良を予言する指標として重要視されている．

【文献】
1）尾崎　勇. 体性感覚誘発電位. その記録と解析. 臨床神経生理学. 2003; 31: 256-60.
2）尾崎　勇, 鈴木千恵子. SEP 大脳皮質成分の発生源. 臨床脳波. 2004; 46: 620-8.
3）尾崎　勇, 橋本　勲. 体性感覚誘発電位と体性感覚誘発脳磁場の最近の進歩. 臨床神経生理学. 2012; 40: 1-28.

〈尾﨑　勇〉

誘発電位

03 ▶ 聴性脳幹反応　a. 原理と基本

> **Points**
> - ✓ 聴性脳幹反応（auditory brainstem response: ABR）は音刺激により発生する脳幹の聴覚上行路起源の遠隔電場電位である．
> - ✓ 潜時10 ms以内に頭皮上から記録される5つの陽性頂点，すなわちⅠ～Ⅴ波からなる．
> - ✓ それぞれの起源は，Ⅰ波: 聴神経，Ⅱ波: 蝸牛神経核（延髄上部），Ⅲ波: 上オリーブ核（橋下部），Ⅳ波: 外側毛帯（橋），Ⅴ波: 下丘（中脳）とされている．

A　聴性脳幹反応（auditory brainstem response: ABR）とは

　一側または両側の耳に音刺激を与えたときに頭皮上から記録できる誘発電位を聴覚誘発電位（auditory evoked potentials: AEP）というが，AEPはその潜時によって，短潜時AEP（潜時10 ms以内）と，それに引き続く皮質AEP（10～50 msの中潜時AEPと50～100 msの長潜時AEP）とに分けられる．皮質AEPについては所見が同一個体でも変動し，波形成分の生理学的意義も十分に解明されていないために臨床応用は一般的ではない．これに対して，短潜時AEPは所見が安定して得られ，その生理学的意義は脳幹内の聴覚上行路の反応を遠隔電場電位（far-field potentials）として記録されていることが古くから明らかにされているので，聴性脳幹反応（ABR）として今日広く臨床応用されている[1,2]．

B　検査法

　刺激は音刺激としてクリック音を，headまたはear phoneを用いて，通常は左右それぞれの単耳に，場合によっては両耳に聞かせる．被験者の聴覚閾値より高い音圧の音を聞かせることが重要である．意識障害患者や脳死判定の補助検査の際には最大音圧の音刺激を行う．同じ極性の音刺激を用いて加算すると刺激によるアーチファクトが発生するので，極性を交互（alternative）に変える音刺激が用いられる．

　記録（-）電極は正中頭頂部（国際10-20電極法のCz）に，基準（+）電極は乳様突起上あるいは耳朶A1，A2に置く．Czは毛髪のために安定した電極設置が困難な場合があり，Fz近傍である前額部の毛髪生え際に置くこともあるが，遠隔電場電位であるので，得られる波形に差はない．刺激頻度は8～10回/秒とする．

　増幅器の周波数応答は，low-cutを5～30 Hz，high-cutを2000～3000 Hzと施設により様々であるが，我々はlow-cutを5 Hz，high-cutを2000 Hzに設定している．分析時間は通常10 msであるが，病的状態や術中聴覚モニターなどで波形成分の遅延が予想される場合には，15～20 msとする．加算平均は500～2000回行う．通常2回以上の加算平均を行い，得

られた波形を superimpose することにより再現性を確認する．

C 正常波形と生理学的意義

　音刺激後10 ms以内に脳幹の聴覚上行路由来の遠隔電場電位として，通常5つの波形成分，すなわちⅠ～Ⅴ波を認める．体性感覚誘発電位など他の誘発電位の波形成分の名称は，その極性と潜時から付けられている（例えば，正中神経手関節部刺激後に潜時20 msで感覚野に生じる negative component は N20）のに対して，ABR はその出現順にⅠ～Ⅴ波とよばれる．さらに ABR は脳波や他の誘発電位と逆で，通常上向きが陽性として表示されるので，ABR のⅠ～Ⅴ波は5つの"陽性"頂点と表現される．このうちⅠ・Ⅲ・Ⅴ波は安定して記録される．Ⅳ波はⅤ波と完全に複合したり，Ⅴ波に先行する小さな notch として記録されることがあり，しばしばⅣ-Ⅴ波 complex と表現される．それぞれの頂点の起源は，Ⅰ波: 聴神経，Ⅱ波: 蝸牛神経核（延髄上部），Ⅲ波: 上オリーブ核（橋下部），Ⅳ波: 外側毛帯（橋），Ⅴ波: 下丘（中脳）という考え方が一般的である 図1．

　Ⅴ波に引き続く，Ⅵ，Ⅶ波は正常人でも記録されないことがしばしばであり，その起源についてもまだ確立されていない．Ⅵ波: 内側膝状体，Ⅶ波: 聴放線という仮説もあるが，いずれにせよ起源はテント上と考えられるので，ABR というとⅠ～Ⅴ波を指すことが一般的である．

　また，後述するように，ABR は片側の聴覚や脳幹機能の検査であるので，左右それぞれの単耳に音刺激を加える．図1 に示すように左耳を刺激した場合，左からの導出（Cz-A1）には聴神経由来のⅠ波ははっきりと記録されるが，対側の右からの導出（Cz-A2）ではあまり記録されない．脳幹内に入ると聴覚路は対側との交通が発達しているため，Ⅱ波以降の成分は両側からの導出で記録される．両耳刺激では両方の導出からⅠ波が記録されるが，左右の ABR がそのまま加算されて振幅が2倍になる訳ではない．これらのことを理解した上で臨床応用することが重要である．

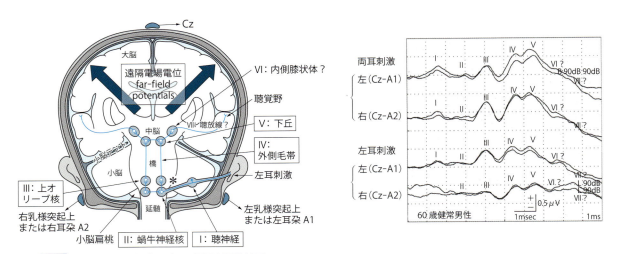

図1　聴性脳幹反応（ABR）の起源と正常波形
ABR の5つの陽性頂点，すなわちⅠ～Ⅴ波は脳幹部の聴覚上行路から発生する遠隔電場電位である．詳細は本文参照．
＊は小脳橋角部の位置を示す．

【文献】
1）森岡隆人, 加藤元博. 誘発電位. 診断と治療. 1987; 75: 853-8.
2）加我君孝. 聴性脳幹反応（ABR）: 基礎. 発見より40周年を迎えて新たな展開. In: 日本臨床神経生理学会認定委員会, 編. モノグラフ脳機能計測法を基礎から学ぶ人のために. 東京: 日本臨床神経生理学会; 2013. p.62-9.

〈森岡隆人　酒田あゆみ〉

誘発電位

03 ▶聴性脳幹反応　b．臨床応用

> **Points**
> ✓ ABRの成分のうちⅠ・Ⅲ・Ⅴ波が安定して記録されるので，これらを指標として，聴覚機能検査や脳幹機能検査に臨床応用されている．
> ✓ 聴覚検査で近年重要なものは，小脳橋角部手術時，特に顔面けいれんなどの神経血管減圧術時の聴覚温存モニターである．
> ✓ 脳幹部の障害では，その部位から発生する成分とこれ以降の成分の潜時延長や反応の低下，消失が起こる．
> ✓ Ⅱ波以降の成分消失は脳幹機能の停止を意味し，これは脳死の判定の際の補助的検査に利用される．

聴性脳幹反応（auditory brainstem response: ABR）のⅠ～Ⅴ波の起源は，Ⅰ波: 聴神経，Ⅱ波: 蝸牛神経核（延髄上部），Ⅲ波: 上オリーブ核（橋下部），Ⅳ波: 外側毛帯（橋），Ⅴ波: 下丘（中脳）とされている．前項で述べたように，ABRの成分のうちⅠ・Ⅲ・Ⅴ波が安定して記録されるので，これを指標とするのが一般的である．これら各頂点潜時と各頂点間潜時を測定することにより，①末梢性の聴覚障害，②脳幹内での聴覚路の異常，すなわち脳幹の機能障害とその部位診断が可能である[1]．

A　聴覚機能検査としてのABR

聴覚機能とABR所見がまったく一致する訳ではないが，主として耳鼻科領域で，聴覚検査の困難な乳幼児，意識障害患者やヒステリー患者において，客観的な所見を得るのに有用である．

また，脳外科領域においては，聴神経腫瘍（acoustic neurinoma: AT）に代表される小脳橋角部腫瘍の手術時や，顔面けいれんや三叉神経痛に対する神経血管減圧術（neurovascular decompression: NMD）時の聴力温存モニターとしてきわめて重要な役割を果たしており，特にNMD手術においては必須のモニターとされている．ABRは遠隔電場電位であるので全身麻酔の影響をほとんど受けず，吸入麻酔下でのモニターも可能である．この小脳橋角部手術のABRモニターの評価においては，もともとの聴神経機能が障害されているAT 図1 に対する手術と，この機能が正常のNMD手術とでは，聴神経の耐性が異なることに注意しなければならない[2,3]．小脳橋角部（前項の図1*）の術野を確保するために小脳を圧迫するが，これにより聴神経が伸展されるので，ABR上ではⅠ-Ⅲ波の頂点潜時が延長する．しかし，Ⅲ波の同定が術中は困難になることから，振幅が大きくより同定しやすいⅤ波の潜時が目安とされる 図2 ．NMDではこのⅤ波潜時が1.0～1.5 ms延長することが警告基準とされる 図2a ．しかし，AT手術においては，術前にⅤ波が保たれていても，その潜時は1～2 ms程度延長して

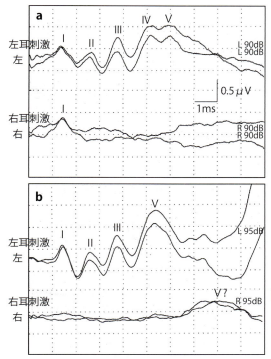

図1 聴神経腫瘍（AT）患者の聴性脳幹反応（ABR）
a: 中等度聴力障害の右AT患者のABR．右側のⅠ波は記録されるが，それ以降の波は消失している．b: 中等度聴力障害の右AT患者のABR．右側の反応はほとんどみられず，潜時が遅延した低振幅のⅤ波と思われる成分のみがみられる．

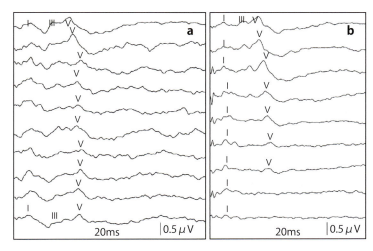

図2 小脳橋角部手術における聴力温存のためのABRモニター
a: 顔面けいれんに対する神経血管減圧術時のABRモニター．Ⅴ波の潜時は最大1.2 ms延長したが，Ⅴ波は保たれ，術後も聴力は温存された．b: AT手術時のABRモニター．Ⅴ波の潜時が最大0.8 ms延長した後，Ⅴ波は消失した．Ⅰ波は残存している．

おり 図1b ，聴神経の耐性はすでに障害されていると考えられるので，0.5～1.0 ms程度が許容範囲と考えられている[2,3] 図2b ．Ⅴ波の不可逆的消失 図2b は術後の高度の難聴を呈する確率がきわめて高い．さらに過剰な小脳圧迫を続けると，内耳動脈の循環障害から末梢の蝸牛神経が傷害され，Ⅰ波も消失する．この場合は全例高度の聴力障害を呈するとされている．したがって，Ⅴ波潜時が許容範囲内の間に，これに対応して小脳への圧迫を一時的に解除するなどの手術操作が望まれる．

B 脳幹機能検査としての ABR

　臨床的には，脳幹部腫瘍・血管性病変や多発性硬化症などの脳幹部の髄内病変の評価に利用される．脳幹部の障害では，その部位から発生する成分とこれ以降の成分の潜時延長や反応の低下，消失が起こる．例えば，延髄レベルで脳幹に重篤な障害が起こると，Ｉ波までは記録されるが，Ⅱ波以降は記録されない 図3a ．橋レベルで障害が起こると，Ｉ～Ⅲ波までは記録されるが，Ⅳ波以降は記録されない 図3b ．大脳半球の病変であっても，頭蓋内圧亢進状態を伴うと，ABR にも変化がみられる．まず小脳テントヘルニアを起こすと，中脳レベルで傷害が起こり，Ⅴ波以降の成分が消失する（前項の図1参照）．さらにその状態が継続し，小脳扁桃ヘルニアを起こすと延髄が傷害され，Ⅱ波以降の成分が消失する．このようにⅡ波以降の成分の消失をもって脳幹機能の停止と考えられる．

　この ABR による脳幹機能の停止所見は脳死の判定の際に利用される．法的脳死の判定にあたっては，ABR は必須項目ではないが，判定マニュアルには「脳波検査にあわせて ABR を行い，Ⅱ波以降の消失を確認しておくことが望ましい」と記載されている．ただ，実際の脳死状態においては，Ｉ波を含めてすべての成分が消失していることがほとんどである 図4 ．

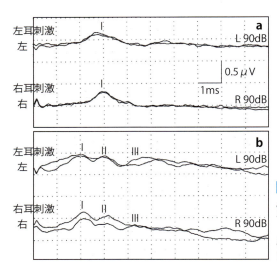

図3 低酸素脳症乳児の経時的 ABR
a: 心肺蘇生直後の ABR．潜時が延長したⅠ波のみがみられ，それ以降の成分はみられない．b: 集中治療1ヵ月後の ABR．Ⅰ波の潜時はほぼ正常化し，低振幅ながらⅢ波までの成分がみられるようになった．当初障害されていた脳幹機能が延髄から橋レベルまで回復したことを示唆する所見である．

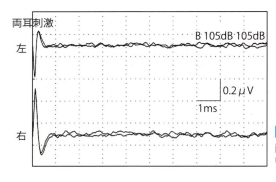

図4 脳死患者の ABR
両耳刺激でⅠ波を含めてすべての成分が両側とも消失している．

【文献】
1）和田伸一. 聴性脳幹反応（ABR）: 臨床応用. In: 日本臨床神経生理学会認定委員会，編. モノグラフ脳機能計測法を基礎から学ぶ人のために. 東京: 日本臨床神経生理学会; 2013. p.70-9.
2）久田　圭，森岡隆人，村石光輝，他. 小脳橋角部類上皮腫摘出時の脳幹聴覚誘発電位（BAEP）モニター. 臨床脳波. 2000; 42: 165-71.
3）森岡隆人，橋口公章，森　恩，他. 術中モニタリング: 脳神経外科的立場から. In: 日本臨床神経生理学会認定委員会，編. モノグラフ脳機能計測法を基礎から学ぶ人のために. 東京: 日本臨床神経生理学会; 2013. p.197-203.

〈森岡隆人　橋口公章〉

誘発電位

04 ▶ 視覚誘発電位　a．原理と基本

> **Points**
> - ✓ 視覚路ニューロンの生理学的特性の違いに基づき視覚刺激を工夫することで，視神経から高次視覚野までの視覚情報処理機能を段階的に評価できる．
> - ✓ 視神経や一次視覚野の機能評価には，網膜神経節細胞，外側膝状体細胞や一次視覚野の受容野に合うパターン反転刺激が有用である．

A　視覚の生理学

1．視覚情報処理

　網膜から高次視覚野までの視覚情報は並列的に処理されている[1]．大型の網膜神経節細胞は，外側膝状体（LGN）の大細胞層を経由して一次視覚野（V1）の4Cα層に投射し，対象物の動きや立体視に関する情報を伝える（M系）．一方，小型の網膜神経節細胞は，LGNの小細胞層を経由してV1の4Cβ層に投射し，色覚や形態視に関する情報を伝える（P系）．M系とP系は，V1以降も並列性を保ちながら情報統合を行い，MST野から頭頂連合野に至る背側視覚路と4次視覚野から下側頭連合野に至る腹側視覚路を構成する．最終的にはこれらの情報が前頭前野に送られて，記憶情報との照合が行われて認知される[1]．

2．視覚路神経細胞の受容野と神経細胞の反応性

　網膜神経節細胞やLGNの神経細胞の受容野は，左右対称の同心円状構造で刺激方向の選択性がなく中心部受容野と周辺部受容野が拮抗関係にあるため，神経細胞の反応が刺激の空間的コントラストや大きさで決定され，スポット光の大きさが神経細胞中心部の受容野の直径を超えるまでは反応が増大し，超えると受容野周辺部の拮抗作用のため反応が減衰する[1,2]．
　V1の神経細胞の受容野は短冊型のため，興奮領域に平行な刺激には反応が増すが，方向がずれると抑制領域に重なり反応が小さくなる[1]．そのため，V1を効率よく賦活するには，傾きをもつ線分やスリットパターンを用いたパターン（反転）刺激がよい[1]．

B　パターン反転刺激を用いた視覚誘発電位

1．特徴

　パターン反転刺激は，フラッシュ（光の点滅）刺激に比べて，①網膜細胞や大脳皮質視覚野神経細胞の受容野を至適に興奮させられる，②一定範囲の視野を選択的に刺激できる，③空間的に左右対称であるため瞬時の反転で網膜照度を変えずに刺激できる（輝度刺激でなくコントラスト刺激となる），④多くの刺激パラメータ（輝度，コントラスト，チェックサイズ，刺激頻度）を変化させて検査できる，などの利点がある．臨床では白黒格子縞パターンを用いることが多い．

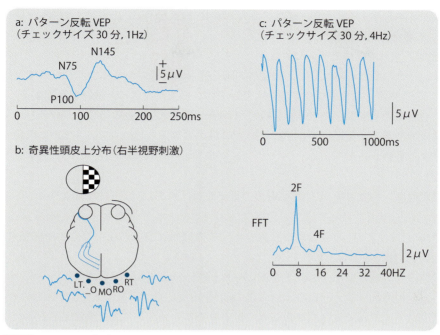

図1 transient（TR）型 VEP と steady-state（SS）型 VEP

パターン反転（白黒格子縞）刺激での TR 型 VEP（a）と SS 型 VEP（c）の典型的な波形を示す．TR 型 VEP では，通常 N75, P100, N145 の 3 峰性となり，特に主成分である P100 成分の潜時は，正常・異常の判定に用いられている．半側視野刺激では，刺激視野と同側後頭部優位に P100 成分が出現する．この現象は奇異性頭皮上分布（paradoxical lateralization）といわれ，刺激により対側後頭葉内側面に生じた双極子が刺激視野同側後頭部に向くために起こる現象である（b）．SS 型 VEP は，刺激頻度の 2 倍の周波数をもつ正弦波形を呈する．フーリエ解析（FFT）を行うと，第 2 調和成分（2F）が主成分で，それに第 4 調和成分などが混じっていることがわかる（c）．（後藤純信，他．臨床神経生理学．2008; 36: 257-66[1)]を改変）

2. 刺激頻度（時間周波数）と誘発波形

　パターン反転刺激では単位時間当たりの刺激頻度の違いで transient（TR）型 VEP と steady-state（SS）型 VEP が誘発される．

　TR 型 VEP は，視覚系が次の刺激に反応できる状態に回復する十分な時間間隔で刺激された場合に誘発される（刺激頻度 3 Hz 以下）．白黒格子縞パターン刺激では後頭部に陰性成分（N75）-陽性成分（P100）-陰性成分（N145）の三相波が記録できる 図1a ．P100 成分が最も安定し振幅も大きいため，臨床では P100 の潜時や振幅を機能診断の指標として用いる．半側視野刺激では，刺激と同側後頭側頭部に N75, P100, N145 が出現し，刺激視野と反対側の後頭側頭部にかけて極性が逆転した振幅の低い三相波を認める 図1b ．この現象は奇異性頭皮上分布といわれ，ヒトの視覚野の黄斑部に対応する部位が後頭葉内側面にあり，そこで生じた電流双極子の方向が刺激と同側の後頭部に向くことが原因と考えられている[1)]．

　3.5 Hz（7 回反転/秒）以上の反復刺激を行うと，脳の反応が定常状態となり，一定の振幅と周波数をもつ正弦波様波形である SS 型 VEP が記録できる 図1c ．SS 型 VEP は，原波形を

高速フーリエ変換することで主成分の振幅と位相（TR型VEPの潜時に相当）を解析できる.

3. VEPに影響を与える要因

刺激視野（deg），パターンの大きさ（min），輝度（cd/m^2），コントラスト（%）などの刺激パラメータの変化のみならず，被検者の瞳孔径（瞳孔径が大きくなるにつれてP100潜時が短縮する），性差（女性のほうが男性よりもP100振幅が大きく，潜時が短縮する），年齢（潜時が二次回帰の相関関係をとりP100やP100m潜時が加齢とともに延長する），VEP記録時の被検者の注意度や覚醒度の低下，被検者の視力の矯正し忘れなどもVEPに影響を与えるので注意する必要がある.

4. 記録方法

記録電極は，脳波用銀/塩化銀皿電極で電極間抵抗が5kΩ以下になるように，外後頭隆起から5cm上方の部位（MO）と，その左右それぞれ5cm外側の点（LO，RO）および10cm外側の点（LT，RT）の5カ所に設置する.基準電極は前頭部正中線上で鼻根部から上方12cmの部位，接地電極はCzとする.

増幅器の周波数帯域は，低域遮断フィルタ1Hz，高域遮断フィルタ100〜300Hz程度に設定する.分析時間は250〜300ms，100回前後の反応を加算平均する.VEPは被検者の疲労や覚醒度低下で記録できなくなるため，安楽椅子でリラックスさせ適宜休憩をいれながら，再現性を確認するために左眼と右眼を交互に最低2回以上検査するように心がける.

【文献】
1）後藤純信，飛松省三．視覚誘発電位（VEP）: 基礎．臨床神経生理学．2008; 36: 257-66.
2）後藤純信，萩原綱一，池田拓郎，他．視覚誘発電位と視覚誘発脳磁場．臨床神経生理学．2012; 40: 8-18.

〈後藤純信〉

誘発電位

04 ▶ 視覚誘発電位　b. 臨床応用

Points

- 視覚路ニューロンの生理学的特性の違いに基づいた視覚刺激を用いることで視覚の情報処理機構を詳細に検討でき，VEPが現在以上に臨床に密着した検査として定着できる．
- 一次視覚野の機能評価には，皮質の輝度チャネルや色チャネルの機能を検討できる白/黒輝度フリッカー刺激や等輝度色組み合わせフリッカー刺激が有用である．
- 高次視覚野の機能評価には，背側路は運動視刺激，腹側路は顔の局所的形態処理がわかる人工的線分顔刺激が有用である．

A　視覚機能の電気生理学的診断アルゴリズム

1．網膜神経節細胞から一次視覚野までの機能評価

　種々の視覚刺激を用いてVEPを記録することで，網膜神経節細胞から高次視覚野に至る視覚伝導路の障害を検討することができる．網膜内層の網膜神経節細胞の変性や視神経の障害では，パターン反転刺激で誘発されるVEP（P-VEP）やフラッシュ刺激で誘発されるVEP（F-VEP）で異常を認める．多発性硬化症の軸索変性を伴わない視神経脱髄型ではP-VEPのP100成分の頂点潜時が延長，視神経軸索変性型と視神経伝導ブロック型ではP100成分が消失，軸索変性を伴う視神経脱髄型ではP100成分が低振幅となり頂点潜時も延長するとされている[1]．このようにP-VEPの異常所見から視神経や一次視覚野の機能異常を鑑別できる．

　さらにP-VEPでは，全視野刺激と半側視野刺激を組み合わせることで，視交叉よりも末梢側の視神経の障害，視交叉部の障害と視交叉より中枢側V1までの障害を鑑別できる．視交叉よりも末梢側の視神経の障害の場合，障害側の全視野P-VEPの潜時の延長や波形の消失が認められる．視交叉病変では，左右眼の鼻側半側視野刺激に比べ，耳側半側視野刺激でP-VEPの潜時の延長や振幅の著しい低下を認める．視交叉より中枢側V1までの障害では，病変と反対側の半側視野刺激によるP-VEPの潜時の延長や振幅の著しい低下を認める．

　異常の判定は各施設で異なるが，全視野刺激では，主成分であるP100の潜時を指標にする場合が多い[2]．P100は女性の方が男性に比べて振幅が大きく潜時が短く，加齢で延長する．振幅は，個人差が大きく正規分布しないため異常判定の指標とするのに注意を要する．異常判定の指標は，P100潜時が正常平均値の2.5〜3.0 SD（標準偏差）を外れるか否かを目安とする．さらに，同一個人において左右眼のP100潜時差が10 ms以上あれば異常と判定できる．また，左右眼における振幅の差が小さいので，左右の振幅比が50％を超える場合も異常の可能性を考える．一方，半側視野刺激では，P100の頭皮上分布に左右差が認められると異常と判断できる．特に，一側後頭部にP100が出現しない場合は，同側に半盲があることが多い[2]．

F-VEPは固視できない患者や視神経近傍の手術時モニターに用いられ視神経障害で異常を認めることが多いが，波形に個人差があり障害部位特異性や疾患特異性にも乏しい．

2. 一次視覚野（V1）チャネルの機能評価

V1では，色情報処理は色チャネルや輝度・色チャネルが関与し，色の組み合わせによってV1に促通効果（青-赤）や抑制効果（赤-緑，青-黄）をもたらす．また，明るさなどの輝度情報は，輝度チャネルや輝度・色チャネルで処理される．白/黒輝度フリッカー刺激と4種類の等輝度の色組み合わせフリッカー刺激を用いて刺激頻度を変化させVEPを記録したところ，健常若年者は9Hzと18Hzの2峰性ピーク，健常成人は低振幅で9Hzのみピークを有する刺激周波数特性を呈した．光感受性てんかんやビデオゲームてんかん症例では，刺激周波数特性が健常若年者と異なりピークにばらつきが認められた[2]．本結果から，若年者は成人に比べV1の色や輝度に対する感受性が高く，患者ではその賦活効果が変化することが発作の発症要因と推測できた．このように，輝度や色の組み合わせを変えた刺激を用いることで，V1に存在するチャネル機能を詳細に評価できる[2]．

3. 腹側路（顔知覚）の脳内情報処理

顔は，目，鼻，口，など多くの構成要素からなる多様性をもった視覚刺激で，その認知は大細胞系と小細胞系での情報の分離と統合によって行われている．腹側路に特化した高周波情報

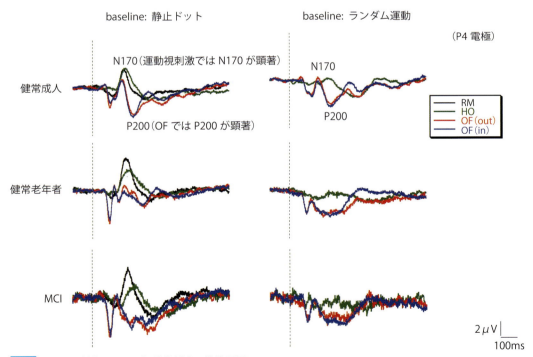

図1　ドット刺激を用いた視覚背側路の機能評価
Baselineを静止させたとき（左）とランダム運動させたとき（右）の各共同運動刺激〔OF刺激では吹き出し（out）と吸い込み（in）の2種類〕で誘発されたVEP（P4で記録）．健常老年者では健常成人に比べP200の潜時の延長と振幅の低下，MCIではさらにN170やP200の潜時延長と振幅の平坦化が認められる．

からのみ構成される人工的線分顔画像を刺激として用いて顔や表情認知の脳内情報処理を検討したところ，両側後側頭部のN170潜時が健常小児で成人に比べ延長していた．両側紡錘状回と舌状回に病変がある相貌失認と物体失認を有する症例に顔，物体，文字の線画刺激を用いてVEPを記録したところ，顔と物体刺激でのみ両側後側頭部のN170の振幅が低下した．よって，腹側路の機能特性に基づいた人工的な線分画像をVEPの刺激として用いることで，腹側路に特化した機能評価が行える．

4. 背側路の機能評価

背側路は，V3dからV5/MTを経由し下頭頂葉（IPL）に至る腹-背側路（複雑運動の全体処理，空間認知や視覚的な行動理解に関する処理）と，V1，V3dやV5/MTから6次視覚野（V6）を経由し上頭頂葉（SPL）に至る背-背側路（視覚的な行動制御に関する処理）から構成されている．背側路を特異的に刺激できるドット刺激（黒色の背景画面に白色ドット400個を無作為に配置し一定方向に共同運動させる動画像）でVEPを記録したところ，健常成人では水平方向運動刺激（HO）と放射状運動（OF）刺激の両刺激で頭頂・後頭部優位に分布するN170（V5/MT由来の非特異的な運動視関連成分）が記録され，OF刺激では頭頂部に分布するP200（OFに特異的な成分）も記録された．健常老年者では健常成人に比べてP200の潜時の延長と振幅の低下が認められ，軽度認知症（MCI）では健常老年者よりもさらにN170やP200の潜時が延長した[3] 図1 ．また，右頭頂部障害で生じた半側空間失認患者ではN170とP200が消失する例が多く認められた．このように背側路の機能特性に基づいたドット動画像を刺激として用いることで，背側路の機能異常を電気生理学的に明らかにできる．

【文献】

1) Celesia GG, Kaufman D, Cone S. Simultaneous recording of pattern electroretinography and visual evoked potentials in multiple sclerosis. A method to separate demyelination from axonal damage to the optic nerve. Arch Neurol. 1986; 43: 1247-52.
2) 後藤純信，山崎貴男，飛松省三．視覚刺激のイノベーション．臨床脳波．2009; 51: 713-20.
3) Yamasaki T, Goto Y, Kinukawa N, et al. Neural basis of photo/chromatic sensitivity in adolescence. Epilepsia. 2008; 49: 1611-8.

〈後藤純信〉

誘発電位

05 ▶ 運動関連脳電位　a. 原理と基本

Points
- ✓ 運動関連脳電位の発生には小脳−視床−皮質運動野の経路が大きくかかわっている.
- ✓ 運動の 1〜1.5 秒前から出現し，準備電位ともよばれる.

A 名称

KornhuberとDeeckeらは1960年代にヒトの随意運動におよそ1秒先立ち，緩徐な陰性の脳波活動がみられることを見出し，この電位は準備電位（ドイツ語でBereitschaftspotential，略してBP，英語ではreadiness potentialすなわちRPだが，Kornhuberらの功績を尊重して英語圏でもBPと記載されることも多い）とよばれた．後述する運動電位などもまとめて運動関連脳電位（movement-related cortical potential: MRCP）とよぶ．

B 発生機序

上肢の自発性運動を訓練したサルの運動野皮質から準備電位を記録できる．これが運動と同側の小脳半球を切除すると減弱消失することから，小脳−視床−運動野という投射経路が準備電位の発生に関わることが示されている[1]．

ヒトの頭蓋内記録では運動体側の運動野だけでなく，両側の運動知覚野，運動前野，補足運動野など様々な皮質領域で記録されるほか，基底核や視床の深部記録でも運動に先立つ緩徐な活動がみられている[2]．

C 正常波形

波形成分は記録部位や潜時によって名づけられ，歴史的な経緯から同じ成分に複数の名称がある．主なものとして図1のように，
- 準備電位の早期成分（early BP, BP1）運動開始に先立つこと1〜1.5秒前後から出現する緩徐で運動の種類によらず左右対称に広く分布する陰性成分
- 準備電位の後期成分（late BP, BP2, NS'）運動開始の400〜500ミリ秒ほど前から運動対側にて陰性の勾配を増す
- 運動電位（MP）運動開始時点のおよそ50ミリ秒前からさらに急峻となり開始時点とほぼ同時に陰性頂点を形成する．

振幅は頭皮上記録の場合数 μV 〜 $10\ \mu V$ 程度である．

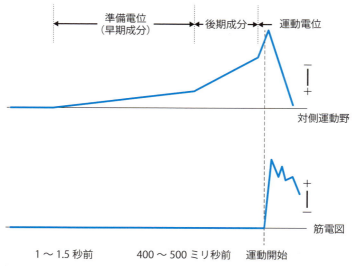

図1 波形の模式図
上段は対側運動野に置いた電極から記録した加算平均波形．上方が陰性．
下段は整流・加算平均した筋電図．上方が陽性．

D 測定方法

1. 運動について

　筋電図その他何らかの方法で運動の開始時点を正確に記録・決定できるものであれば，その内容は問わず，眼球運動や発声などを対象にすることもある．手指，手関節，足関節などが多く，素早い自己ペース運動を行う．メトロノームなどを用いて規則的に外部ペーシングをする場合は予測・期待の影響があり，運動前の振幅が大きくなる傾向となる．一方，不規則な間隔の外部刺激に反応して運動する場合には準備電位は減弱ないし消失する．

　運動の間隔は5から10秒程度にすることが多い．運動の間隔が短いと早期成分から減弱することが知られている．

2. 記録電極

　電極は一次運動感覚野の体性分布に従って，たとえば上肢なら国際10-20法のC3とC4，下肢ならCzに置くが，頭皮上での分布やサブコンポーネントを詳しく調べるために10-20法に従い全電極を装着して記録することが望ましい．導出は平均耳朶基準を用いる．

　運動のモニタリングのため，つねに表面筋電図を記録することが望ましい．主動筋に加え，周囲の筋や対側の同名筋に余計な力が入っていないかをモニターし，随時被検者に不要な動作をしないようフィードバックする．

　眼球運動アーチファクトの混入を防ぐため，眼電図を眼瞼の上下，および外眼角の左右から記録モニタリングし，検査中は開眼し，前方の視標を見つめ，なるべく瞬目をしないように指示する．

3. 記録器の設定

誘発電位計またはデジタル脳波計を用いて記録し，オフラインで解析する．

・サンプリング速度・高周波フィルタ: 脳活動記録には一般の脳波記録と同様であるが，表面筋電図をきちんと記録してその随意運動の開始時点を決めるためには高周波数帯域を記録できる方が望ましく，サンプリング周波数 500〜1,000 Hz，高周波フィルタ（アンチエイリアジングフィルタ）100〜300 Hz 程度がよく用いられる．

・低周波性能: 準備電位の早期成分を記録するには，直流記録の可能な脳波計を用いることが理想である．臨床用脳波計であっても時定数 5 秒（低周波フィルタ 0.03 Hz）以上あれば準備電位の記録は可能だが，時定数が短くなるに従ってその振幅は小さくなる．準備電位の後期成分や運動電位は時定数 1 秒あるいは低周波フィルタ 0.1 秒でも観察でき，これであれば現在の一般的な臨床用デジタル脳波計でも対応できる．

4. 解析処理

原則として，生データを記録したあとにオフラインで解析することが望ましい．脳波・筋電図・眼電図を視察で確認し，アーチファクトがなく運動開始時点が明瞭で余計な筋活動のみられない試行のみについて運動開始時刻を基準に加算平均する．

押しボタンや光スイッチによるオンライントリガーも使用できるが，筋電図の活動開始からスイッチオンまでの時間遅れがありかつ試行ごとに変動するため，あまり望ましくない．

【文献】
1) 玄蕃央恵. 運動関連脳電位と随伴陰性変動の基礎 準備電位と期待波. 臨床神経生理学. 2009; 37: 130-8.
2) Ikeda A, Shibasaki H. Cortical mapping using evoked potentials and Bereitschaftspotentials. In: Luders HO, editor. Textbook of epilepsy surgery. London: Informa UK; 2008. p.1036-48.

〈松橋眞生〉

誘発電位

05 ▶ 運動関連脳電位　b．臨床応用

Points
- ✓ 被検者の十分な理解と協力が必要な検査である．
- ✓ 機能的脳外科における運動野のマッピングに有用である．
- ✓ 小脳から視床・皮質投射経路の障害によって減弱・消失する．
- ✓ 心因性の運動異常症との鑑別の助けになる．

A　実際の記録時の注意

　はじめから，検査に適した素早い運動を上手に行える患者は少ない．運動障害がある場合はなおさらである．検査の目的を説明し，実際に筋電図波形などをみせながら練習をする．記録中は常に被検者の様子や筋電図・眼電図・脳波の波形に注意を払い，アーチファクトがなく運動開始時点が明瞭で余計な筋活動のみられない試行を数えておき，100回を目標とし，被験者の疲労などの状態をみて適宜休憩を入れ，検査時間を考慮する．

　瞬目のコントロールは重要である．閉眼するとかえってコントロールしにくく，また眠くなりやすいので，半開眼状態で顔面の力を抜き眼輪筋が緊張しないように注意し，視標は正面やや下方にするとよい．運動開始の前後それぞれ5秒程度は瞬目を控えてもらい，可能なら数回の運動後にまとめて瞬目してもらう．コンタクトレンズ装用者はレンズを外してもらったほうがよい．

B　変法について

1．反復運動による MRCP[2)]

　素早い自発運動を長い間隔をあけて繰り返し行うことは検査を受ける患者にとってはかなりの努力を要する作業であり，小さい子どもなど検査に対する理解と協力が十分得られないとうまく試行できない．このため，1秒に2回程度の反復運動を行ってもらって定常状態運動関連脳電位（SSMRCP）を記録することがある．むろん BP は減弱するが，運動感覚野の同定には有用である．

2．片側性準備電位（lateralized readiness potential: LRP）[3)]

　上肢の自発運動をしながら頭皮上の C3，C4 の電極で記録した波形を加算平均し，

$$（左側運動での C3-C4）-（右側運動での C3-C4）$$

あるいは

$$\frac{（左側運動での C4-C3）+（右側運動での C3-C4）}{2}$$

として計算される．上記2者は前者が後者の-2倍のスケールになるが波形は同一である．

LRP はおもに運動肢と対側の運動野で生成され，脳での左右選択的な反応あるいは運動準備段階の指標として解釈され，運動準備機能障害の左右差を調べその経過を追うのに有用である．

C 臨床応用

1．運動野のマッピング

機能的脳外科における皮質運動野のマッピングにおいて MRCP は頻用される．

・中心前回の陽性運動野（皮質電気刺激で運動反応が誘発される部位，一次運動野にほぼ相当）では，運動肢と反対側優位に，体性機能局在をもった分布がみられる．

・補足運動野（前頭葉内側面）はさらに吻尾側の 2 領域に分けられる．

尾側の固有補足運動野では陽性運動野と同様に体性局在がみられ，運動肢と反対側と同側に出現するが運動直前の MP のみは反対側に出現する．

吻側の前補足運動野では体性局在がみられず，運動の種類によらずに同じような大きさの運動準備電位が記録される．また，MP 成分ははっきりしない．

2．中枢神経病変

05-a．原理と基本の項で述べたように，BP の発生には小脳から視床・皮質運動野に至る経路が不可欠である．そのため血管障害や炎症，変性などによりそこが障害されると，たとえ随意運動はほぼ正常に遂行できても BP は影響される．一方，基底核や補足運動野の障害は特に早期の BP 成分に影響し，Parkinson 病では BP の早期成分の振幅がやや減弱し，L-dopa 内服により運動機能が改善すると BP の振幅も健常と同様になることが知られている．

3．不随意運動への応用

ミオクローヌスのように開始時点を明瞭に決めることのできる場合，MRCP と同様の技法を適用して不随意運動の開始時点を基準に加算平均すると，通常脳波ではわからなかった，不随意運動に先立つ脳活動を観察できることがある．皮質反射性ミオクローヌスにおいては筋電図の開始より 20〜25 ミリ秒先行する陽性棘波が体側の一次運動感覚野に観察される[4]．その他の皮質由来のミオクローヌスでも，不随意運動に関連する皮質脳活動を観察できることが多い．

4．心因性運動異常症

一般臨床で期待されている運動関連脳電位の役割の 1 つは心因性運動異常症の診断への補助であろう．ある程度の間隔をあけて繰り返し生じる運動症状であれば MRCP の手法を適用し，準備電位を記録できる可能性がある．

ただし，このような結果からいえることは被検者がその運動を随意に行っているということではなく，随意運動と共通の神経回路が関わっていると推測（示唆）されるということであり，不随意運動前に緩徐な脳活動を示すことがある（たとえば亜急性硬化性全脳炎や Creutzfeldt-Jakob 病）ので注意する．一方で短い間隔で運動しているときや何らかの外部刺激に関連させて運動を起こしているときは BP が減弱することから，運動前に BP が記録されないからただちに随意性を否定できるわけでもない．

【文献】
1）松橋眞生，文室知之，池田昭夫．運動関連脳電位（MRCP），随伴陰性変動（CNV）応用．臨床神経生理学．2010; 38: 154-62.
2）Gerloff C, Uenishi N, Nagamine T, et al. Cortical activation during fast repetitive finger movements in humans: steady-state movement-related magnetic fields and their cortical generators. Electroencephalogr Clin Neurophysiol. 1998; 109: 444-53.
3）Eimer M. The lateralized readiness potential as an on-line measure of central response activation processes. Behav Res Methods Instrum Comput. 1998; 30: 146-56.
4）Shibasaki H, Kuroiwa Y. Electroencephalographic correlates of myoclonus. Electroencephalogr Clin Neurophysiol. 1975; 39: 455-63.

〈松橋眞生〉

誘発電位

06 ▶運動誘発電位　a．基礎1：脳刺激法の種類

> **Points**
> ✓ 脳刺激には術中脳刺激法と非侵襲的な経頭蓋刺激法がある．
> ✓ 末梢神経刺激と異なり，脳刺激は皮質内と脊髄でシナプスを介してmultiple descending volleyを誘導する．
> ✓ 経頭蓋磁気刺激法により中枢運動誘発時間が計測可能になるとともに，大脳運動野の興奮性の検査も調べることができる．

A 術中脳刺激法

運動誘発電位（motor evoked potential: MEP）の記録には一次運動野刺激が必要であるが，導電率の低い頭蓋骨で大脳が覆われているため，通常の電気刺激法では経頭蓋的な脳電気刺激は困難である．最も古く脳刺激を可能としたのは，ペンフィールドが行った脳外科手術中骨を外した状態での脳表の直接刺激法である[1]．現在でも，術中モニタリングとして運動野の脳表上の硬膜下電極による刺激により運動誘発電位を記録する方法が用いられている．術中の刺激には他に，深部脳刺激法（deep brain stimulation: DBS）があるが，これは基底核などに高頻度電気刺激を治療のために与えるものであり，MEP記録には用いられない．

B 経頭蓋電気刺激法（transcranial electrical stimulation: TES）

脳外科手術中以外でも中枢運動路の評価を可能とするため，経頭蓋磁気刺激が開発された[2]．頭蓋骨に電流を通すため高圧電流を使用する必要がある．皮膚に大量の電流が流れるため，痛みを伴い普及は限られた．TESでは，皮質脊髄路に潜時の違う複数の下向性のインパルスが誘発される（multiple descending volley）．この点が，末梢神経の刺激と異なる特徴である．皮質脊髄路の軸索が直接刺激されたD-wave（direct wave）の潜時が一番速く，その後皮質内のシナプスを介したI-wave（indirect wave）が誘発される．

C 経頭蓋磁気刺激法（transcranial magnetic stimulation: TMS）

1．単発経頭蓋磁気刺激法

その後，痛みがなく簡便なTMSが開発された[3]．TMSでは頭蓋上においたコイルに急速に電流を短時間流し，変動磁場を誘導する．磁場は電気抵抗の高い頭蓋骨を通ることが可能なため頭蓋内を刺激できる．変動磁場によりコイルに流した電流と逆向きの電流が頭蓋内に誘導される．最終的に，大脳皮質はこの誘導電流で電気刺激される 図1 ．中枢運動伝導時間（central motor conduction time: CMCT）測定は，臨床の現場にも用いられるようになっている．TMSによるMEPは，TESのMEPより潜時が遅く，皮質内でシナプスを介していると考

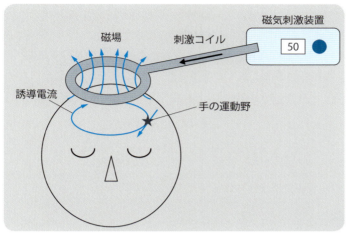

図1 経頭蓋磁気刺激法

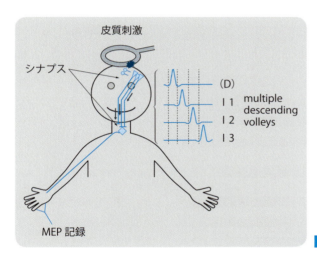

図2 multiple descending volleys

えられている．TMSではD-waveは誘発されにくく，I-waveが主体となる 図2 ．TMSでは大脳皮質と脊髄前角細胞レベルでシナプスを介するため，大脳皮質と脊髄の興奮性がMEPの振幅に反映する．

2. 磁気2発刺激法

TMSの振幅に大脳皮質の興奮性が影響するため，MEPの振幅を用いて運動野の興奮性を評価する方法がいくつか開発されている．その1つに磁気2発刺激法がある[4]．条件刺激を閾値以下のTMSとして，2発目のTMSによるMEPの振幅を分析する．刺激間隔1〜5 msでは抑制がみられ（短潜時皮質内抑制: short intracortical inhibition），運動野内のGABA性介在ニューロンの機能を反映すると考えられている．刺激間隔7〜15 msでは促通がみられ，皮質内促通（intracortical facilitation）とよばれる．

3. 反復磁気刺激法

　TMSを反復して運動野に与えた後しばらく，運動野の興奮性が変化すると報告され，神経可塑性を誘導する方法として注目されている．1 Hz以下の低頻度の後では，刺激後にMEPは小さくなり長期抑圧様の効果[5]が，高頻度後にはMEPが大きくなり長期増強様効果[6]が誘導される．検査法としてだけではなく治療法としても期待され，さまざまな反復刺激法がその後開発されている．

【文献】

1) Penfield WG, Boldrey E. Somatic motor and sensory representation in the cerebral cortex of man as studied by electrical stimulation. Brain. 1937; 60: 389-443.
2) Levy WJ, York DH, McCaffrey M, et al. Motor evoked potentials from transcranial stimulation of the motor cortex in humans. Neurosurgery. 1984; 15: 287-302.
3) Barker AT, Jalinous R, Freeston IL, et al. Non-invasive magnetic stimulation of human motor cortex. Lancet. 1985; 1: 1106-7.
4) Kujirai T, Caramia MD, Rothwell JC, et al. Corticocortical inhibition in human motor cortex. J Physiol. 1993; 471: 501-19.
5) Chen R, Classen J, Gerloff C, et al. Depression of motor cortex excitability by low-frequency transcranial magnetic stimulation. Neurology. 1997; 48: 1398-403.
6) Pascual-Leone A, Valls-Sóle J, Wassermann EM, et al. Responses to rapid-rate transcranial magnetic stimulation of the human motor cortex. Brain. 1994; 117: 847-58.

〈花島律子〉

誘発電位

06 ▶ 運動誘発電位　b. 基礎2: 磁気刺激の原理

> **Points**
> - 磁気刺激は中枢神経・末梢神経を，痛みなく，非侵襲的に刺激できる方法である．
> - 頭部にコイルを置いた場合，大脳皮質ニューロンを刺激できる．
> - 頭部または腰仙部にコイルを置いた場合，椎間孔部の脊髄神経を刺激できる．
> - 経頭蓋磁気刺激，神経根刺激，脳幹刺激，脊髄円錐部刺激などの刺激法がある．
> - 磁気刺激は安全性に関するガイドラインを順守する必要がある．

A　磁気刺激装置と記録

1. 刺激装置

　磁気刺激装置は，大型のコンデンサを有しており，大量の電荷を蓄電することができる．例えば円形のコイルを頭部に配置し，大量の電流をコイルに一気に流すと，ファラデーの法則に従い，コイルを貫く変動磁場が発生する．同時に変動磁場の周囲に，コイルに流れた向きと反対向きの誘導電流を発生させることができる 図1 ．この頭蓋内に発生した誘導電流により，

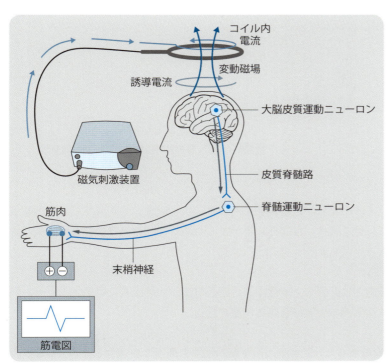

図1　磁気刺激の原理
経頭蓋磁気刺激．頭蓋内に発生した誘導電流により，大脳皮質運動ニューロンを刺激できる．インパルスが皮質脊髄路，脊髄運動ニューロン，末梢神経へと伝わり，筋が収縮する．表面筋電図により，運動誘発電位を記録する．

非侵襲的に大脳を刺激することができる．その際，頭皮に直接電流が流れることはなく，ほとんど痛みを感じることはない．刺激コイルには，用途に応じて，円形コイル，8字コイル，ダブルコーンコイル，MATSコイルなどがある．

2. 記録

手足の筋に表面筋電図を貼り付け，運動誘発電位（motor evoked potential: MEP）を記録する．後述する経頭蓋刺激，脳幹刺激の場合は，被検筋を随意収縮した状態で刺激を行う．これは皮質脊髄路からシナプスを介して神経伝達が行われる際に，随意収縮時記録でのみ，効率よく脊髄運動ニューロンが発火するためである．

B 磁気刺激の種類

1. 経頭蓋刺激

大脳皮質運動野を刺激する場合，記録側の対側の大脳皮質運動野を刺激する．上肢からの記録では，円形コイルまたは8字コイルを用いることが多い．手の一次運動野の直上で誘導電流が後方から前方に流れるように刺激する 図2．下肢からの記録では，円形コイルまたはダブルコーンコイルを用いる．足の一次運動野の直上で誘導電流が内側から外側に流れるように刺激する 図2．

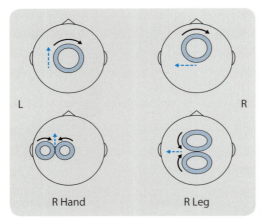

図2　大脳皮質運動野に対する経頭蓋磁気刺激

2. 神経根刺激（脊髄神経刺激）

上肢の記録では頸部に，下肢の記録では腰仙部に円形コイルを配置して刺激する．誘導電流はその性質から電導性の低い骨を避け，椎間孔に集中するため，同部位で脊髄神経を刺激できる．

3. 脳幹刺激

ダブルコーンコイルを後頭部に配置して刺激する．誘導電流が大後頭孔に集中するため，同部位の高さにある延髄錐体交叉部の皮質脊髄路を刺激できる．

4. 脊髄円錐部刺激

MATSコイルを用いて刺激すると，誘導電流が脊髄円錐部の周囲に集中するため，脊柱管内

の馬尾起始部を刺激できる．

C 安全性

　検査目的の磁気刺激では重篤な副作用は報告されておらず，安全である．ただし，体内金属（心臓ペースメーカー，脳深部刺激電極，人工内耳など）を有する患者に行うことは禁忌であり，妊婦に対しても安全性が確立されていないため，避けるべきである．研究目的で反復刺激を行う場合には，けいれんのリスクがある．磁気刺激を行う際には，安全性に関するガイドラインを順守する必要がある．

【文献】
1）松本英之. TMS. Single pulse stimulation. 臨床神経生理. 2012; 40: 216-21.
2）松本英之，宇川義一. 磁気刺激法の安全性に関するガイドライン. 臨床神経生理. 2011; 39: 34-45.
3）松本英之，宇川義一. 磁気刺激の原理. 精神科. 2013; 22: 131-5.

〈松本英之　宇川義一〉

06 ▶ 運動誘発電位　c. 臨床応用

> **Points**
> - 磁気刺激の臨床応用としては，単発刺激による皮質脊髄路の伝導の評価が主なものである．
> - 評価項目として中枢運動伝導時間（CMCT）が最も一般的である．
> - より詳細な評価項目として，C-BST CT，BST-R CT，CCCT，CECTなどがある．
> - 2連発刺激により，運動野の興奮性，脳梁の伝導，小脳機能なども評価できる．

A 中枢運動伝導検査の評価項目

1. CMCT

経頭蓋磁気刺激で得られたMEP潜時から，神経根刺激で得られたMEP潜時を引き算することで，中枢運動伝導時間（central motor conduction time: CMCT）を求めることができる 図1,2 ．比較的簡便に測定でき，感度もよいため，皮質脊髄路の伝導の評価項目としてよく用いられている．CMCTは，軸索障害（筋萎縮性側索硬化症など）および脱髄（多発性硬化症など）のいずれの病態でも延長しうる．ただし，感度は脱髄疾患の方が高い．

2. C-BST CT, BST-R CT

ダブルコーンコイルを用いて脳幹刺激を行うことにより，大脳脳幹伝導時間（cortico-brainstem conduction time: C-BST CT），脳幹神経根伝導時間（brainstem-root conduction time: BST-R CT）を測定できる 図1,2 ．前者の延長は皮質脊髄路の障害部位が頭蓋内であることを意味し，後者の延長は障害部位が頭蓋外であることを意味する．

3. CCCT, CECT

下肢には，脊柱管内に長い脊髄神経（馬尾）が存在しているため，CMCTでは，末梢神経障害によって，見かけ上CMCTが延長するという問題がある．この場合，MATSコイルを用いて脊髄円錐部刺激を行うことにより，大脳脊髄円錐運動伝導時間（cortico-conus motor conduction time: CCCT）と馬尾伝導時間（cauda equina conduction time: CECT）を測定できる 図1,2 ．CCCTは末梢神経成分（CECT）を含まない，より正確な中枢運動伝導検査の評価項目である．

B その他の臨床応用

1. 2連発刺激

1つまた2つのコイルを用いて，2回の磁気刺激を連続して行う手法を2連発刺激という．大脳運動野の2連発刺激により運動野の興奮性や脳梁の伝導を評価できる．小脳と大脳運動野の2連発刺激により，小脳機能も評価できる．

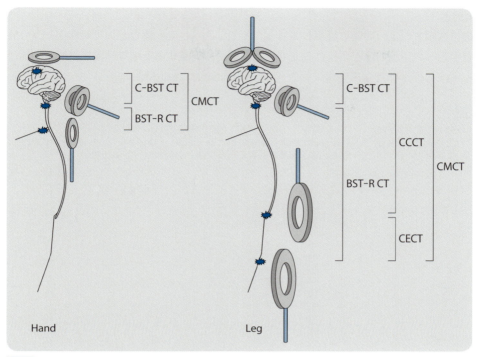

図1 中枢運動伝導検査における刺激法と評価項目

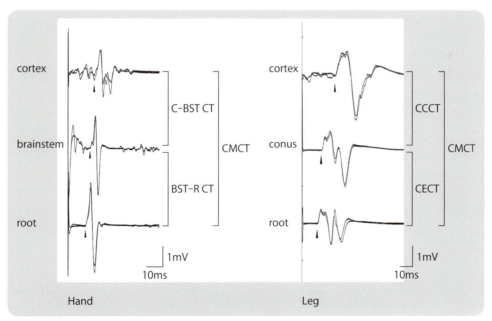

図2 MEPと評価項目
健常人での記録．上肢では，経頭蓋刺激，脳幹刺激，神経根刺激から，CMCT，C-BST CT，BST-R CT を測定できる．下肢では，経頭蓋刺激，脊髄円錐部刺激，神経根刺激から，CMCT，CCCT，CECT を測定できる．

2. 反復刺激

　　磁気刺激を一定の間隔で反復して行うことで，Parkinson病などの神経疾患，うつ病などの精神疾患への治療応用が期待されている．規則的に刺激する反復経頭蓋磁気刺激の他に，不規則に刺激を行う反復4連発磁気刺激（quadripulse stimulation: QPS）などもある．

【文献】
1）松本英之，宇川義一．臨床神経学での磁気刺激．臨床神経．2010; 50: 803-7.
2）松本英之，花島律子．経頭蓋磁気刺激の臨床応用と将来展望．神経内科．2014; 80: 279-85.
3）松本英之，宇川義一．経頭蓋磁気刺激の臨床応用及び新しい刺激法．計測と制御．2015; 54: 100-5.

〈松本英之　宇川義一〉

誘発電位

07 ▶ 術中脊髄機能モニタリング

> **Points**
> - ✓ 術中脊髄モニタリングは，脊椎の手術において，手術操作で神経組織を損傷するのを防ぐ目的で用いられる電気生理学的手法である．
> - ✓ 本法は感覚系と運動系に分類できるが，いずれも手術部位を挟んで一方を刺激し他方で記録することにより誘発波を測定し，脳・脊髄の機能を監視する手技である．
> - ✓ 現在脊椎の手術では必須の手技であるが特に側弯症（変形矯正術），後縦靱帯骨化症，脊髄髄内腫瘍の手術において有用である．
> - ✓ 各種モニタリング法には利点と欠点があり，これを理解した上で可能な限り複数の手技を組み合わせることにより信頼性の高いモニタリングが可能となる．
> - ✓ 現時点ではアラームポイントを全例で同一に設定することは困難で，症例により選択して行く必要がある．

A 術中脊髄モニタリングの歴史と意義

　術中モニタリングは手術に際し電気生理学的手法を用いて神経の機能を観察し，手術操作による神経系の障害，すなわち麻痺の発生を未然に防ぐことを目的に施行される手技の1つである．体性感覚誘発電位などの誘発電位が記録可能になる以前にはwake up test，すなわち術中に危険な操作が行われた直後に麻酔を覚醒させ，実際に四肢の動きを観察することにより脊髄の機能障害の発生の有無を確認していた．しかし，この方法は危険な手術操作が終了してから麻痺の有無を確認するしかなく，厳密にいえば術中モニタリングとしての機能を満たしていない．これに対し現在行われている術中モニタリングは脳や脊髄，末梢神経を電気刺激し手術部位を通過した後の誘発波を，脳や脊髄，上下肢から記録する電気生理学的手法であり，リアルタイムに脊髄や末梢神経の機能の変化を感知できるため，本来の意味での術中モニタリングが可能となった．特に髄内腫瘍摘出術や側弯症，後縦靱帯骨化症など，手術操作により麻痺を生じる可能性が比較的高い疾患では必須の手技であるが，その方法には多くの種類があり，その目的により選択施行されている．本邦では玉置，黒川，下地らが開発した脊髄刺激-脊髄記録誘発電位（Sp-SCEP）が1970年代初めより実用化され用いられてきた[1]．これに対し，米国ではアイオワ大学の山田らを中心に[2]上肢の正中・尺骨神経や下肢の後脛骨神経を刺激し頭皮上で誘発電位を記録する短潜時体性感覚誘発電位（SSEP）が古くから普及していた．また，イギリスでは末梢神経刺激-脊髄記録による電位の報告が多かった[3]．この国別のモニタリング法の違いの原因の1つとして，わが国では手術を実行する整形外科や脳外科医が直接モニタリング法を研究・開発していたのに比し，欧米では主として神経内科医により電気生理検査技師を介して実施されていたため非侵襲的な手技以外は実施不能であったことがあげられる．その後，

● 表1 ● 脊髄モニタリングの種類

	長所	短所
Br(E)-MsEP	・感度ほぼ100% ・Multiple channel で多くの筋を検出可能	・偽陽性率が高い ・検査中は術中操作を中断 ・麻酔の影響を受けやすい
Br(E)-SCEP	・感度が高い ・信頼性が高い	・波形導出困難な時がある ・麻痺筋の同定が不可能 ・硬膜外に tube 挿入が必要
SSEP	・Op 操作に無関係に検出可能 ・感覚系の評価も可能	・偽陰性例が多い ・記録に時間がかかる ・低振幅でノイズに弱い
SP(E)-SCEP	・信頼性が高い ・麻痺の強い例でも記録可能	・偽陰性例が多い ・硬膜外に tube 挿入が必要

経頭蓋電気刺激-筋記録誘発電位〔Br(E)-MsEP〕が開発され，初めて運動路のモニタリングが可能となった．現在では，本邦でも米国でもこの経頭蓋電気刺激-筋記録誘発電位〔Br(E)-MsEP〕と SEP を組み合わせて，運動路と感覚路を同時にモニターする方法が主として普及している[4]が，施設により様々な手技や種類の組み合わせがなされており，その長所・短所を踏まえて選択することが重要である 表1 ．今後，日本臨床神経生理学会など指導的立場にある学会が指針などの策定に注力する必要がある．

B 術中脳脊髄モニタリングの種類

現在 図1, 2 [6]に示すごとくの感覚系，運動系のモニタリング法が存在するが，主として脊椎脊髄手術に用いられている術中モニタ

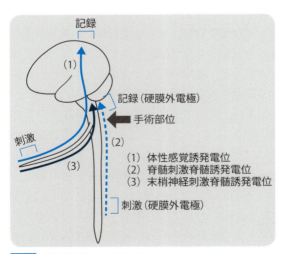

図1 感覚系モニタリング
(川端茂徳，他．日脊会誌．2006; 17: 786-90)[6]

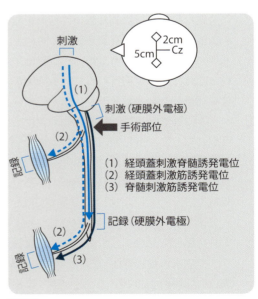

図2 運動系モニタリング
(川端茂徳，他．日脊会誌．2006; 17: 786-90)[6]

リング手技は以下の5つである．各モニタリング法について解説する．
　1．体性感覚誘発電位（SSEP）
　2．経頭蓋電気刺激-筋記録誘発電位〔Br(E)-MsEP〕
　3．脊髄刺激-脊髄記録誘発電位〔Sp(E)-SCEP〕
　4．経頭蓋電気刺激-硬膜外記録脊髄誘発電位〔Br(E)-SCEP〕
　5．free run EMG

1. 短潜時体性感覚誘発電位（SSEP: short latency somatosensory evoked potential）

　感覚受容器や神経に外界から刺激が与えられたときに発生する活動電位が広い意味での体性感覚誘発電位である．通常頸椎疾患において施行する場合には上肢の正中あるいは尺骨神経を電気刺激するか，下肢の脛骨神経を電気刺激して，頭蓋表面から記録する．SSEPの場合，脳表の体性感覚野から得られる誘発波が微弱であるため通常500から1,000回の加算が必要であることより，数分の記録時間が必要である．このため純粋な意味でのreal timeの評価ができない欠点がある．しかし，得られる波形の再現性は非常に高く，また，記録するコンポーネントを選べば有用な感覚系のモニタリングが可能となる．末梢神経を電気刺激することにより上行するインパルスは後角から脊髄に入り，後索路を上行し内側毛帯でシナプスを介し視床から，大脳皮質の感覚野に到達する．この間に下肢であればN24，P31，P40などの，上肢であればN11，P14，P20などのコンポーネントが記録されるがP14，P31まではシナプスを介さないいわゆる遠隔電場電位であり，この電位を対象コンポーネントとする限り麻酔の影響もほとんど受けず，安定した誘発波が記録される．このコンポーネントを記録するためには基準電極を頭皮外に設置することが必要であり，通常は両耳朶連結（A1＋A2）を基準電極（不関電極）とするとよい．通常，上下肢の電気刺激は4〜7 Hzで運動閾値の2倍程度の刺激強度とする．このモニタリング法は，手術中に手術操作と関係なく連続記録をしてトレンドとして記録を残してゆく利用法に適している．

2. 経頭蓋刺激筋記録誘発電位〔Br(E)-MsEP〕

　本法は大脳をtrain刺激する方法が開発されるとともに，プロポフォール麻酔が登場し急速に普及してきた．従来より経頭蓋電気刺激は試みられてきたが，ほとんど実用となる電位は記録できなかった．これに対し刺激間隔（ISI）を1〜2 mmとし4〜5回連続刺激（train刺激）することで脊髄前角細胞でtenporal summationが生じることで，最も大きな場合で1〜2mvの振幅をもった複合筋活動電位（CMAP）が記録できる．刺激電極はいろいろな物が用いられてきたが，近年ではコークスクリュー電極が簡便で電極移動の心配もなく安定して刺激できる．刺激部位は松田ら[5]の方法に準じてCzから5 cm外側2 cm前方に設置することが多い．記録電極は上下肢の筋から2〜14 chで必要と思われる筋からBerry-Tendon法にて針電極か表面電極で記録する．本法の問題点は刺激が麻酔による抑制効果で最大上刺激ではないため，末梢神経刺激によるCMAPに比し振幅が10から20分の1と小さく，特に術前より麻痺を有する例や，手術時間が5時間を超える例では途中で波形が減衰し記録不能となることもあり（anesthetic fade）不安定になりやすいことがあげられる．このためtetanus刺激法，double train法，multiple train法など各種促進法が開発されつつある．本法では10〜20回加算する方法と，1回刺激で記録する方法がある．

3. 脊髄刺激-脊髄記録法〔Sp(E)-SCEP〕

1972 年黒川，玉置らが開発し，わが国で発達したモニタリング法で歴史的意義は大きい．現在でも麻痺の強い例では麻酔の影響も受けず最も記録できる可能性の高い誘発波であり，最終的に拠り所とする手法として重要な位置を占めている．通常，術野より頭側と尾側に 2 極の硬膜外電極を挿入し，一方を刺激に，他方を記録に使用して脊髄誘発電位を記録する．刺激条件は 0.2 msec の矩形波を 20〜50 Hz の刺激頻度で数 mA から 30 mA で最大上刺激し，50 から 100 回加算して記録する．SSEP と同様に主として後索および後側索を上行ないしは下行することによる誘発波で感覚系のモニターが可能である．

4. 経頭蓋電気刺激-硬膜外記録脊髄誘発電位〔Br(E)-SCEP〕

従来，主として脳外科の片山らにより臨床応用されてきた誘発波で，運動路のモニタリングが可能である．経頭蓋刺激で硬膜外電極より記録する脊髄誘発電位で D 波と I 波よりなる．経頭蓋電気刺激-筋誘発電位より麻酔の影響を受けにくいが，術前より麻痺のある例では脊髄より直接記録するために tenporeal dispersion が強く（脊髄刺激-脊髄記録より刺激点と記録点が離れているため），術中の変化を評価しにくくなる欠点がある．

5. free run EMG

近年，経頭蓋電気刺激-筋誘発電位〔Br(E)-MsEP〕が広く普及するに伴い，このモニタリングのために設置している上下肢筋の記録電極を利用し，手術操作などで神経に直接刺激が加わったときに発生する自発放電を記録しモニタリングに利用する報告が認められるようになってきた．この free run は実際には神経を傷害したときのみでなく，脊髄や神経根に軽く接触する程度の操作でも自発放電が認められるため現時点では有用性に関しては未知の部分が多い．

【文献】
1) 黒川高秀．硬膜外腔における脊髄刺激による誘発脊髄電位．脳波と筋電図．1972; 1: 64-6.
2) Kimura J. Intraoperative monitoring. Electrodiagnosis in diseases of nerve and muscle: Principles and practice. 3rd ed. Oxford University Press; 2013. p.533-5.
3) Jones SJ, Edgar MA, Ransford AO, et al. A system for the electrophysiological monitoring of the spinal cord during operations for scoliosis. J Bone Joint Surg. 1983; 65-B: 134-9.
4) 齋藤貴徳，今田直紀，小串むつみ，他．体性感覚誘発電位と経頭蓋電気刺激筋誘発電位を用いた術中脊髄機能モニタリング．臨床脳波．2009; 51: 270-85.
5) 松田英雄，中田信昭，安並敏哉，他．大脳刺激による遠位神経誘発電位．神経進歩．1988; 32: 124-37.
6) 川端茂徳，小森博達．脊髄モニタリング．日脊会誌．2006; 17: 786-90.

〈齋藤貴徳〉

誘発電位

08 ▶ 事象関連電位（P300） a. 基本と原理

> **Points**
> ✓ 事象関連電位（ERP）とは何らかの事象に関連して生じる脳電位のことであり，特にオドボール課題による P300 が知られている．
> ✓ P300 は潜時 300 ms に陽性の大きな振幅のピークとして出現する ERP であり，刺激に対する高次の認知反応を反映していると考えられている．
> ✓ P300 の測定には平均加算処理が必要であり，結果には被験者の注意集中度も影響する．

A 事象関連電位，P300 とは何か

事象関連電位（event-related potential: ERP）とは，光や音，自発的な運動などの特定の事象に関連して一過性に生じる脳電位であり，自発的に生じる脳波に重なって記録される．そのうち，事象から約 300 ms 以降に，陽性の大きな振幅のピークとして出現する脳電位は P300 とよばれ，頭皮上では中心頭頂部で最も大きく記録される．一般に P300 の振幅は 10～20 μV，潜時は 250～500 ms とされるが，潜時については成人以降で加齢とともに延長することが知られている．

なお，P300 は別に後期陽性成分（late positive component），または P3 ともよばれ，歴史的には 1965 年で Sutton らにより，初めて報告されている[1]．

P300 は外的刺激に対して短潜時で出現する単純な誘発電位とは異なり，被験者自身の注意や意欲などの影響を受ける電位であるため，高次の認知反応を反映すると考えられている．

B P300 の発生機序と意義

近年では脳磁図，functional MRI での研究と合わせ，P300 は P3a と P3b の 2 成分からなることが示されており，それらに関連する脳部位も特定されつつある[2,3]．

P3a は前頭部優位に出現し，刺激から 250～300 ms の潜時にピークをもつ電位である．課題処理中の注意の定位に関連した前頭前野背外側部，帯状回，縁上回を主な起源とすることが判明している．一方，それより遅れた潜時で出現する P3b は中心部から頭頂部を最大とする電位である．刺激から潜時 300 ms あるいはこれ以降に遅いピークをもち，上側頭溝付近，前頭前野腹外側部，内側側頭葉を主に発生源とし，記憶処理に関係するといわれている．P300 が出現するためには，前述のように広範な領域が同時に活動する必要があり，その機序として脳幹部（橋）の青斑核におけるノルアドレナリン作動性ニューロンの関与が示されている[4]．

P300 の意義についてはまだ定まった見解が得られていないが，発生する条件や変化については明らかとなってきているため，次項で述べるような臨床応用もなされている．

C ▶ P300の測定方法 図1

1．記録部位
　脳波は国際10-20法に準拠し電極を取り付けるが，ERPを測定する場合には脳の電気活動の影響を受けにくい部位に貼りつけた電極（両耳朶電極）を基準として頭皮上の探査電極（Fz，Cz，Pzなど）から脳波を記録するのが一般的である．

2．オドボール課題
　P300の検査には，オドボール課題とよばれる識別可能な2種類の感覚刺激をランダムに，かつ，呈示頻度に差をつけ被験者に呈示し，低頻度の刺激に対して所定の反応を行わせる課題を用いる．
　音刺激あるいは視覚刺激のいずれかを用いることが多く，1000 Hzと2000 Hzの純音を用いる聴覚刺激が一般的である．その他には，異なる形や色などを区別させる視覚刺激や，第2指と第5指に電気刺激を与え区別させる体性感覚刺激を用いても記録は可能であるが，各感覚刺激により潜時や振幅が変化するため注意が必要である．

3．測定方法
　音刺激を例にあげると，1000 Hzと2000 Hzという2つの音をもちい，低頻度刺激（rare）：高頻度刺激（frequent）＝2：8とし，1～数secの頻度で刺激を呈示する．被験者には低頻度刺激となる音をカウント，もしくはキーを押してもらう．このとき数える刺激を標的刺激（target stimulus），数えない刺激を標準刺激（standard stimulus）とよぶ．このような課題を行っているときの脳波を記録する．

4．加算平均処理
　P300は事象関連電位の中では比較的振幅の大きな脳電位であるが，単回のみでは背景脳波

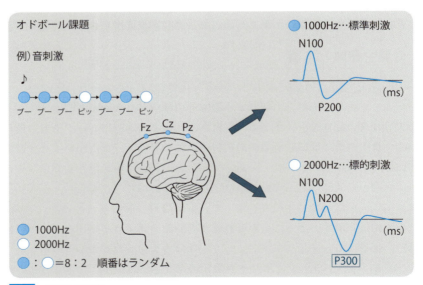

図1　P300の測定

と ERP とを区別できない．そのため，数十回分の脳波データを特定の事象の開始時点に揃えて，時間ポイントごとに加算平均することで，その事象に関連した脳電位を抽出する作業が必要となる．なお，高頻度の刺激に対しても加算平均を行い，両者の差をとることで，P300 以外の成分を取り除くという方法もある．

なお，結果の解釈にあたっては，P300 が課題因子（課題の種類，難易度，刺激間隔など）や被験者因子（性別，加齢，疲労，教育歴，内服薬など）の影響をうけることを念頭において判断することが必要である．

【文献】
1) Sutton S, Braren M, Zubin J, et al. Evoked-potential correlates of stimulus uncertainty. Science. 1965; 150: 1187-8.
2) Duncan CC, Barry RJ, Connolly JF, et al. Event-related potentials in clinical research; Guidelines for eliciting, recording, and quantifying mismatch negativity, P300, and N400. Clin Neurophysiol. 2009; 120: 1883-908.
3) Halgren E, Marinkovic K, Chauvel P. Generators of the late cognitive potentials in auditory and visual oddball tasks. Electroencephalogr Clin Neurophysiol. 1998; 106: 156-64.
4) Nieuwenhuis S, Aston-Jones G, Cohen JD. Decision making, the P3, and the locus coeruleus-norepinephrine system. Psychol Bull. 2005; 131: 510-32.

〈髙嶋良太郎　平田幸一〉

誘発電位

08 ▶ 事象関連電位（P300） b. 臨床応用

> **Points**
> ✓ P300は再現性が高く振幅が大きいため比較的少ない加算回数でも波形が得られ，臨床応用がなされている．
> ✓ 認知症やParkinson病，統合失調症などの各種疾患における変化が報告され，認知機能障害の指標としてもちいられている．
> ✓ 近年ではブレインマシンインターフェース（brain machine interface: BMI）への工学的応用が進んでおり，意思伝達装置の商品化も行われている．

　P300の意義についてはまだ定まった見解が得られていないが，発生する条件や変化については明らかになってきている．また，事象関連電位（event-related potential: ERP）のなかでは再現性が高く，振幅も大きく比較的少ない加算回数でも波形が得られる特性があるため，臨床においても疾患ごとに異なる変化があるとの報告がなされている．今までに研究されてきた主な疾患と変化，そしてP300を応用した意思伝達装置について解説する．

A　神経・精神疾患におけるP300

1. 認知症（Alzheimer病）

　認知症患者においては健常者と比べてP300潜時が延長していることが多く，かつ知能検査データとの相関もあることが以前より示されてきた．物忘れを訴える患者を集めた前向き研究においては，最終診断がAlzheimer病であった群では，初診時の段階からP300が最大振幅となる潜時が延長しており，経年要因を除外してもその傾向は最後まで変わらなかったことが示されている[1]．

　また，P300成分はP3a，P3bの成分に分けられるが，特に認知症においては記憶処理に関連するとされるP3b潜時が延長していることが示されている．

　なお，少数例の報告ではあるが，Alzheimer病治療薬の使用によりP300潜時が短縮することも報告されている[2]．

2. Parkinson病

　Parkinson病では一般に固縮や振戦，動作緩慢などの運動症状が有名であるが，認知機能障害や睡眠異常，自律神経症状などの非運動症状も多く存在する．

　P300における変化としては，P300潜時が延長するという報告が多く，特にP3b潜時は認知症合併例で有意な延長がみられるとされる．また，P3b潜時については罹病期間が影響することが示されており，長期罹患群でP3b潜時の延長と振幅低下がみられたとの報告がなされている[3]．

　P300は課題の種類により結果が変化するが，Parkinson病では図形課題と文字課題を用い

た場合で比較すると，文字課題においてP3b潜時が延長したとの報告があり，課題を複雑にすることで認知機能障害をより鋭敏に検出できる傾向があることが示されている．

3. 統合失調症

統合失調症は妄想や幻覚等の陽性症状と，感情の鈍麻や自閉といった陰性症状に加えて認知機能障害を呈する．P300については1970年代より報告がなされており，潜時に変化がなく振幅が低下していることが特徴とされている．特に陰性症状と相関するという報告が多く，また臨床症状の変動によってもP300に変化を生じることが知られている[4]．なお，治療介入によるP300の変化については各種変化が報告されており，定まった見解は得られていない．

B　ブレインマシンインターフェース

操作元となるヒトの脳と操作対象となる機械とをつなぐハードウェアまたはソフトウェア．具体的には脳波を読み取るセンサーや脳波を解析するプログラムなどを総称してブレインマシンインターフェース（brain machine interface: BMI）とよんでいる．

脳波や脳活動による血流量変化などをもとに意思を読み取り，これを機械への入力データへ変換し信号を送ることで，脳と機器を直結することが可能となる．主に直接操作が困難な場所での作業や，体を動かせない状況での意思伝達を行うことを目的として開発されてきたが，医療現場においては，四肢の筋力低下を生じる筋萎縮性側索硬化症などの神経疾患における意思伝達装置としての使用が代表的である 図1 ．脳からの情報を取り出す手段として，現在では脳波や脳磁図，近赤外分光分析法（near infra-red spectoroscopy: NIRS），functional MRIなどがもちいられているが，そのうちの1つとしてP300も使用されている．過去の文献をみ

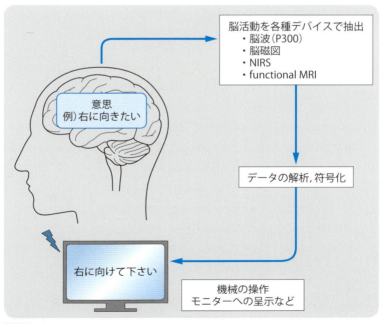

図1　BMIによる意思伝達のイメージ

ると，1988 年に Farwell らは，アルファベットを行列状に提示した画面をもちい，行列の点滅を刺激として P300 を求め，これにより文字を検出する方法を報告している[5]．

　その後，各種改良が加えられ，近年ではピクトグラムを提示した画面をもちいた機器も作成され，商品化されるものも出てきている．P300 をもちいた BMI には，特別な操作訓練を必要としないという利点があり，今後の発展と医療現場での普及が望まれる．

【文献】
1）Gironell A, Garcia-Sanchez C, Estevez-Gonzalez A, et al. Usefulness of p300 in subjective memory complaints; Aprospective study. J Clin Neurophysiol. 2005; 22: 279-84.
2）平田幸一，定　翼，高嶋良太郎，他．Galantamine のアルツハイマー病への効果．事象関連電位の変化を含めて．Progress in Medicine. 2013; 33: 957-61.
3）Wang L, Kuroiwa Y, Kamitani T, et al. Visual event-related potentials in progressive supranuclear palsy, corticobasal degeneration, striatonigral degeneration, and Parkinson's disease. J Neurol. 2000; 247: 356-63.
4）Mathalon DH, Ford JM, Pfefferbaum A. Trait and state aspects of P300 amplitude reduction in schizophrenia: a retrospective longitudinal study. Biol Psychiatry. 2000; 47: 434-49.
5）Farwell LA, Donchin E. Talking off the top of your head: toward a mental prosthesis utilizing event-related brain potentials. Electroencephalogr Clin Neurophysiol. 1988; 70: 510-23.

〈髙嶋良太郎　平田幸一〉

誘発電位

09 ▶ ミスマッチ陰性電位　a. 基本と原理

> **Points**
> - ミスマッチ陰性電位（mismatch negativity, 以下 MMN）は，事象関連脳電位（event-related brain potential, 以下 ERP）の 1 つである．
> - 無意識的に誘発される自動処理を反映する外因性 ERP の特徴を有する．
> - 弁別や注意転換という認知情報処理を反映する内因性 ERP の特徴も有する．
> - MMN 発生には，記憶痕跡説 memory trace theory が支持されている．
> - MMN は，ほとんどの聴覚変化で誘発される．
> - MMN の発生には，時間統合窓（temporal window of integration, 以下 TWI）機能が関与する．
> - MMN の主な発生源は上側頭回 supratemporal gyrus である．

A　ERP のなかでの位置づけ: 無意識的自動処理

　ERP は外因性（exogenous）と内因性（endogenous）に分類される．誘発電位である外因性 ERP は自動処理（automatic process）を反映し，随伴陰性変動（contingent negative variation, 以下 CNV）や P300 のような内因性 ERP は制御認知処理（controlled cognitive process）を反映する．しかし，Näätänen らによって発見された MMN は，従来の ERP に当てはまらず，いずれの特徴も有し，音変化の探知弁別など認知的情報処理を反映しながら，無意識的な自動処理を反映する[1]．

B　記憶痕跡説 memory trace theory

　記憶痕跡説は，これまでの膨大な研究によって，MMN は頻回提示された音の感覚記憶痕跡（sensory memory trace）とそれから変化した音との比較過程を反映すると確証されてきた[1]．標準刺激の記憶痕跡の存在が MMN の発生に不可欠である根拠は以下の通りである[2]．①MMN の潜時と持続時間は N1 成分と異なる．②N1 を誘発しないような（つまり，物理的刺激が存在せず，求心性ニューロンが賦活されない）欠落によっても MMN が誘発される[3,4]．③選択的で特徴特異的な順応が起こらない場合にも MMN が誘発される．④MMN の頭皮上分布と発生源は N1 と異なる．⑤様々な実験操作による N1 の感度は，MMN のそれと異なる．⑥注意転換の感受性は N1 の神経集合の周波数特異性をもとに計算されたものより大きい．

　この記憶痕跡は，現在の一過性なもの（transient trace）だけでなく，母国語のような半恒久的な言語記憶（permanent trace）さえも記憶される[5]．言語的に近い関係にあるフィンランド語とエストニア語の磁気的な MMN（magnetic counterpart of MMN, 以下 MMNm）が比較され，その結果，フィンランド語には存在しない［Õ］に対する MMNm がフィンラン

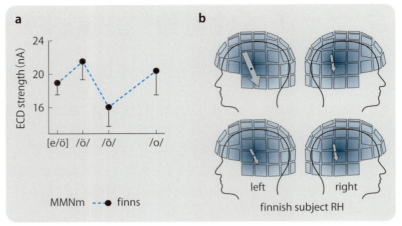

図1　磁気的脳反応により示された言語特異的な音素表現

a: フィンランド人9人からなる言語音変化に対する左聴覚皮質における等価電流双極子（equivalent current dipole, 以下 ECD）の平均値. b: 典型的所見を示したフィンランド人の聴覚皮質の ECD で, 上段は ö に対する反応で, 下段は õ に対する反応. 左半球の ö に対する ECD だけが有意に大きい.（Näätänen R, et al. Nature. 1997; 385: 432-4[5]）より一部改変）

ド人では著しく小さいことが明らかになった．この研究は，その後の MMN による言語研究の端緒となった 図1．

C MMN を誘発する聴覚変化

　日常環境における聴覚変化に対しても，あらゆる場面で MMN が発生しているはずであるが，MMN の検査室測定の場合には，単調に繰り返される音刺激系列から，複雑な言語刺激系列まで様々な背景の音系列が用いられる．あらゆる聴覚変化は MMN を誘発する．例えば周波数変化 frequency change，強度変化 intensity change，持続長変化 duration change，位置変化 location change，音声変化 phonetic change，部分欠落音 partial omission，音素変化 phoneme change[5]，ミッシングファンダメンタル missing fundamental[3,4]，完全欠落音 complete omission[3,4]は，MMN を誘発できる．ただし完全欠落音だけは，後述する特殊な条件でのみ誘発される．いずれにせよ，MMN が複雑な聴覚記憶痕跡の分析の手段でもあることが示唆される．

D MMN と時間統合窓機能

　完全欠落音 complete omission は，刺激間隔 stimulus of asynchrony（SOA）が 150 ms 以下のときにだけ MMN を誘発する[3,4]．この現象は，MMN の発生環境において，音刺激が無音部分 silence を含めた 150〜170 ms の聴覚単位として振舞うことを示している．つまり，MMN が反映する神経基盤においては，頻回音の特徴が抽出され，約 160〜170 ms 長の時間統合窓（temporal window of integration, 以下 TWI）機能により単一の聴覚事象に統合された記憶痕跡が形成される[3,4]．ここで形成された知覚的神経表現は意識的な知覚に利用され

ることが知られている．また，この神経表現は，数秒以内に繰り返されないと感覚記憶からは消えてしまい，MMN は誘発されなくなる．

E MMN の発生源: 側頭葉成分と前頭葉成分

他のほとんどの ERP ではいまだに発生源が同定されていないが，MMN の発生源は，脳磁図研究や脳波研究，ネコやサルの頭蓋内記録などによって，一次聴覚野近傍の上側頭回 supratemporal gyrus に，早期から同定されていた．また MMN は，側頭葉成分と前頭葉成分に分かれ，前者は刺激変化の検出，後者は刺激弁別と注意転換に関連すると考えられている[1]．これらは，頭皮電流密度（scalp current density，以下 SCD）を用いて示されている．

F 聴覚以外の感覚モダリティにおける MMN

MMN の研究の初期段階から聴覚以外の感覚モダリティにおける MMN が探求されてきた．視覚 MMN の報告は，近年盛んに行われるようになってきた．しかし，体性感覚 MMN の報告などは，わずかであり，その結果も一様ではない．確証的な MMN のデータ集積は，聴覚モダリティに集中している．

【文献】
1) Näätänen R, Michie PT. Early selective attention effects on the evoked potential. A critical review and reinterpretation. Biol Psychol. 1979; 8: 81-136.
2) Näätänen R, Jacobsen T, Winkler I. Memory-based or afferent processes in mismatch negativity（MMN）: A review of the evidence. Psychopysiology. 2005; 42: 25-32.
3) Yabe H, Tervaniemi M, Reinikainen K, et al. Temporal window of integration revealed by MMN to sound omission. NeuroReport. 1997; 8: 1971-4.
4) Yabe H, Tervaniemi M, Sinkkonen J, et al. Temporal window of integration of auditory information in the human brain. Psychophysiology. 1998; 35: 615-9.
5) Näätänen R, Lehtokoski A, Lennes M, et al. Language-specific phoneme representations revealed by electric and magnetic brain responses. Nature. 1997; 385: 432-4.

〈矢部博興　刑部有祐〉

誘発電位

09 ▶ ミスマッチ陰性電位　b. 臨床応用

> **Points**
> - ミスマッチ陰性電位（mismatch negativity，以下 MMN）は，他の事象関連脳電位（event-related brain potential，以下 ERP）と違って，発生源が上側頭回に同定されているので臨床応用の可能性が高い．
> - 統合失調症をはじめとする異常検出には持続長変化に対する MMN（duration-MMN）の検出力，信頼性が高い．
> - MMN の発生が N-メチル-D-アスパラギン酸（NMDA）受容体拮抗薬によって阻害される．
> - 統合失調症における左側 Heschl 回の体積減少は MMN の減衰と高い相関がある．
> - duration-MMN は，統合失調症発症の早期発見バイオマーカーになる可能性がある．

A　MMN の利点と臨床応用

　　MMN は安価な装置しかいらず，計測が容易であり，様々な臨床応用が期待される．
　　Näätänen と Escera は，過去の MMN 知見をまとめ，臨床応用の可能性について述べ，認知神経科学の他分野では同様の貢献の可能性を有する測定法はないと述べた[1]．MMN 誘発には特別な認知課題などは必要がないので，様々な臨床群に対しても適応可能である．つまり，MMN は心理課題の意味を理解できない疾患患者にも適用することができるのである．また MMN は，他の内因性 ERP と違って，主な発生源が一次聴覚野近傍と同定されていることや，課題が不要で睡眠中や意識障害の状態でも計測可能であることも，臨床応用に大きな利点である．近年，duration-MMN が様々な臨床群に敏感であるという利点をもつことがわかった．以下に以前の臨床研究所見を列記する．

B　統合失調症と MMN

1. 統合失調症に関する初期の MMN 研究

　　MMN を用いた統合失調症研究が，数多くなされてきた．統合失調症患者で MMN が減衰することを初めて報告したのは Shelley と Michie らであったが，その研究では症状尺度や向精神薬とは相関がなかった[2]．その後の彼らの研究により，duration-MMN が陰性症状評価尺度と相関することが報告された．

2. MMN と統合失調症に関連する NMDA 受容体

　　Javitt らは，サルにおいて，MMN の発生が NMDA 受容体拮抗薬によって阻害されたことから，MMN と NMDA 受容体との強い関連性を初めて示した重要な報告を行った[3]．

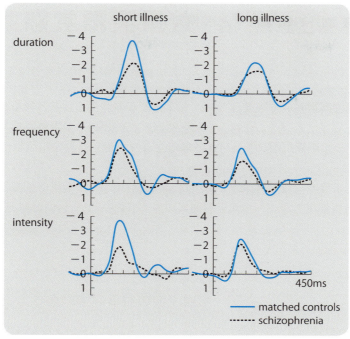

図1 罹病期間が短い群（short illness）と長い群（long illness）で，時間長（duration，上段），周波数（frequency，中段），強度（intensity，下段）の逸脱音に対するMMN（Fz）(Todd J, et al. Biol Psychiatry 2008; 63: 58-64[5])より一部改変)

3. MMNと統合失調症におけるHeschl回の体積減少所見

SalisburyとKasaiらは，統合失調症における左半球のHeschl回の灰白質の体積減少がMMNの減衰と高い相関があると報告した[4]．

4. 統合失調症におけるduration-MMN異常の信頼性

ToddとMichieらは，duration-MMNの信頼性について，周波数変化に対するMMN（frequency-MMN）や強度変化に対するMMN（intensity-MMN）と比較して，統合失調症におけるduration-MMN減衰の所見の信頼性が最も高いと報告した[5] 図1．

5. 発病危険状態（at risk-mental state，以下ARMS）とduration-MMN

近年の統合失調症のARMS研究では，duration-MMNの減衰が，統合失調症発症予測のバイオマーカーになり得るという報告が相次いでなされた[6]．例えば，Bodatschらは，62例のARMSのduration-MMNを記録した結果，フォローアップ期間（中央値32カ月）の内に25例が精神病を発症したが，37例は発症しなかった．発症した群ではduration-MMNが有意に減衰していた[7]．Shaikhらによれば，41例のARMSの内で，2年以内に10例が統合失調症を発症したが，発症前のduration-MMNはすでに，健常者や31例の非発症者のそれと較べて有意に振幅低下していたと報告した[8]．

C　統合失調症以外の臨床所見と MMN

1.　加齢と MMN

　　加齢について，Pekkonen らの研究では，frequency-MMN が 1.5 秒以下の刺激間隔の場合には加齢による影響は出なかったが，4.5 秒の刺激間隔では差が出たと報告された．つまり，加齢が記憶痕跡の持続時間に影響することが示された[9]．Czigler ら[10]や Karayanidis ら[11]の研究では，duration-MMN が年長者で振幅低下すると報告された．つまり，duration-MMN は通常の刺激間隔ですら加齢により振幅が減衰をすることが示された．

2.　duration-持続長 MMN と昏睡からの回復予測

　　昏睡患者について，Fisher ら[12]は duration-MMN を計測した．128 例の昏睡患者の中 33 人に duration-MMN が記録された．重要なのは，MMN の記録された 33 例の内で 30 人が意識障害から回復したことである．つまり，duration-MMN の発生の有無が，その後の意識障害からの回復を予測した．

3.　認知症と MMN

　　認知症において，frequency-MMN は，Verleger らが Alzheimer 病患者で減衰も遅延もしなかったと報告した[13]．ところが，Schroeder らは，duration-MMN では認知症患者で減衰したと報告した[14]．

D　duration-MMN と時間窓統合機能（temporal window of integration, 以下 TWI）

　　以上のように，duration-MMN は，脳疾患のいくつかでその異常を検出する感度が高いようにみえる．しかしながら，何故，duration-MMN の振幅が，他の変化と違って異常検出の感度が高いのかについては不明なままである．これらは，duration-MMN の障害には，TWI の障害が重なっているからと筆者らは推定している（投稿準備中）．

【文献】
1) Näätänen R, Escera C. Mismatch negativity: clinical and other applications. Audiol Neurootol. 2000; 5: 105-10.
2) Shelley AM, Ward PB, Catts SV, et al. Mismatch negativity: an index of preattentive processing deficit in schizophrenia. Biol Psychiatry. 1991; 30: 1059-62.
3) Javitt DC, Steinschneider M, Schroeder CE, et al. Role of cortical N-methyl-D-aspartate receptors in auditory sensory memory and mismatch negativity generation: Implications for schizophrenia. Proc Natl Acad Sci. 1996; 93: 11962-7.
4) Salisbury DF, Kuroki N, Kasai K, et al. Progressive and interrelated functional and structural evidence of post-onset brain reduction in schizophrenia. Arch Gen Psychiatry. 2007; 64: 521-9.
5) Todd J, Michie PT, Schall U, et al. Deviant matters: Duration, frequency, and intensity deviants reveal different patterns of mismatch negativity reduction in early and late schizophrenia. Biol Psychiatry. 2008; 63: 58-64.
6) Näätänen R, Shiga T, Asano S, et al. Mismatch negativity(MMN)deficiency: a break-through biomarker in predicting psychosis onset. Int J Psychophysiol. 2015; 95: 338-44.
7) Bodatsch M, Ruhrmann S, Wagner M, et al. Prediction of psychosis by mismatch negativity. Biol Psychiatry. 2011; 69: 959-66.
8) Shaikh M, Valmaggia L, Broome MR, et al. Reduced mismatch negativity predates the onset

of psychosis. Schizophr Res. 2012; 134: 42-8.
9）Pekkonen E, Rinne T, Reinikainen K, et al. Aging effects on auditory processing: an event-related potential study. Exp Aging Res. 1996; 22: 171-84.
10）Czigler I, Csibra G, Csontos A. Age and inter-stimulus interval effects on event-related potentials to frequent and infrequent auditory stimuli. Biol Psychol. 1992; 33: 195-206.
11）Karayanidis F, Andrews S, Ward PB, et al. ERP indices of auditory selective attention in aging and Parkinson's disease. Psychophysiology. 1995; 32: 335-50.
12）Fischer C, Morlet D, Bouchet P, et al. Mismatch negativity and late auditory evoked potentials in comatose patients. Clin Neurophysiol. 1999; 110: 1601-10.
13）Verleger R, Kömpf D, Neukäter W. Event-related EEG potentials in mild dementia of the Alzheimer type. Electroencephalogr Clin Neurophysiol. 1992; 84: 332-43.
14）Schroeder MM, Ritter W, Vaughan HG Jr. The mismatch nengativity to novel stimuli reflects cognitive decline. Ann N Y Acad Sci. 1995; 769: 399-401.

〈矢部博興　志賀哲也〉

筋電図

01 ▶ 基礎知識　a. 上位運動ニューロンと下位運動ニューロン

> **Points**
> - 運動単位は1つの下位運動ニューロンが支配する複数の筋線維によって構成される最小の運動機能単位である．
> - 上位運動ニューロンは下位ニューロンの興奮とその頻度をコントロールして運動の制御を行う．
> - 一般に力を入れると小さな運動単位から興奮が始まり，次第に大きな運動単位が興奮する．これを大きさの原理とよぶ．

A 運動単位と下位運動ニューロン

体性筋は脊髄前角，あるいは脳幹神経核の運動ニューロンによって支配されている．1つの運動ニューロンは1本の軸索を末梢神経として筋へ送り，軸索は筋内で枝分かれして複数の筋線維を支配する 図1 ．これを運動単位とよぶ．この分枝数は筋の性質によって異なり外眼筋のような細かな調節を要求される筋では分枝数が少なく（数本），逆に大腿筋のような大きな動きをする筋では多くの分枝に分かれる（1000本）．1つの運動ニューロンが興奮すると，分枝した軸索が神経筋接合部を介して支配している筋線維がすべて，正常ではほぼ同時に収縮する．したがって1つの運動単位とそれが支配する筋線維は運動の最小機能単位として働くことになる．これを運動単位とよぶ．この運動単位が1つの筋の中に数十個から数百個あり，力の大きさは活動している運動単位の数，興奮頻度によって調節される．これらの運動単位を構成する脊髄，あるいは脳幹の

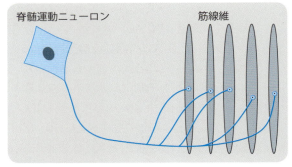

図1　運動単位
1個の前角細胞とその軸索に支配される筋線維群で構成される．筋収縮の最小機能単位である．

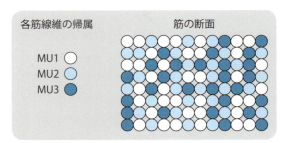

図2　筋内での運動単位の分布（模式図）
1つの運動単位に属する筋線維は同一箇所にかたまっているのではなく，一定の範囲に分散して配置されている．これは力を入れるときに筋内でゆがみなく収縮が生じるためと考えられる．

運動ニューロンのことを下位運動ニューロンとよぶ．

　1つの運動単位に属する筋線維は筋内の1カ所に集積しているのではなく，力の偏りを生じないようにいくつもの運動単位がモザイク状に配置されている 図2 ．1つの下位運動ニューロンが変性するとそれに属する運動単位の筋線維は萎縮する．これは末梢神経が持続的な刺激や栄養因子の供給などにより筋線維を支えているためである．

B　上位運動ニューロン

　脊髄の運動ニューロンは大脳皮質，基底核，小脳，脳幹などのより中枢の下降性支配を受ける．これを上位運動ニューロンとよぶ 図3 ．脊髄や脳幹の運動ニューロンには上位からの下降性支配だけでなく，末梢からの感覚性の求心性線維や同じ脊髄髄節内あるいは近傍の脊髄髄節からの介在ニューロンによるシナプスも多数存在する．これらの局所的な結びつきは共働筋や拮抗筋の働きをコントロールするうえで重要な働きをしていると思われる．また上位運動ニューロンといえば「大脳からの錐体路線維」と誤解している研修医もいるが，下降性支配の大半は介在ニューロンを介した多シナプス性のものである．大脳皮質から脊髄への直接投射（錐体路）は四肢遠位，特に手の細かな運動制御を行う上で重要な働きをしている．末梢の感覚ニューロンからの投射は，腱反射の回路で関連するⅠa線維が有名だが，それ以外にも多数の入力があり運動のフィードバック調節に役立っていると考えられる．

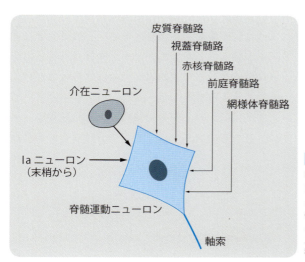

図3　脊髄運動ニューロンと上位運動ニューロン
脊髄には皮質脊髄路だけでなく多くの下降性ニューロンがあり，これらを総称して上位運動ニューロンとよぶ．脊髄運動ニューロンに直接シナプスするものもあるが，多くは介在ニューロンを経ているものと考えられる．近傍の髄節や末梢感覚神経からのニューロンが脊髄に集積し，これらの情報の総和が脊髄運動ニューロンの興奮性を決定する．

C　脊髄運動ニューロンの興奮

　脊髄運動ニューロンが興奮すると，その運動単位の筋線維が収縮し力を生み出す．目的にかなった力を出すにはすべての運動ニューロンが興奮する必要はなく，弱い力でよいときには一部のニューロンのみが活動すればよい．逆に強い力を出すときには多くのニューロンの興奮が必要である．脊髄運動ニューロンは常時興奮しているのではない．手筋では弱収縮では10〜

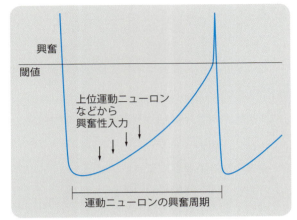

図4 脊髄運動ニューロンの膜電位変動

脊髄運動ニューロンの膜電位が閾値を超えると細胞の興奮を生じ，軸索を介して末梢に伝わり運動単位に属する筋線維が収縮する．膜電位は興奮後低下する（興奮後過分極）が，上位から興奮性入力が持続していると次第に膜電位が上昇し再び興奮する．これを繰り返す．この周期は筋によって，また力を入れる強さによって変動するが，上肢であれば 10～20 Hz 位のことが多い．これが末梢では運動単位の繰り返し発射として記録される．

20回，力を入れているときでも1秒間に40回程度の周期的な興奮を示す．興奮頻度は上位運動ニューロンや他のニューロンからの入力が生み出す EPSP や IPSP によって決定される．力を入れたときには，上位からの興奮性入力が増し，膜電位の上昇が急峻になり，次の興奮までの感覚が短くなる 図4 ．

D　Henneman の大きさの原理（size principal）

　力を入れると，上記のようなすでに興奮している運動ニューロンの興奮周期が短くなるだけでなく，それまで興奮していなかった運動ニューロンが興奮するようになる．一般に大きな運動ニューロンは多数の筋線維を支配するので張力が強く，力を入れたときに動員される．力を増していくときの運動ニューロンの動員は小さな細胞体をもつ運動ニューロンから大きな細胞へと一定の順番で生じる．これを Henneman の大きさの原理（size principal）とよぶ．一般に小さな運動ニューロン（運動単位）は生みだす力は弱いが，疲労に強く，大きい運動ニューロン（運動単位）は，力は強いが疲労しやすい．これらのニューロンを使い分けるための合理的な原理といえる．

【文献】
1) 木村　淳, 幸原伸夫. 神経伝導検査と筋電図を学ぶ人のために. 第2版. 東京: 医学書院; 2010. p.36-52.
2) Potter R, Lemon R. Corticospinal function & voluntary movement. Oxford: Clarendon Press; 1993. p.122-209.

〈幸原伸夫〉

筋電図

01 ▶ 基礎知識　b．筋電図に用いる電極とその特性

> **Points**
> - ✓ 筋電図の電極には大別して表面電極と針筋電図があり，特殊な針筋電図として神経筋接合部の検査にもちいる単一筋線維針筋電図がある．
> - ✓ 活動電位は3相性に記録される．記録電位は距離が離れると小さくなり，また持続時間が長くなる．
> - ✓ 針電極は個々の筋線維の活動電位を反映するが，表面電極では運動単位電位あるいはその複合電位としてのみ記録が可能である．

A　記録電極の種類

　生体の電気現象の記録は活性電極（G1，関電極））と基準電極（G2，不関電極）の間の電位差を計測する．したがっていかなる記録においてもG1とG2がなければ記録できない．日常の筋電図で用いる電極には表面電極と針電極がある．表面電極はプラチナあるいは銀でできた半径1cm程度の記録面をもつもので，神経伝導検査や表面筋電図の記録に用いる．針電極にはいくつかの種類があるが，本邦で広く用いられている同心型針電極は見かけは1本の針のようにみえるが皮下注射針のように先端を鋭く尖らせたステンレスの管で，針軸の中央に封入固定されているワイヤーが活性電極，外套管が基準電極となる 図1 ．ワイヤーは普通ニクロムかプラチナ製で，直径0.1 mmかそれより少し大きいものが多い．針電極全体の外径は約0.3 mmで，活動電位の記録は絶縁されていないワイヤーの先端と外套管との電位差として記録さ

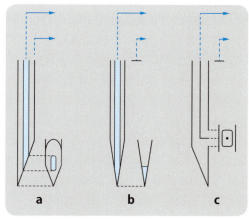

図1　針筋電図の模式図
同心型針電極（a），単極型針電極（b），単一筋線維針電極（c）．
同心型および単一筋線維針電極では外套が基準電極となっている．単極型では基準電極として直上の皮膚に表面電極を置く．
（木村　淳，他．神経伝導検査と筋電図を学ぶ人のために．第2版．東京：医学書院; 2010. p.55[1)]より，一部改変）

れる．単極針電極は，活性電極は尖った針の先端部0.2～0.4 mmを除いて絶縁したもので，基準電極には表面電極を用いる．いずれの針電極でもG1は表面電極に比べきわめて小さい．単一筋線維針筋電図は針電極の側壁に直径25μmのワイヤーを露出させたもので，露出部は通常の針電極よりはるかに小さい．単一筋線維電極の記録表面は，直径約25～30μmで通常の

針電極（約150×600μm）の1/100程度である．これらの電極は記録する対象によって使い分ける必要があり，記録の特性を理解しておくことが大切である．

B 活動電位記録の原理

　容積導体（volume conductor），具体的には皮下組織内を活動電位が伝搬する場合の記録原理を理解しておくことは筋電図の理解に役立つ．いま 図2 の（A）で活動電位が発生するとナトリウムチャネルが開き，隣接する軸索膜から陽イオンの電流が生じこの部分に流れ込む．電流は電位の高い所から低い方へ流れるので，活動電位の発生部位は相対的に陰性となる．逆に電流が出て行く軸索膜の部分は相対的に陽性となる．電位の大きさは活動電位の発生部分から離れると急激に小さくなる．今G1に記録電極をおき，活動電位が左から右へ移動するとG1では最初に陽性，次いで陰性，最後に陽性の三相波が記録される．実際には電流分布が左右対称とはならないので陽性陰性の大きさは変化するがこれが基本型である．図には神経軸索を示したが，筋線維でも同様である．さて距離の影響だが 図3 においてG1を軸索に近い位置から遠い位置へ移動させてみる．すると電位は小さくなるが，陰性部分の長さ（すなわち活動電

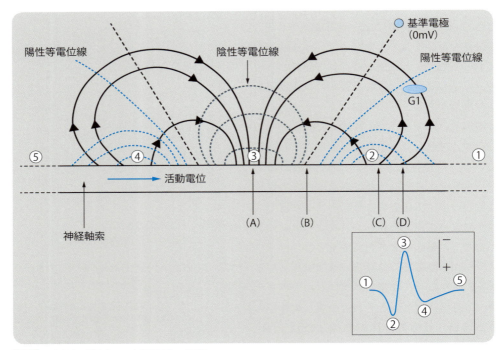

図2　容積伝導体内での活動電位の記録

今図の（A）で活動電位が発生すると隣接する軸索膜から電流がこの部分に流れ込む．電流は電位の高い所から低い方へ流れるので，活動電位の発生部位は陰性となる．逆に電流が出て行く軸索膜の部分は相対的に陽性となる．電位の大きさは活動電位の発生部分から離れると急激に小さくなる．今G1に記録電極を置き，活動電位が左から右へ移動するとするとG1では最初に陽性，次いで陰性，最後に陽性の三相波が記録される（図右下）．実際には左右対称とはならないので陽性陰性の大きさは変化するがこれが基本型である．

（橋本修治．臨床電気神経生理学の基本．東京: 診断と治療社; 2013．p.143[2)]より改変）

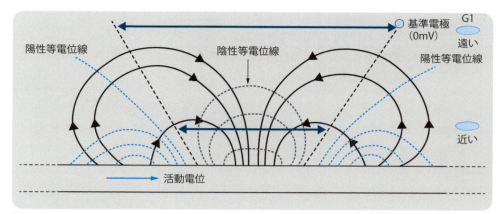

図3 電極の位置を変化させた場合
距離が遠くなると電位は小さくなるが陰性面は長くなるのがわかる（右端上下）．

位の陰性面の時間）は長くなることがわかるだろう．記録波形をみると 図4 ，距離が離れると振幅は大きく減衰し活動電位の持続時間は長くなる．波形の持続はやや長く全体に鈍な波形となる．針電極のように活動電位発生部位に近接して記録する場合には持続時間の短いスパイク上の大きな波形が記録できるが，活動電位発生源からかなり離れた皮膚表面で記録される波形は小さく持続時間が長くなることはこの原理で説明できる．距離が大きくなるとちょうど高周波遮断フィルタを通したような波形になる．
逆に筋電図の増幅器の設定から考えると，針筋電図の記録では高周波成分の記録が必要であるが，表面筋電図では波形が鈍となるため，それほど高周波遮断フィルタは上げなくでもよいこととなる（針筋電図は高周波遮断フィルタは 10 kHz 必要だが神経伝導検査では 3 kHz 程度でよい）．

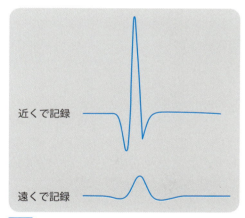

図4 波形に及ぼす距離の影響
距離が離れると振幅は大きく減衰し活動電位の持続時間は長くなる．波形の持続はやや長く全体に鈍な波形となる．

C 各電極で何を記録するか

　針電極は近接して記録するために1本1本の筋線維の活動電位が大きく反映される．したがって fibrillation potential のような単一筋線維に由来する自発放電がないか，同一運動単位内の個々の筋線維の活動電位の同期性がよいか，活動電位を生じる筋線維数が減少していないかなどの情報を知ることができる．しかし同一運動単位に属する筋線維群の一部しか記録できない．一方表面電極では単一筋線維の電位を記録することはできないが，運動単位の全体像は記録できる．また電気刺激ですべての運動単位を同期して興奮させることにより筋全体の活動

を定量的に評価できる．針電極は木をみて森をみれない電極，表面電極は森はみれるが木はみることのできない電極であり，神経筋疾患の診断において相補的な関係にある．単一筋線維針電極は単一筋線維の動態をみるために設計された特殊な電極で，神経筋接合部の機能を知ることができる，いわば顕微鏡のような電極である．

【文献】
1）木村　淳，幸原伸夫．神経伝導検査と筋電図を学ぶ人のために．第2版．東京: 医学書院; 2010．p.54-89.
2）橋本修治．臨床電気神経生理学の基本．東京: 診断と治療社; 2013．p.142-65.

〈幸原伸夫〉

筋電図

02 ▶ 神経伝導検査　a. 原理と基本

> **Points**
> - ✓ 神経伝導検査では末梢神経を電気刺激して誘発される筋電位，神経電位を記録する．
> - ✓ 運動神経伝導検査では複合筋活動電位を記録して，振幅と伝導速度を測定する．
> - ✓ 感覚神経伝導検査では感覚神経活動電位を記録して，振幅と伝導速度を測定する．
> - ✓ 速度よりも振幅・波形が重要である．
> - ✓ 手技として，記録電極の位置，最大上刺激，温度に留意が必要である．

A　神経伝導検査の原理

　神経伝導検査は末梢神経を電気刺激して誘発される筋または神経の活動電位を記録するもので，その目的は末梢神経障害が存在するか，病態が軸索変性か脱髄か，病変は運動神経あるいは感覚神経に選択的かを判断することである．神経伝導速度は主に髄鞘の状態を反映し，誘発された電位の振幅は主に神経軸索の数を反映する．したがって神経伝導検査の適応は脊髄前角〜末梢神経〜筋を障害する疾患である．

B　運動神経伝導検査

　運動神経伝導検査ではα運動ニューロン，すなわち下位運動ニューロンの軸索である末梢運動神経を評価する．末梢神経を遠位部と近位部の2カ所で電気刺激して支配筋から筋電位を導出する．この場合に刺激される運動神経軸索は数百本に及ぶために，記録される電位は数百個の運動単位電位の総和となることから，この電位は複合筋活動電位（compound muscle action potential: CMAP）とよばれる．　図1　に正中神経の運動神経伝導検査所見を提示する．記録電極を短母指外転筋上に配置して，正中神経の手首部と肘部で電気刺激を行いそれぞれのCMAPを記録する．遠位潜時は手首から筋への伝導時間を反映する．手首・肘刺激の潜

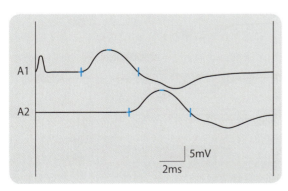

図1　運動神経伝導検査（正中神経）
手首刺激（A1），肘刺激（A2）により誘発される複合筋活動電位を示す．記録は短母指外転筋から行う．

時差と両刺激部位の距離を測定することにより伝導速度が計算できる．また CMAP 振幅は疎通している軸索の数と相関するため，重要な検査項目となる．

C 感覚神経伝導検査

感覚神経伝導検査は触覚や振動覚を伝達する大径有髄線維（Aβ）を評価している．末梢神経を遠位部と近位部の 2 カ所で電気刺激して最末梢部の感覚神経枝から神経活動電位を導出する．正中神経を例にとると示指上に記録電極を配置し，正中神経を手首部と肘部で刺激して感覚神経活動電位を記録する 図2 ．運動神経伝導検査と異なり，記録されるのは神経活動電位であることから，CMAP と比べて振幅が非常に小さい．基線が測定上問題となる場合には加算平均を行う．以上に述べた方法は生理的な感覚神経活動電位の伝達方向と逆になるために「逆行法」とよばれる．示指を電気刺激して手首部と肘部から記録を行う「順行法」も行われることがあり，どちらを選択してもよい．逆行法では 図2 のように後半部に運動反応のアーチファクトが記録されるという欠点があるが，感覚神経活動電位の振幅は逆行法のほうが大きい．

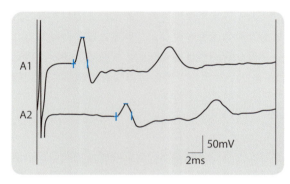

図2 感覚神経伝導検査（正中神経，逆行法）
刺激（A1），肘刺激（A2）により誘発される感覚神経活動電位を示す．記録は示指上に配置したリング電極，または皿電極から行う．後半部に同時に刺激された筋電位のアーチファクトがみられる．

D 手技上のポイント

神経伝導検査を正確に行うための手技的ポイントは，①最大上刺激，②記録電極の位置，③温度の 3 点に集約される．

1．最大上刺激

最大上刺激とは「刺激強度を上げていってモニター上誘発される電位が最大になったと判断された時点の刺激よりさらに 20％強い刺激」と定義される．すなわち刺激電極下にある軸索の全てを興奮させる刺激強度である．最大上刺激が確実になされていないと最も速い運動線維の興奮による最大伝導速度を測定するという原則が崩れてしまう．刺激が最大上でないと伝導ブロックの判断はできない．

2．記録電極の配置

運動神経伝導検査では支配筋の複合筋活動電位（CMAP）を記録するが電極の位置は，「筋腹（陰極）−腱（陽極）導出」で行う．筋腹は原則として筋肉の中点にあり，神経筋接合部が集中しており運動点（motor point）とよばれる．記録電極をこの部に設置すれば筋電位の発生

は神経筋接合部から起こるので，初期陰性（上向き）に始まる正確な CMAP が導出される．

　感覚神経伝導検査では神経上に記録電極（陰極）を置きその 2 cm 遠位に基準電極（陽極）を置く．これにより上向きの感覚神経活動電位（sensory nerve action potential: SNAP）が導出される．

3. 温度

　温度は非常に重要な要素であり，低温になるほど神経伝導速度は低下する．振幅は増大することが多いが低下することもある．伝導速度が低温によって低下するのは Na チャネル開閉が遅くなり，活動電位の立ち上がり時間が長くなるためである．生理的範囲内では温度が 1℃下がると，伝導速度は約 4％低下する．一般に皮膚温は上肢では前腕の中点，下肢では下腿の中点の皮膚でモニターされることが多いが，より遠位部（指）の温度にも留意すべきである．皮膚温は上肢（手）で 33℃以上，下肢（下腿）で 32℃以上が望ましい．

〈桑原 聡〉

筋電図

02 ▶ 神経伝導検査　b．脱髄と軸索変性

> **Points**
> - 脱髄では記録と刺激部位の間に病変が存在すると伝導遅延・伝導ブロックがみられる．
> - 脱髄病変の分布は疾患により異なる．
> - 軸索変性では遠位部軸索数が減少するために，刺激部位にかかわらず振幅は低下する．
> - 伝導ブロックの診断は運動神経伝導検査で行う．
> - 手技として，最大上刺激に留意が必要である．

A　脱髄と軸索変性

1．脱髄と神経伝導ブロック

　　脱髄と軸索変性は運動神経伝導検査によって鑑別される．その基本原理を 図1 に示す．図1a のように末梢神経幹に脱髄が生じた場合に，遠位部刺激のインパルスは脱髄部を通過しないため，正常な複合筋活動電位（compound muscle action potential: CMAP）が導出さ

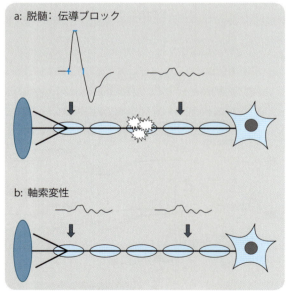

図1　局所性脱髄による伝導ブロック（a）と軸索変性（b）の神経伝導検査所見．矢印は刺激部位

れる．一方，近位部刺激のインパルスは脱髄病変部で伝導ブロックに陥るためにCMAP振幅は低下する．髄鞘は絶縁体であり活動電位（駆動電流）が軸索外に散逸することを防いでいる．脱髄が生じると，この絶縁機能が低下して電流が散逸・減少して次のRanvier絞輪部で新たな活動電位が発生しなくなることにより神経伝導はブロックされる．また脱髄部で速いインパルスが散逸することによって伝導遅延（伝導速度低下）が生じる．軸索変性では一次性病変がどの部位に生じてもWaller変性あるいはdying-back変性によって軸索の終末部が変性・脱落するため，刺激部位にかかわらずCMAP振幅は低下する．

2. 疾患による脱髄病変分布の差異

代表的な脱髄性ニューロパチーとして免疫介在性（Guillain-Barré症候群，慢性炎症性脱髄性多発ニューロパチー），遺伝性（Charcot-Marie-Tooth病1型），圧迫性（手根管症候群など）の末梢神経疾患があげられる．

a. 免疫介在性ニューロパチー

Guillain-Barré症候群は脱髄型（急性炎症性脱髄性多発ニューロパチー：AIDP）と軸索型（急性運動軸索ニューロパチー：AMAN）の二大病型に分類され，その名の通りAIDPにおける神経伝導検査では脱髄所見が認められる．また慢性炎症性脱髄性多発ニューロパチー（CIDP）も病型分類がなされており，最も頻度の高い病型は「両側対称性で近位筋と遠位筋が同様に侵される」典型的CIDPである．AIDP，典型的CIDPでは神経血液関門の脆弱な遠位部神経終末と神経根が脱髄の好発部位である．この場合には 図1a の遠位部刺激部位のさらに遠位に位置する神経終末に脱髄病変が起こるために 図2 に示すように正中神経運動神経伝導検査では手首刺激のCMAPにおいて遠位潜時が著明に延長する．またCMAPの持続時間が延長することも重要な所見である．これらの所見はAIDP，典型的CIDPで普遍的に認められることを知っておくことは臨床的に重要である．

逆に脱髄が神経幹中間部に好発するニューロパチーとして多発単神経炎型CIDP（Lewis-Summner症候群）と多巣性運動ニューロパチーがあげられる．これらの疾患では教科書通り

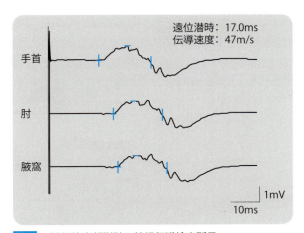

図2　神経終末部脱髄の神経伝導検査所見
Guillain-Barré症候群（脱髄型），第10病日．正中神経運動神経伝導検査．

の 図1a に示す伝導ブロック所見が認められる.

b. Charcot-Marie-Tooth 病 1 型

Charcot-Marie-Tooth 病（CMT）は脱髄型（CMT1），軸索変性型（CMT2）に分類される．CMT1 における神経伝導検査の特徴は病理学的所見を反映した「びまん性脱髄」である．遠位潜時，伝導速度ともどのセグメントでも同様に遅延しており，伝導ブロックはみられない．

c. 圧迫性ニューロパチー

手根管症候群，肘部尺骨神経麻痺，腓骨神経麻痺などの圧迫性ニューロパチーでは圧迫部位に限局して伝導遅延・伝導ブロックが認められる．予後を判定するには圧迫部よりも遠位部を刺激して CMAP 振幅を評価することが重要である．すなわち Waller 変性が起こっていると圧迫部よりも遠位部の刺激で CMAP が低下している.

B 手技上の留意点

一般に脱髄性ニューロパチーでは被刺激閾値が非常に上昇していることが多い．運動神経伝導検査では最大上刺激により刺激部位直下の軸索をすべて刺激しないと伝導ブロック・伝導遅延の評価は行うことができない．常に最大上刺激になっているかに留意しながら検査を行う必要がある.

〈桑原 聡〉

筋電図

02 ▶ 神経伝導検査　c．絞扼障害

> **Points**
> ✓ 絞扼障害による末梢神経の病理変化には脱髄と軸索変性がある．
> ✓ 絞扼障害の予後判定には電気診断が重要な役割をもっている．
> ✓ 絞扼障害を診断するための末梢神経伝導検査法として，区分法と比較法がある．
> ✓ 区分法は罹患神経において絞扼部位と非絞扼部位を区分して調べる方法である．
> ✓ 比較法は罹患神経と非罹患神経を比較して調べる方法である．

A　絞扼障害の病態

1．脱髄

末梢神経が圧迫され続けると麻痺が生じる．その際，初めに生じる病理変化は脱髄と伝導ブロックである．一点に集中して圧迫されると，その点に限局して脱髄が生じるが，神経の長軸方向にある程度幅をもって圧迫されると，圧迫の境界領域に脱髄を生じることが多い．

2．軸索変性

圧迫の程度が強いあるいは圧迫の時間が長い状態が続くと，脱髄に加えて軸索離断が生じる．軸索離断後もしばらくは軸索の構造は保たれるが，離断より遠位側の軸索は徐々に断片化し，マクロファージによって貪食されて取り除かれる．遠位側の軸索が伝導性を失うのには約1週間を要し，この間は離断部より遠位の電気刺激によって活動電位が記録できる．

3．予後

脱髄（伝導ブロック）と軸索離断の鑑別は，経時的に神経伝導検査を繰り返し，遠位刺激で活動電位が低下してくるかどうかを確認することが重要である．軸索離断による脱神経を診断するためには，2週間以上経過した時点で当該支配筋の針筋電図を行い，自発電位の有無を調べる必要がある．回復に時間がかかるか，後遺症を残すかどうか，など臨床的に重要な予後判定に関して電気診断が重要な役割を担っている．

B　絞扼障害における神経伝導検査

1．絞扼部位診断の原則

神経伝導検査によって絞扼障害を診断するためには，絞扼部位をはさんで，活動電位の潜時延長や振幅低下，あるいは伝導速度の低下を検出することが必須である．限局した絞扼部位を特定するためには短い距離で多くの刺激点を設けた方がよいと考えがちだが，刺激点間隔が短くなると様々な要因で測定誤差が大きくなるため必ずしも推奨されない．伝導速度を計算する場合は10 cm以上の刺激間距離をとるべきであり，短い距離で刺激した場合は記録波形自体の変化を連続的に評価する方が正確な局在診断ができる．

2. 区分法（segmental method）

　　予想される絞扼部位よりも遠位側に記録電極を置き，絞扼部位の遠位側，近位側で電気刺激を行って誘発電位を導出する方法である．絞扼部位の近位側で刺激し，絞扼部位をはさんで複合筋活動電位（compound muscle action potential: CMAP）の遠位潜時を調べる方法は手根管症候群，尺骨神経管症候群，足根管症候群の診断に用いられる．手根管症候群では，手掌内で正中感覚神経を刺激し，手根管部での伝導障害を明らかにする方法もある 図1a ．さらに短区間で刺激点を増やすことによって局在診断の精度を上げようとするのがインチング法である．肘部での尺骨神経の絞扼障害，腓骨頭での腓骨神経の絞扼障害では，絞扼部位をはさんで2点で刺激し，2点間の潜時遅延や伝導速度低下によって診断する．

3. 比較法（comparison method）

　　絞扼障害が予想される神経と健常な神経を比較する方法である．運動神経の場合も感覚神経の場合も絞扼部位をはさんで被検神経と対照（健常）神経に同一距離から電気刺激を行う．手根管症候群における虫様筋-骨間筋比較法では，手根部の正中神経と尺骨神経を刺激して，手掌から記録される虫様筋と骨間筋のCMAPを比較する 図1b ．環指比較法では，手根部の正中神経と尺骨神経を刺激して，環指のリング電極から記録される正中神経と尺骨神経の感覚神経活動電位（sensory nerve action potential: SNAP）を比較する 図1c ．順行性の手掌混合比較法では，手掌内で正中神経と尺骨神経の感覚枝を刺激し，手根部記録される両神経のSNAPを比較する 図1d ．

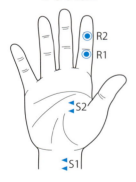
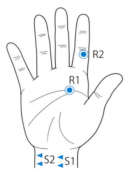
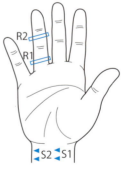

a: 手掌刺激
R1: 記録電極（陰極）
R2: 記録電極（陽極）
S1: 手根部正中神経刺激
S2: 手掌内正中神経刺激

b: 虫様筋-骨間筋比較
R1: 記録電極（陰極）
R2: 記録電極（陽極）
S1: 手根部正中神経刺激
S2: 手根部尺骨神経刺激

c: 正中-尺骨比較（逆行性）
R1: リング記録電極（陰極）
R2: リング記録電極（陽極）
S1: 手根部正中神経刺激
S2: 手根部尺骨神経刺激

d: 正中-尺骨比較（順行性）
R1m: 正中記録電極（陰極）
R2m: 正中記録電極（陽極）
R1u: 尺骨記録電極（陰極）
R2u: 尺骨記録電極（陽極）
S1: 手根部正中神経刺激
S2: 手根部尺骨神経刺激

図1 絞扼障害を検出する区分法と比較法
手根管症候群の診断に用いられる電極配置．
aは正中神経の区分法，b，c，dは尺骨神経との比較法である．

【文献】
1) Ochoa J, Danta G, Fowler TJ, et al. Nature of the nerve lesion caused by a pneumatic tourniquet. Nature. 1971; 233: 265-6.
2) American Association of Electrodiagnostic Medicine: Practical parameter for electrodiagnostic studies in ulnar neuropathy at the elbow. Summary statement. Muscle Nerve. 1999: 22; 408-11.
3) Kimura J. Electrodiagnosis in diseases of nerve and muscle: principles and practice. 4th ed. New York: Oxford University Press; 2013, p.108-11.
4) 今井富裕. 尺骨神経管症候群. 臨床神経生理学. 2015; 43: 183-8.
5) American Association of Electrodiagnostic Medicine, American Academy of Neurology, American Academy of Physical Medicine and Rehabilitation. Practice parameter for electrodiagnostic studies in carpal tunnel syndrome: summary statement. Muscle Nerve. 2002; 25: 918-22.

〈今井富裕〉

筋電図

03 ▶ 反復刺激試験

> **Points**
> - ✓ 反復刺激試験の効率や感度を上げるために被検筋の選択が重要である．
> - ✓ 試験中は姿勢（電極固定）や皮膚温を一定に保つ必要がある．
> - ✓ 重症筋無力症の約70％に漸減現象がみられるが，特異度は低い．
> - ✓ 筋無力症候群を診断する上で，高頻度刺激の必要性は低い．

A 漸減現象の原理

　活動電位が神経終末に到達してCa^{2+}チャネルが開くと，流入したCa^{2+}濃度の上昇によってシナプス小胞がシナプス前膜に接着し，100〜300量子のアセチルコリン（ACh）が同期してシナプス間隙に放出される．AChはシナプス後膜の受容体（AChR）に結合して非特異的に陽イオンの透過性を亢進させ，筋線維膜に終板電位（EPP）が発生する．EPPがNa^+チャネルの閾値に達すると筋活動電位が発生し，神経筋伝達が完了する．もし神経終末に達する電気的興奮が非生理的な低頻度（たとえば3 Hz）だと，刺激ごとに放出されるACh数が減少することに対応してEPPが低下する．正常に機能するAChRが多ければ低頻度刺激によってEPPが低下しても元々のEPPが大きいためにすべての筋線維が閾値に達して活動電位を発生する．したがって，複合筋活動電位（CMAP）の低下は起こらない．これに対して，重症筋無力症（MG）のように正常に機能するAChR数が少ない病態では，はじめからEPPが低下しているために閾値に達しない筋線維が生じてCMAPが低下する．3 Hz刺激だと，動員可能なシナプス小胞数の減少（枯渇化）によって4〜5発目に最もCMAPが低下し，その後はCa^{2+}蓄積によってAChの放出量が増加するためにCMAPが回復する（J-shape；図1 ）．EPPの低下をきたす病態であれば，漸減現象は生じうる．MGのようなAChR数の減少のほかに，放出される量子数が減少する筋無力症候群（LEMS）やボツリヌス中毒，AChの分解が抑制されるためにシナ

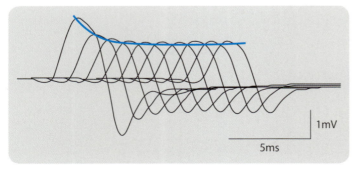

図1 重症筋無力症の咬筋で記録された減衰現象
1発目から2発目への減衰が最も大きく，4〜5発目で振幅が最低となる．それ以降は減少せず，Caイオンの蓄積によるシナプス小胞からのAChの放出増加を反映して，少し大きくなることがある（J-shape）．

プス間隙の ACh 過剰状態（持続性脱分極性伝達障害）となるコリン作動性クリーゼや有機リン中毒でも漸減現象がみられる．運動ニューロン疾患（ALS，球脊髄性筋萎縮症）でも高頻度に漸減現象がみられる．

B 反復刺激試験の手技

1. 被検筋

　　記録しやすさ（記録電極の固定しやすさ）や疾患感受性に基づいて被検筋を決定する．MGでは，顔面筋や僧帽筋などの近位筋の方が陽性率が高く，ALS との鑑別には顔面筋を被検筋とすることが重要になる．短母指外転筋や小指外転筋などの遠位筋は記録電極が固定しやすく，LEMS の被検筋として有用である．

2. 刺激と記録

　　電気刺激には持続時間 0.2 ms の矩形波を用いる．一般に刺激頻度は 3 Hz とし，10 回の連続刺激を行う．belly-tendon 法によって被検筋に表面電極を設置して CMAP を記録する．被検筋が短縮すると CMAP の振幅が変化するため，連続刺激中に被検筋が短縮しないように記録部位を固定する．刺激強度は最大上 20～50％とする．筋が冷えると減衰率が改善するため検査中は皮膚温を一定に保つ．運動負荷をかけることによってはじめて減衰率が異常となる MG の被検筋は 10％以下であり，ルーチン検査として運動負荷を行う必要性は低い．

3. 判定

　　CMAP の振幅は基線から陰性頂点（baseline to negative peak）で測定する．1 発目と 5 発目の振幅を比較し，減衰した割合を減衰率（％）で計算する．反復刺激試験を MG の診断に用いる場合，通常 10％以上の減衰率を陽性とするが，明らかな J-shape を呈し，再現性のある所見であれば 5％でも陽性と判断する場合がある．CMAP の面積を用いて減衰率を計算する方法もあるが，CMAP の振幅を用いて算出した数値とほとんど差がない．

C 神経筋接合部疾患の診断

1. 重症筋無力症

　　2013 年に提案された本邦の新しい MG 診断基準には，神経筋接合部障害を検出する補助診断法として 5 つの検査があげられている．このなかに反復刺激試験も含まれ，MG の症状があって反復刺激試験が陽性であり，他の疾患が除外できれば MG と診断できる．反復刺激試験による MG の診断感度は約 70％であるが，特異度は低く，ALS などの運動ニューロン疾患や CIDP などのニューロパチーでも陽性になる．被検筋に顔面筋を含めないと，MG の診断感度が低下する．AChR 抗体陽性 MG に比べて，MuSK 抗体陽性 MG では反復刺激試験の陽性率が低い．

2. 筋無力症候群

　　筋無力症候群でも低頻度刺激による漸減応答がみられるが，MG と異なり，ほとんどの症例で途中からの振幅の回復（J-shape）がみられない．すなわち，10 回刺激すると，10 回目まで漸減が続く特徴がある．従来，LEMS の診断には 50 Hz の高頻度刺激による漸増応答が用いられてきたが，最近の研究から 5～10 秒間の運動負荷後の CMAP の増大をみれば代用できる

ことが明らかになっている。これまで漸増応答からみたLEMSの診断基準は増大率100%以上であったが，基準値を下げることによってLEMSの診断感度が上げることができる。一般に抗VGCC抗体陰性のLEMSの方が増大率は低く，診断基準として増大率60%を推奨する考えがある。

【文献】
1）Maddison P, Newsom-Davis J, Mills KR. Distribution of electrophysiological abnormality in Lambert-Eaton myasthenic syndrome. J Neurol Neurosurg Psychiatry. 1998; 65: 213-7.
2）Oh SJ, Kurokawa K, Claussen GC, et al. Electrophysiological diagnostic criteria of Lambert-Eaton myasthenic syndrome. Muscle Nerve. 2005; 32: 515-20.
3）Oh SJ, Hatanaka Y, Hemmi S, et al. Repetitive nerve stimulation of facial muscles in MuSK sntibody-positive myasthenia gravis. Muscle Nerve. 2006; 33: 500-4.
4）Rubin D, Hentschel K. Is exercise necessary with repetitive nerve stimulation in evaluating patients with suspected myasthenia gravis? Muscle Nerve. 2007; 35: 103-6.
5）Iwanami T, Sonoo M, Hatanaka Y, et al. Decremental responses to repetitive nerve stimulation（RNS）in motor neuron disease. Clinical Neurophysiol. 2011; 122: 2530-6.

〈今井富裕〉

筋電図

04 ▶ 針筋電図検査　a．原理と基本

> **Points**
> - 針筋電図では安静時放電と随意収縮による運動単位電位（MUP）をみる．
> - MUPは筋疾患では振幅の低下と持続時間の短縮，慢性末梢神経疾患では振幅の増大と持続時間の延長を認める．
> - MUPの動員パターンにより筋疾患と末梢神経疾患が区別できる．

A　針筋電図の原理

1．針筋電図と神経伝導検査

　針筋電図と運動神経伝導検査（MNCS）ではともに筋線維電位を記録するが，筋線維と記録電極との位置関係が異なる．MNCSでは筋線維から離れた表面電極から多くの筋線維電位を俯瞰するが，針筋電図では針電極を筋肉内に刺入して電極先端近傍の少数の筋線維電位を顕微鏡で拡大して観察するイメージである．そのため，針筋電図では振幅の小さな放電を記録することに優れているが，限局した異常を過剰に捉える可能性があり針電極を動かして数カ所からの記録を行って判断する必要がある．

2．安静時と随意収縮時の放電

　安静時には刺入時電位と終板電位を除き正常では筋線維電位が出現しない．自発的に，あるいは針電極の動きにより誘発される安静時自発電位は異常である．例として線維自発電位（fibrillation potential），陽性鋭波（positive sharp wave），線維束自発電位（fasciculation potential），ミオトニー電位（myotonic discharge），複合反復放電（complex repetitive discharge）などがあり，診断への有用度が高い 図1 ．

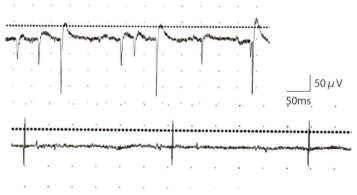

図1 異常な自発電位の例
線維自発電位（fibrillation potential）（上）と陽性鋭波（positive sharp wave）（下）
（66歳女性: 筋萎縮性側索硬化症の患者）

B 随意収縮による針筋電図所見

1. 波形分析

被験者に筋を弱収縮してもらうと運動単位電位（MUP）が導出されるが，これは単一の運動ニューロンに支配されている一群の筋線維からの放電が重合したものである．筋疾患では筋線維の変性・消失により MUP は低振幅・持続時間の短縮を呈する．慢性の末梢神経疾患により神経再支配が起これば残存運動ニューロンが多数の筋線維を支配するため，逆に高振幅・持続時間の延長を呈する 図2 ．なお，末梢神経疾患では経時的変化により波形が変化するが詳細は成書を参照されたい．

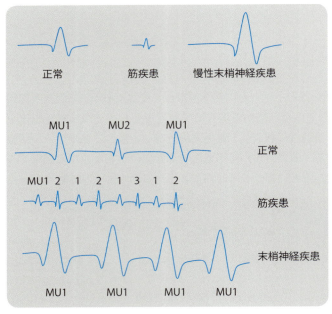

図2 運動単位電位
正常の運動単位電位と比較し，筋疾患では持続時間と振幅が縮小し，慢性末梢神経疾患では逆に増大する（上段）．筋疾患では多数の運動単位電位が誘発され，末梢神経疾患では少数の運動単位電位が高頻度で発火する（下段）．運動単位（MU）

2. 動員パターン

随意収縮を徐々に強めていくと Henneman のサイズ原理に伴い，タイプⅠ筋線維が先に発火し発火周波数が増加する．それが限界に達すると，タイプⅡ筋線維がそれに続く．筋力に相応するだけの運動単位が動員されるメカニズムが働くが，筋疾患では個々の運動単位から生じる力が弱いため，わずかな筋収縮で多数の運動単位が誘発される（早期漸増: early recruitment）．逆に末梢神経疾患では運動単位数が減少しているため，多数の運動単位の動員が行えず正常よりも発火頻度が増加する（漸減現象: reduced recruitment） 図2 ．

【文献】
1) 木村 淳, 幸原伸夫. 13章刺入時電位と安静時電位, 14章運動単位電位. 第3部針筋電図の原理と実際. 神経伝導検査と筋電図を学ぶ人のために. 第2版. 東京: 医学書院; 2010.

〈野寺裕之〉

筋電図

04 ▶ 針筋電図検査　b．臨床応用

> **Points**
> - ✓ 線維束自発電位（fasciculation potential）は筋萎縮性側索硬化症の診断に重要である．
> - ✓ 線維自発電位（fibrillation potential）と陽性鋭波（positive sharp wave）は活動性の筋・末梢神経変性を示唆する．
> - ✓ ミオトニー放電（myotonic discharge）は筋膜の興奮性異常を示唆し，筋強直性ジストロフィなどで出現する．

A　線維束自発電位

　線維束自発電位（fasciculation potential）は臨床的に筋のぴくつき（線維束性収縮）として捉えられるが，針筋電図のほうが視診よりも診断感度が高い 図1 ．線維束性収縮は正常者でも認めうるが，脱力や筋萎縮を伴えば筋萎縮性側索硬化症（ALS）を強く示唆する．近年発表されたALSのAwaji電気診断基準では線維束自発電位を重視している．

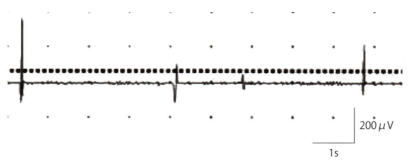

図1　線維束自発電位（fasciculation potential）
68歳男性．筋萎縮性側索硬化症の患者．単一または複数の運動単位電位が不規則に発火する．

B　線維自発電位と陽性鋭波

　線維自発電位（fibrillation potential）や陽性鋭波（positive sharp wave）は末梢神経障害や筋疾患で認めうる．神経障害があれば発症2週程度で出現し，活動性の神経変性を示唆するため，発症時期や疾患の進行性の推定に役立つ．筋疾患ではステロイドの副作用などの代謝疾患では出現せず，出現すれば炎症性筋疾患や筋ジストロフィなどを示唆する．

C　ミオトニー放電

　ミオトニーとは随意運動後，あるいは機械的・電気的刺激に伴って生じる持続的筋収縮で，筋膜の興奮性亢進を示唆し筋強直性ジストロフィなどの疾患で認められる．臨床的には固く拳を作った後，急に指を伸展することができなくなることに対応する．針筋電図ではミオトニー放電（myotonic discharge）として捉えられ，針電極をわずかに動かすことで誘発されるオートバイのエンジン音のような規則的な電位の反復として観察されることから疾患が示唆される 図2 ．

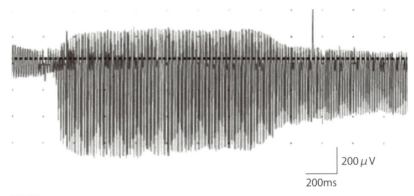

図2　ミオトニー放電（myotonic discharge）
40歳男性．筋強直性ジストロフィの患者．針電極のわずかな動きにより放電が誘発され，発火頻度と振幅は漸増した後に漸減するのが特徴的である．

【文献】
1）木村　淳，幸原伸夫．13章刺入時電位と安静時電位: 第3部針筋電図の原理と実際．神経伝導検査と筋電図を学ぶ人のために．第2版．東京: 医学書院; 2010.
2）野寺裕之，和泉唯信，梶　龍兒．新しいALSの診断基準（Awaji基準）．Brain and Nerve 神経研究の進歩．2007; 59: 1023-9.

〈野寺裕之〉

筋電図

05 ▶ 神経根症

> **Points**
> - ✓ 神経根症の原因の多くは椎間板ヘルニアや椎間孔の狭窄である．
> - ✓ 頸椎部と異なり，腰椎部では各椎間板レベルに2つの神経根が存在することを念頭におき，筋支配域や皮膚感覚支配域の分布などから障害の局在を予測する．
> - ✓ 神経伝導検査では，後根神経節より近位部の病変では感覚神経活動電位が保たれる．
> - ✓ 運動神経伝導検査の複合筋活動電位（compound muscle action potential: CMAP）の振幅は，予後の指標となる．
> - ✓ F波の異常所見は限局した頸椎神経根症では認められないことが多いが，腰椎神経根症では比較的異常所見を認めやすい．
> - ✓ 針筋電図検査では，四肢筋の同髄節・異神経支配筋の脱神経所見の分布を確認する．

A 臨床症状からの局在診断

　筋電図を行う前に，臨床症状および診察より神経根障害として説明可能か，また障害高位について検討する．障害高位を筋力低下や感覚障害，腱反射異常から診断する．同高位・異神経支配筋での所見の有無を確認することで，神経根障害であることを推測することができる．

1．障害神経根について
　腰椎部は頸椎部と神経根の走行が異なり，各椎間板レベルに2つの神経根が存在する．そのため椎間孔からでてくる神経根レベルも異なる 図1 ．罹患椎間がL3-4の場合，L4神経根とその外側にL3神経根が存在し，障害される神経根レベルはその原因によって異なる．

2．筋支配域について
　例えば"C5＝elbow flexor"と単純ではない．上腕二頭筋や腕橈骨筋以外にも肩の外転筋

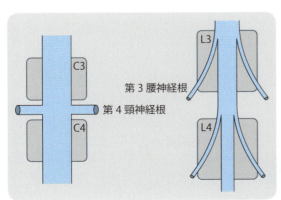

図1　頸椎部と腰椎部での神経根走行の違い
（高橋正明．STEP Series 整形外科．東京: 海馬書房; 2002. p.360）

（三角筋，棘上筋）や外旋筋（棘下筋，小円筋）も同様に C5 支配筋である．頸椎神経根症で頻度が高いとされる C7 神経根症では，橈骨神経支配の上腕三頭筋のほか，同神経支配の総指伸筋や正中神経支配の手根屈筋，円回内筋にも筋力低下を認める．

　各筋の支配神経がどの高位の神経支配であるかを理解することで，多くの四肢筋が複数の神経根支配であること，また腱反射異常がどの高位障害を示唆しているかを確認されたい．

B 筋電図での局在診断

　神経伝導検査はより遠位の末梢神経障害との鑑別に用いられる．神経根症の電気診断では，針筋電図検査の所見が重要である．

1．運動神経伝導検査

　神経根症が脱髄であれば各パラメーターは正常である．軸索障害を認めた場合，CMAP 振幅はその障害の程度に応じて減少し，予後の指標となる．

2．感覚神経伝導検査

　通常，神経根障害では異常を認めない．これは脊柱管内病変では軸索変性は中枢側へ伸展し，椎間孔にある後根神経節が障害を免れるためである 図2 ．正中（示指），尺骨（小指），橈骨（snuffbox）神経，および腓腹神経の SCS はそれぞれ C7，C8，C6-7 および S1 由来の神経線維を評価している．その他，腕神経叢より直接分岐する外側前腕皮神経（C5-6，主に C6）や内側前腕皮神経（C8-Th1），CMAP が導出できない L5 神経根障害による下垂足症例では浅腓骨神経の感覚神経の評価は必須である．

3．F 波

　正中・尺骨神経の F 波は C8・Th1 を反映しているが，頸椎神経根症は C5〜C7 レベルで多くみられること，伝導障害が高度になることは少なく，ほとんどの例では異常はみられない．下肢は，腓骨・脛骨神経の F 波は L5・S1 を反映する．同高位は神経根症の好発部位であり，潜時の遅延や出現頻度の低下といった F 波の異常を認めやすい．

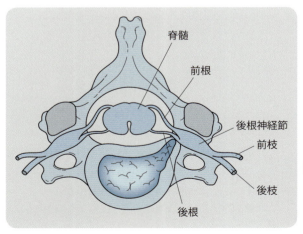

図2　後根神経節

（Preston DC, Shapiro BE. Electromyography and neuromuscular disorders, clinical-electrophysiologic correlations. 3rd ed. Philadelphia: Elsevier; 2013. p.448-67[3]．より改変）

4. 針筋電図

　四肢筋の同髄節・異神経支配筋の脱分極分布を確認し，必要に応じ髄節支配の近位および遠位筋や，障害が疑われる髄節の隣接髄節支配筋の評価を行う．L5 神経根症では深腓骨神経支配の前脛骨筋や浅腓骨神経支配の長・短腓骨筋，脛骨神経支配の後脛骨筋とあわせて，上殿神経支配の，大腿筋膜張筋や中殿筋の評価をする．傍脊柱筋は椎間孔のすぐ外側に起始をもつため腰部神経叢障害との鑑別に用いられる．しかし，脊柱起立筋は，神経根に近いため，再支配されやすく，安静時異常所見を認められない場合も多く，同部位の手術歴がある場合などは評価ができないことなどを念頭におく必要がある．

【文献】
1）日本臨床神経生理学会．筋・末梢神経電気診断技術向上委員会認定委員会，編．モノグラフ神経筋電気診断を基礎から学ぶ人のために．東京: 日本臨床神経生理学会; 2013．p.99-104.
2）木村　淳，幸原伸夫．第 20 章末梢神経と筋の解剖．第 21 章末梢神経解剖の覚え方と局在診断．神経伝導検査と筋電図を学ぶ人のために．第 2 版．東京: 医学書院; 2010.
3）Preston DC, Shapiro BE. Electromyography and neuromuscular disorders, clinical-electro-physiologic correlations. 3rd. Philadelphia: Elsevier; 2013. p.448-67.

〈栃倉未知　正門由久〉

筋電図

06 ▶腕神経叢障害

> **Points**
> ✓ 腕神経叢は C5 から Th1 の脊髄神経前枝から構成され，上肢の運動・感覚神経の近位部障害部位の 1 つである．診断にはその解剖を熟知する必要がある．
> ✓ 電気生理学的診断では運動神経ばかりでなく，感覚神経伝導検査と針筋電図検査による局在診断が重要である．
> ✓ 特に神経痛性筋萎縮症では，支配髄節や腕神経叢の 1 カ所の病変では説明をつけられない，運動神経主体の多発性単神経障害の所見を呈するため，注意を要する．

A 解剖

　脊髄からでた前根と後根は椎間孔で合流し脊髄神経根となり，椎間孔をでるとまず傍脊柱筋への運動枝や背部皮膚への感覚枝を含む背側枝が分岐する．前枝はその遠位で腕神経叢を形成する．

　腕神経叢は C5 から Th1 の脊髄神経前枝から構成され，近位より神経根（root），神経幹（trunk），神経束（cord），神経（nerve）と分けられる．

　上神経幹は C5・6，中神経幹は C7，下神経幹は C8，Th1 レベルの脊髄神経前枝から構成される．神経幹は鎖骨レベルで前部と後部へ分岐し，上神経幹と中神経幹から分岐した前部が一緒に外側神経束と，下神経幹から分岐した前部が内側神経幹と，3 つの神経幹から分岐した後部が一緒になり後神経幹となる．長胸神経と肩甲背神経は神経根から出た後にすぐに分岐する末梢神経である．前者は C5-6-7 神経根由来で前鋸筋を，後者は C5 神経根と一部 C4 神経根由来で菱形筋および肩甲挙筋を支配している．

　正中神経は外側・内側神経束の C6-Th1，尺骨神経は内側神経束の C8-Th1，橈骨神経は後神経束の C5-Th1 神経よりなる 図1．

B 電気生理学的検査

　腕神経叢障害の局在と重症度および神経根症やより遠位の末梢神経障害の除外診断において，運動神経伝導検査（motor nerve conduction study: 以下 MCS）とともに感覚神経伝導検査（sensory nerve conduction study: 以下 SCS）と針筋電図検査が重要である．正中・尺骨・橈骨神経 MCS では，用いられる導出筋の支配髄節は C8 または C8-Th1 とオーバーラップしており，また内側神経束や下神経幹の障害以外は反映されていないことに注意を要する．

1. SCS

　腕神経叢障害は後根神経節より遠位での障害であるため SCS で異常を認め，振幅低下につい

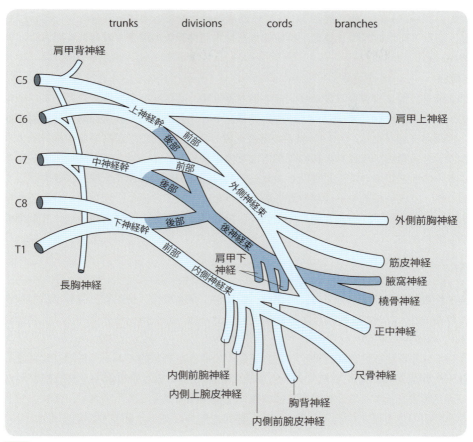

図1 腕神経叢
(Preston DC, Shapiro BE. Electromyography and neuromuscular disorders, clinical-electrophysiologic correlations. 3rd. Philadelphia: Elsevier; 2013. p.468-86[3]より改変)

ては正常範囲内であっても健側と比べ50％以上の低下は一般的に異常な所見と考えられている．

被験神経は正中・尺側・橈骨神経に加え，外側前腕皮神経（lateral antebrachial cutaneous：以下LAC）と内側前腕皮神経（medial antebrachial cutaneous：以下MAC）の評価を検討する．

障害部位は，正中神経（示指導出）：外側神経束-上・中神経幹-C6・7，尺骨神経（小指導出）：内側神経束-下神経幹-C8，橈骨神経（suffbox導出）：後神経束-上・中神経幹-C6・7である．導出部位を変えることで他部位の評価が可能となり，これらについては成書を参照されたい．

LACは上神経幹から外側神経幹を経て分岐した筋皮神経の知覚枝より，MACは下神経幹から内側神経束を経て分岐した感覚神経で，それぞれC5・6（主にC6），C8・Th1神経根由来であり，より詳細な評価が可能となる．

2. MCS・F波

多くの腕神経叢障害は軸索障害を認めるため，SCSと同様複合活動電位振幅低下を認める．

しかし，正中・尺骨・橈骨神経 MCS では外側神経束や上・中神経幹レベルの障害は評価できない．正中・尺骨神経の F 波は下神経幹または内側神経束の障害が疑われる場合には特に行った方がよい．

3. 針筋電図

軸索障害，つまり神経障害では，その相（急性期，回復期，慢性期）に応じて，検査所見が変化していく．発症 2 週後には，線維自発電位や陽性鋭波といった安静時自発放電が観察される．神経再支配が生じ，CMAP 振幅が軽度改善した慢性期でも，運動単位の動員減少や発射頻度の増加，多相性で大きな振幅の運動単位電位が認められる．

これらの所見について，①異なる神経支配筋，②同神経異髄節支配筋，③筋力低下や麻痺を認める筋，④傍脊柱筋や前鋸筋や菱形筋といった近位筋で評価し，所見が明らかでない場合は対側との比較を行う．そのためには上肢・手指筋の支配神経や神経内の分岐，支配髄節を熟知する必要がある．

C 原因

腕神経叢障害の原因としては，外傷性，腫瘍性，開胸術後，放射線，胸郭出口症候群など多岐にわたるが，ここでは神経痛性筋萎縮症（neuralgic amyotrophy: 以下 NA）について説明する．

NA では数日から数週間持続する強い肩周辺の痛みが特徴的であり，初期には痛みにより筋力低下を評価することが困難である．症状が軽減してくると筋力低下や筋萎縮が明らかとなる．感覚障害を呈することは自覚症状や電気生理学的所見としても少ない．障害の分布は多発性単神経炎の形を呈することも多く，支配髄節や腕神経叢の 1 病変で説明できなければ，NA が疑われる．つまり経過や診察から，NA が疑われるわけである．

障害されやすい神経として長胸神経や前骨間神経が知られており，前者では前鋸筋麻痺による翼状肩甲が，後者では長母指屈筋，方形回内筋と示指，中指支配の深指屈筋の筋力低下により perfect O が困難となる．

【文献】
1）日本臨床神経生理学会，筋・末梢神経電気診断技術向上委員会認定委員会，編．モノグラフ神経筋電気診断を基礎から学ぶ人のために．東京: 日本臨床神経生理学会; 2013．p.105-11.
2）木村　淳，幸原伸夫．第 20 章末梢神経と筋の解剖，第 21 章末梢神経解剖の覚え方と局在診断．神経伝導検査と筋電図を学ぶ人のために．第 2 版．東京: 医学書院; 2010．
3）Preston DC, Shapiro BE. Electromyography and neuromuscular disorders, clinical-electrophysiologic correlations. 3rd. Philadelphia: Elsevier; 2013. p.468-86.

〈栃倉未知　正門由久〉

筋電図

07 ▶ F波・A波・H波 （基礎・臨床応用）

> **Points**
> - ✓ F波・A波・H波は，いずれも複合筋活動電位すなわちM波より遅い潜時の活動であり，遅延応答（late responses）とよばれる．
> - ✓ F波は刺激された運動神経から生じた逆行性インパルスが細胞体に達し，軸索小丘が再興奮した順行性インパルスが筋活動電位を誘発したものである．運動神経近位部の評価に用いられる．
> - ✓ A波は通常M波とF波の間にみられる安定性の高い電位で，脱髄との関連が推測されている．
> - ✓ H波は腱反射と共通するIa線維を介した反応で，下腿三頭筋H波はS1神経根症の評価に用いられる．

A　F波とは

1．概説

　F波は運動神経を最大上刺激して得られる遅延応答である．刺激された運動神経から生じた逆行性インパルスが脊髄前核細胞（α運動ニューロン）細胞体に達し，それが細胞体上を伝導している間に不応期を脱した軸索小丘（axon hillock）を再興奮させて，順行性インパルスが生じ，それが筋活動電位を誘発するに至ったものである．F波の「F」は small foot muscles で記録されたことに由来する．F波を返す能力があるのは，すべての前角細胞ではなくその一部のみであり，またそれらも何回に1回か発火するのみである．このためF波は通常1個ないし少数の運動単位の発火に対応する電位であって，M波（複合筋活動電位: CMAP）に比べると小さな電位であり，かつ，潜時，振幅や形は毎回変動する．逆行性インパルスが脊髄に到達してから，順行性インパルスを生ずるまでの時間，いわゆる turn around time は Eccles らにより1 ms と推定され，これをもとにF波伝導速度を計算する手法が広く用いられてきたが，この時間は実際に測定して確認されたものではない．

2．F波の実際の測定方法

　F波は運動神経伝導検査が施行できる神経であれば記録可能だが，通常は正中神経，尺骨神経，脛骨神経での記録が用いられる（深腓骨神経のF波は正常者でも安定せず評価に適さない）．波形は毎回変動するため，10回以上（16回など）の連続刺激を行い，F波最短潜時や出現率が評価される．脛骨神経のF波出現率は健常者では100％である．刺激強度は最大刺激で十分で，刺激頻度 0.5 Hz ないしそれ以下，感度 200 μV/div，記録時間は上肢では 50 ms，下肢では 100 ms は必要である 図1 ．正常値は各施設での基準を設けるべきだが，特に身長の影響が大きい．

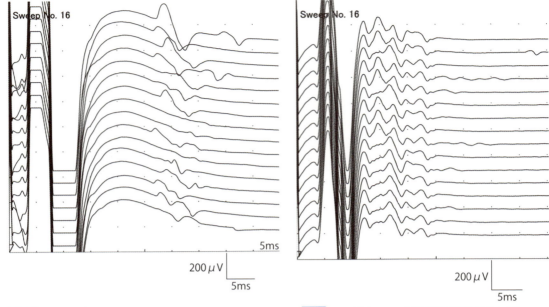

図1 正常F波
正常被検者での正中神経刺激でのF波．F波の潜時，振幅や形は毎回変動している．出現率は15/16（94％）であった．

図2 Guillain-Barré症候群での豊富なA波
AIDPタイプのGuillain-Barré症候群の患者でみられた豊富なA波を示す（正中神経）．F波は消失している．

3. 臨床応用

一般にはF波は末梢神経近位部病変の評価に有用とされ，Guillain-Barré症候群（GBS）や慢性炎症性脱髄性多発根ニューロパチー（CIDP）などの脱髄性ニューロパチーでは，神経根が病変の好発部位の1つでもあるので，F波潜時の延長が診断基準にも含まれている．F波消失もしばしば近位での伝導ブロックを示唆する所見と解釈され，GBSではF波消失が初期の唯一の異常所見の場合がある[1]．ただし，筋萎縮性側索硬化症（ALS）などで運動単位数が高度に減少した場合にもF波消失は起こるので，注意が必要である[2]．ALSでは，神経再支配によるF波振幅増大，上位運動ニューロン障害による興奮性増大を反映すると考えられる反復F波（repeater F-wave）出現も生じ得，複雑な様相を呈する．また，糖尿病性多発ニューロパチーの評価においては，末梢神経全長を侵すので検査距離が長いほどよく，F波検査が最も優れているとする研究がある[3]．

B　A波

A波とは，通常M波とF波の間に認められる小さい電位であり，ほぼ毎回の刺激で出現し，潜時も多くは一定である．GBS急性期に豊富にみられることが知られており，脱髄性ニューロパチーとの関連が推測されていたが，筆者らは，GBSの豊富なA波が，GBSの電気生理学的分類（Ho分類）での脱髄型（急性炎症性脱髄性多発根ニューロパチー：AIDP）との関連が深く，簡便で信頼性の高い，新しい脱髄の指標として期待できることを示唆している[4]　図2．また健常者でも脛骨神経ではA波を認めることがあり，特に糖尿病患者では高頻度にみられる．

A 波が生ずる機序として，axon reflex, ephaptic transmission などが考えられていたが，最近は proximal re-excitation によるという説が有力で，節性脱髄による隣接分節間の不応期の不均衡が脱髄で A 波がよくみられる原因ではと考えられている[4]．

C　H 波

H 波とは，これを最初に記載した Hoffmann にちなんで命名されたものである．混合神経の電気刺激によって筋紡錘から脊髄へ上行する Ia 線維が興奮し，その求心性インパルスが前角細胞を単シナプス性に興奮させて生ずる筋活動であり，これは腱反射（筋伸長反射）の経路と共通する．F 波とほぼ同じ潜時に認められる．H 波はすべての筋で導出可能なわけではなく，通常その出現は腱反射が出るような筋に限られる．アキレス腱反射に対応する，脛骨神経刺激-下腿三頭筋記録が最も広く臨床に用いられている．

Ia 線維は α 運動線維よりやや太いので，刺激強度を徐々に上げて行くと，Ia 線維が最初に興奮して，まず H 波が出現する．刺激強度をさらに上げると M 波が出現し始めるが，H 波も次第に振幅増大して最大振幅に達する．刺激をさらに強くすると H 波は小さくなり始め，M 波の最大刺激では H 波は消失する．これは，α 運動線維の逆行性インパルスが，H 波のインパルスと collision するためとされる　図3　．刺激持続時間が長い程，感覚神経への刺激の選択性が高くなるので，H 波検査では持続時間 1.0 ms などが用いられる．

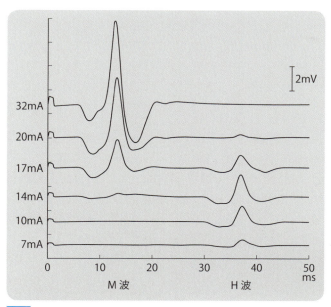

図3　正常被検者での H 波波形

脛骨神経刺激，ヒラメ筋記録，刺激持続時間 1 ms．弱刺激では H 波のみが出現する．M 波の閾値付近（14 mA）で H 波は最大振幅となるが，さらに刺激を強くすると H 波は小さくなり始め，M 波の最大上刺激（32 mA）では H 波は消失する（伊藤英一，他．Clin Neurosci. 2004; 22: 916-8[5]）より許可を得て転載）．

H波は感覚神経近位部の評価手段となり，下腿三頭筋H波がS1神経根症の評価に用いられる．あと，H波回復曲線などが痙性の評価に用いられるが，一般に臨床応用としては，多くない[5]．

【文献】
1) Kuwabara S, Ogawara K, Mizobuchi K, et al. Isolated absence of F waves and proximal axonal dysfunction in Guillain-Barré syndrome with antiganglioside antibodies. J Neurol Neurosurg Psychiatry. 2000; 68: 191-5.
2) 園生雅弘. 脱髄性ニューロパチーの電気診断とそのpitfall. Neuroimmunology. 2009; 17: 215-21.
3) Andersen H, Stalberg E, Falck B. F-wave latency, the most sensitive nerve conduction parameter in patients with diabetes mellitus. Muscle Nerve. 1997; 20: 1296-302.
4) Kawakami S, Sonoo M, Kadoya A, et al. A-waves in Guillain-Barré syndrome: correlation with electrophysiological subtypes and antiganglioside antibodies. Clin Neurophysiol. 2012; 123: 1234-41.
5) 伊藤英一, 園生雅弘. 反射検査の実施・電気生理学的検査, 電気生理学的検査: 主にH波検査. Clin Neurosci. 2004; 22: 916-8.

〈神谷久雄　園生雅弘〉

筋電図

08 ▶ 長ループ反射（基礎・臨床応用）

> **Points**
> - ✓ 長ループ反射（C reflex）は正中神経で潜時 40〜60 ms に出現し，皮質反射性ミオクローヌスに対応するものである．
> - ✓ 皮質性ミオクローヌスを伴う疾患の診断に役立つ．

A 長ループ反射とは

　長ループ反射（long loop reflex: C reflex）とは，末梢神経の電気刺激によって誘発されたインパルスが大脳皮質に到達し，皮質の興奮性が増大しているために運動野ニューロンの発火をきたして，それが下行性に筋放電を誘発したもので，皮質反射性ミオクローヌス（cortical reflex myoclonus）に対応するものである．ミオクローヌスは，皮質性，皮質下性，脊髄性などに分類されるが，長ループ反射がみられるのは皮質性ミオクローヌスにおいてであり，同時に体性感覚野の興奮性増大を示唆する giant SEP を伴うことが多い．

　疾患としては，皮質性ミオクローヌスを呈する疾患，すなわち，進行性ミオクローヌスてん

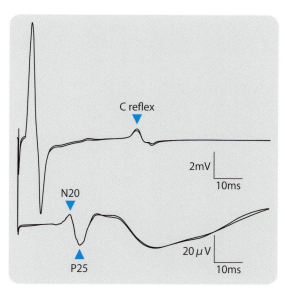

図1 BAFME 症例での long loop reflex と giant SEP
姉が良性成人型家族性ミオクローヌスてんかんの患者．本人も意識消失発作を繰り返していた．図の上段は短母指外転筋記録で，潜時およそ 40 ms に long loop reflex（C reflex）が出現している．図の下段は刺激対側感覚野での SEP 記録で，N20-P25 振幅はおよそ 20 μV で giant SEP である．

かん（PME），良性成人型家族性ミオクローヌスてんかん（benign adult familial myoclonus epilepsy: BAFME あるいは，familial cortical myoclonic tremor with epilepsy: FCMTE），低酸素後ミオクローヌス（Lance-Adams 症候群）などで出現するので，これらの疾患の診断に一定の価値を有する．この他，大脳皮質基底核変性症，Alzheimer 病，Rett 症候群などで出現したとする報告がある．

B　長ループ反射の測定方法

　　長ループ反射は正中神経刺激が最も普通に行われ，通常の運動神経伝導検査や F 波検査同様，短母指外転筋で記録する．SEP と同時に記録するとよく，SEP は皮質成分のみをみる簡便法で十分である．刺激対側感覚野と Fz 刺激同側耳梁などに基準記録電極を設置する．C reflex は F 波のあと，潜時 40～60 ms に出現する　図1 ．

【文献】
1）Shibasaki H, Hallett M. Electrophysiological studies of myoclonus. Muscle Nerve. 2005; 31: 157-74.
2）Shibasaki H, Yamashita Y, Neshige R, et al. Pathogenesis of giant somatosensory evoked potentials in progressive myoclonic epilepsy. Brain. 1985; 108: 225-40.
3）van Rootselaar AF, van Schaik IN, van den Maagdenberg AM, et al. Familial cortical myoclonic tremor with epilepsy: a single syndromic classification for a group of pedigrees bearing common features. Mov Disord. 2005; 20: 665-73.

〈神谷久雄　園生雅弘〉

筋電図

09 ▶ 筋電図レポート（作成・判読所見）

> **Points**
> ✓ 筋電図レポートは検査依頼医の診断に対して，明確な神経生理学的コメントを記載する必要がある．
> ✓ まずは筋電図，神経伝導検査などの結果を明確に説明し，可能ならその背景にある病態の可能性を記載する．
> ✓ 筋電図所見のみでは必ずしも診断に至らないこともあり，臨床所見や診断に合致する所見か否か，より詳細な臨床的検討が必要か否かを記載し，安易に診断を下さないようにする．

A 神経伝導検査のレポート

神経伝導検査のパラメーターは distal latency, motor conduction velocity, sensory conduction velocity, F-latency などの伝導速度系と compound muscle action potential（CMAP）, sensory nerve action potential（SNAP）, CMAP の近位/遠位振幅比などの活動電位振幅系に大別される．大まかに前者は髄鞘機能，後者は軸索機能をより反映する．近年遠位優位の脱髄性疾患で遠位 CMAP の持続時間が脱髄の指標となることが報告されているので，記載する方がよい．

結果の解釈は，①障害の分布：focal か diffuse か，mononeuropathy, polyneuropathy, multiple mononeuropathy のいずれか，②脱髄性（先天性，後天性）か，軸索障害性か，③ focal な場合障害部位の推定，などを記載する．

B 針筋電図のレポート

針筋電図検査はまず臨床診断に基づいて，必要最小限の被検筋を選ぶことが重要である．
筋電図所見は3つのステップで記載する．

1．刺入時電位と安静時電位

刺入時電位の持続が正常域を超えて増加しているか，あるいは減弱しているかを記載する．特に positive wave が刺入後もある程度持続することに注意する．

安静時電位には種類があるが，特に頻度の高い fibrillation potential（positive sharp wave）については別個に記載欄を作り記載する．その程度について記載する場合は，あらかじめ取り決めをしておく．（例えば，1つのスイープで1～2個の fibrillation のみがみられる場合を＋，基線が隠れるほどの場合は4＋など．）

その他の安静時電位はその電位を記載する（fasciculation potential, myotonic discharge, myokymic discharge, complex repetitive discharge など）．

● 表 1 ● 神経伝導検査, 筋電図レポートに最小限必要な項目

1. 神経伝導検査
   ①運動神経伝導検査
     distal latency
     proximal latency
     motor conduction velocity
     minimum F-wave latency
     amplitude of distal compound muscle action potential
     amplitude of proximal compound muscle action potential
     (duration of distal compound muscle action potential)
   ②感覚神経伝導検査
     distal latency
     sensory conduction velocity
     amplitude of sensory nerve action potential

2. 筋電図
   ①安静時電位
     insertion activity
     fibrillation potential
     other spontaneous discharges
   ②運動単位電位
     duration of MUP
     amplitude of MUP
     phase of MUP
     recruitment
     (interference)
     (unstable MUP)

2. 運動単位電位 (motor unit potential: MUP)

　　MUP のパラメーターは通常持続時間, 振幅, 位相であり, それを記載する.

　　持続時間の程度は通常半定量的に行うが, その場合個々の MUP の平均持続時間が±2 SD よりどの程度外れているかでランク付けする. この場合ある程度個々の筋で基準値を知っておく必要がある. 通常 normal (N), あるいは short (S), long (L) を 3~4 段階に半定量して記載する.

　　振幅も normal (N), low (L), high (H) で記載するが, 振幅は興奮している筋と記録部位との距離で微妙に変化するので, 注意を要する. また筋ごとに基準値が異なるので, 注意が必要である.

　　位相は通常は 5 相性以上の MUP を polyphasic (P) と記載する. 我々は 25% 未満の MUP が多相性の場合を＋, すべての MUP が多相性の場合を 4＋として, 半定量的に記載している.

　　もう 1 つ重要なパラメーターとして, 同一の MUP の形が変化する不安定電位を別に項目として入れる場合がある. この電位は神経筋伝達障害や, 早期の神経再支配時にみられ, unstable MUP とよばれ重要なパラメーターであり, 我々は記載するようにしている.

3. 運動単位電位の動員と干渉

　　動員は筋の収縮を強めていくに従い, 徐々に MUP の数が増加し, また先に発火している

MUP の発火頻度も増大するという 2 つの現象がある．ごく軽度の収縮で多くの MUP が発火し，しかも発火頻度も高い場合を early recruitment と記載する．一方，筋収縮の程度と不釣り合いに MUP の動員が遅れる場合を，reduced recruitment あるいは late recruitment と記載する．前者は筋疾患で，後者は神経原性変化あるいは中枢性麻痺でみられる．

干渉は最大収縮で MUP が最大発火し基線を覆うため，個々の MUP が判別できなくなる場合を full interference とする．そうでない場合は reduced interference である．しかし正常でも痛みがある場合，大きな収縮力を発生する筋（下腿三頭筋など）では十分な最大収縮を得られず，必ずしも full interference にならないことに注意が必要である．

C コメントの書き方

1. 結果のまとめ

神経伝導検査，針筋電図検査の結果を簡略にまとめる．この場合，臨床診断との関連については述べず，異常所見のみを述べる．

例えば，「神経伝導検査では下肢優位，遠位に伝導速度の低下と伝導ブロックがすべての神経でみられる，振幅の低下も中等度である．」「針筋電図では下肢遠位筋でより強い fibrillation potential の増加，long duration，high amplitude，polyphasic MUP がみられ，一部に unstable MUP もみられる．また reduced recruitment がみられ，interference も不十分である．」など．

2. 電気生理診断

検査結果から，まず考えられる病態を記載する．

例えば，「神経伝導検査の結果は後天性脱髄性疾患が最も考えられ，また下肢遠位筋では軸索の障害も伴っている．」など．

次に臨床診断と一致するか否かを記載する．もし一致しない場合はその根拠と他の可能性のある疾患を記載する．しかし多くの場合筋電図所見のみでは疾患の診断を下すことは困難であり，また臨床医にとって電気生理診断に左右されて治療方針を決定する場合もあるので，過剰診断は厳に慎むべきである．また最終電気生理診断は医師のみが記載しなくてはならない．

【文献】
1) Isose S, Kuwabara S, Kokubun N, et al. Tokyo Metropolitan Neuromuscular Electrodiagnosis Study Group. Utility of the distal compound muscle action potential duration for diagnosis of demyelinating neuropathies. J Peripher Nerv Syst. 2009; 14: 151-8.
2) 木村 淳, 幸原伸夫. 神経伝導検査と筋電図を学ぶ人のために. 第 2 版. 東京: 医学書院; 2013.

〈有村公良〉

機能画像

01 ▶ SPECT　a. 原理と基本

> **Points**
> ✓ ガンマカメラを回転させることにより SPECT 像を得る．
> ✓ SPECT と X 線 CT を組み合わせた装置が普及している．
> ✓ 脳血流と脳のドパミントランスポータのイメージングが主体である．
> ✓ 1 回の撮像時間は 20〜30 分である．

A　ガンマカメラ

　シンチグラフィ検査において，単光子放出核種の体内分布とその時間経過を画像化するために用いられる装置が，ガンマカメラである．ガンマカメラにはシンチレーション検出器が使われている．その後ろに数十本の光電子増倍管が並んでいる．さらにシンチレータの前面にはコリメータとよばれる小さい穴が多数開いた鉛製の板が置かれている．コリメータの穴に平行に入射するγ線はコリメータを通過するのに対し，穴に対して斜めに入射するγ線は遮断されるので，コリメータ前方の空間に分布する放射性同位体の分布をシンチレータ面に写し出すことができる．γ線は，シンチレータに到達して光に変わりさらに光電子増倍管によって電気パルスに変換されるが，どの光電子増倍管からどれだけのパルスが出力されたかによって，シンチレータ面のどの位置にγ線が入射したかを計算することができる．

B　SPECT 装置

　ガンマカメラを回転させてさまざまな方向から撮影した平面画像を収集し，それを X 線 CT の原理を用いてコンピュータで再構成し断面の放射性同位体分布を画像化する手法が，単光子放出コンピュータ断層撮像法（single photon emission computed tomography: SPECT）である[1]．ガンマカメラで用いられるコリメータは，空間分解能に影響するばかりでなく感度も劣化させ，1 台のガンマカメラは視野内の線源から放出されるγ線の 0.03％程度しか検出していない．このことにより，PET に比べ，SPECT では感度と空間分解能が低い難点がある．最近では，2 個のガンマカメラを装置のガントリ内に設置し，回転させることにより，感度を増大させた装置が主流となっている．さらに，SPECT 装置に X 線 CT 装置を組み合わせて一体化した SPECT/CT 装置が多く用いられるようになっている 図1 ．

C　SPECT による脳画像

　PET 装置に比べればいまだ半分ぐらいの空間分解能であるが，半値幅（full width at half maximum: FWHM）で 8〜10 mm 前後の SPECT 装置が普及している．SPECT で脳内の放射性医薬品の濃度を正確に測定するためには，γ線の体内での減弱に対する補正が必要であ

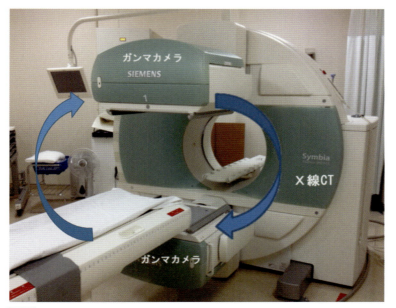

図1 SPECT/CT 装置の外観
2個のガンマカメラがそれぞれ 180 度回転することにより多方向から平面画像を得た後, 断層像を再構成する. 多列の X 線 CT 装置が付属している.

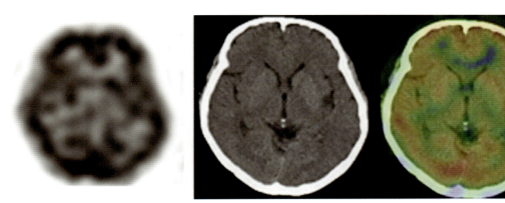

脳血流 SPECT　　　　　X 線 CT　　　　　融合画像

図2 SPECT と CT の画像融合
SPECT/CT 装置では, 脳血流と CT 画像を同じ装置により一連で撮像することが可能であり SPECT の X 線 CT による減弱補正のみならず両方の融合画像も容易に得られる.

る. SPECT/CT 装置では X 線 CT のデータを減弱補正に用いることができる. この複合装置では, 減弱補正のみならず脳の SPECT と CT 画像を融合させることも容易である 図2 .

D 放射性医薬品

　　脳 SPECT に用いられる放射性医薬品は医薬品メーカから供給される. 脳血流イメージン

グ[2]と脳のドパミントランスポータイメージングが主な検査である．前者の放射性医薬品としては，N-isopropyl-[123I] p-iodoamphetamine（123I-IMP），99mTc-hexamethylpropylene amine oxime（99mTc-HMPAO），および99mTc-ethyl cysteinate dimer（99mTc-ECD）が用いられている．投与数分から 30 分後ぐらいから撮像を行う．後者の放射性医薬品としては [123I]-N-omega-fluoropropyl-2beta-carbomethoxy-3beta-（4-iodophenyl）nortro-pane（123I-FP-CIT）が用いられている．本剤は線条体ドパミン性ニューロンのシナプスにおけるドパミントランスポータに高い親和性を有し，投与 3〜6 時間後に撮像を行う．その他に，保険収載されている SPECT 用放射性医薬品として，中枢性ベンゾジアゼピン受容体イメージング用剤である123I-iomazenil がある．脳 SPECT の撮像時間は 20〜30 分である．

【文献】

1）Abraham T, Feng J. Evolution of brain imaging instrumentation. Semin Nucl Med. 2011; 41: 202-19.
2）松田博史．SPECT．In: 松田博史，朝田　隆，編．見て診て学ぶ認知症の画像診断．改訂 2 版．東京: 永井書店; 2010．p.56-63.

〈松田博史〉

機能画像

01 ▶ SPECT　b．臨床応用

> **Points**
> - Alzheimer病初期の脳血流SPECTでは，後部帯状回から楔前部および頭頂葉皮質に血流低下がみられる．
> - Lewy小体型認知症では後頭葉の血流低下がみられることが多い．
> - てんかんでは，発作時の脳血流SPECTが焦点診断に有用である．
> - 脳のドパミントランスポータSPECTはParkinson症候群の早期診断および鑑別診断に有用である．

A　Alzheimer病の早期診断

　Alzheimer病では特異的な脳血流低下パターンが得られ，病期の進行に伴い変化していく[1]．後部帯状回から楔前部はAlzheimer病で最初に脳血流が低下する部位である．視覚評価では血流低下の判断は困難であり統計画像解析手法が役立つ 図1 ．また，Alzheimer病初期に血流低下がみられる大脳皮質連合野は頭頂連合野である縁上回，角回からなる下頭頂小葉である．軽度の左右差が必ずといっていいほどみられ，どちらが優位とはいえない．進行しても，左右差の側性は保たれるとともに，頭頂連合野から側頭連合野，さらには前頭連合野に進展していく．早期発症のAlzheimer病では，後部帯状回から楔前部および頭頂葉皮質の血流低下が晩期発症のAlzheimer病よりも目立つ傾向にある．

B　その他の認知症の診断

　Lewy小体型認知症ではAlzheimer病でみられる血流低下に加え，後頭葉の血流低下がみられることが多い[2]．ただし，その割合は60〜70％であり，後頭葉の血流が症状とともに変動することも知られている．前頭側頭型認知症では，前頭葉から側頭葉前方部の血流低下がみられる．前頭葉穹隆面の血流低下は自発性低下などに関連し，前頭葉眼窩面の血流低下は反社会的行動と関連するという報告がみられる．意味性認知症では，側頭極，中側頭回，下側頭回に血流低下が強く，上側頭回が比較的よく保たれていることが特徴である．進行性非流暢性失語では，左中心前回下部〜左シルビウス裂周囲〜左島皮質に血流低下がみられる．特発性正常圧水頭症では統計画像解析手法における断層像において，帯状回付近では血流低下の層が，その頭側には血流増加の層がみられる．

C　てんかんの焦点診断

　脳血流SPECTはてんかん焦点を発作間欠期では血流低下として，発作時では血流増加としてとらえる[3]．発作時の焦点検出率は高いものの，発作間欠期での検出率は特に側頭葉外てん

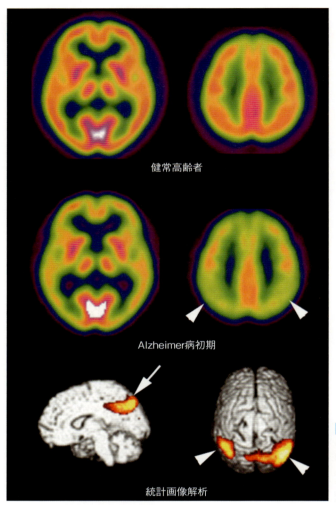

図1 Alzheimer病初期の脳血流SPECT
健常高齢者における脳血流SPECTとの比較．視覚評価では困難な後部帯状回から楔前部の血流低下を統計解析手法により明瞭に描出できる（矢印）．さらに，両側頭頂葉皮質にも血流低下がみられる（矢頭）．

かんで低い．^{99m}Tc-ECDはその脳内分布が静注後1〜2分で決定し，以後長時間保たれるため，てんかん発作中に静注さえ可能であれば，発作後に撮像したとしても発作時の脳血流を画像化することができる．このため，てんかん発作中にSPECT装置内に患者が固定される必要はなく，検査の自由度が高い．てんかん発作時と発作間欠期の両方の画像の減算を行い，統計学的に有意な血流増加部位のみをMRI上に表示するsubtraction ictal SPECT CO-registered to MRI（SISCOM）で診断されたてんかん焦点と頭蓋内脳波記録での焦点が一致した場合には，良好な術後成績が期待できる．^{123}I-iomazenil SPECTは外科的治療の考慮される部分てんかん患者におけるてんかん焦点の診断に有用である．

D Parkinson症候群の診断

Parkinson病やLewy小体型認知症は，黒質線条体ドパミン神経細胞が変性する疾患であ

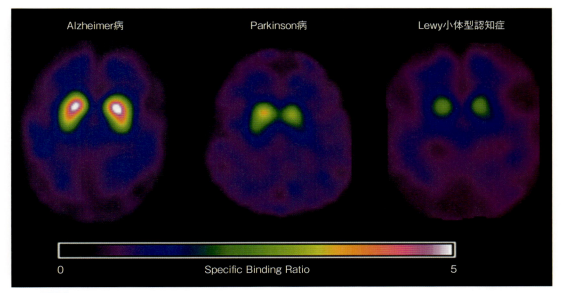

図2 脳ドパミントランスポータ SPECT
非特異的集積部位と特異的集積部位の集積比である specific binding ratio で評価すると，Alzheimer 病では線条体集積が正常であるのに対し，Parkinson 病や Lewy 小体型認知症では線条体集積が明らかに低く，Parkinson 病では左右差も顕著である．

り，その神経終末に存在するドパミントランスポータ密度が低下していることが知られている．^{123}I-FP-CIT はシナプス前ドパミン障害がある Parkinson 症候群の早期診断，シナプス前ドパミン障害がない Parkinson 症候群との鑑別，および Lewy 小体型認知症と Alzheimer 病との鑑別に有用である 図2 ．シナプス前ドパミン障害がある Parkinson 症候群には，Parkinson 病，進行性核上性麻痺，パーキンソニズムのある多系統萎縮症，大脳皮質基底核変性症などがある．パーキンソニズムがみられる段階では，線条体のドパミン発現量はすでに半分以下に低下しているとされており，これらのシナプス前ドパミン障害がある疾患を ^{123}I-FP-CIT SPECT で鑑別することは難しい．シナプス前ドパミン障害がない Parkinson 症候群としては，薬剤性パーキンソニズム，血管性パーキンソニズム，正常圧水頭症，Wilson 病，本態性振戦などがある．Lewy 小体型認知症では線条体のドパミントランスポータ密度が低下しているが，Alzheimer 病では正常である．

【文献】
1) Matsuda H. Role of neuroimaging in Alzheimer's disease, with emphasis on brain perfusion SPECT. J Nucl Med. 2007; 48: 1289-300.
2) 松田博史．日常診療におけるアルツハイマー病の画像診断．Brain and Nerve. 2010; 62: 743-55.
3) Kim S, Mountz JM. SPECT Imaging of Epilepsy: An Overview and Comparison with F-18 FDG PET. Int J Mol Imaging. 2011; 2011: 813028.
4) Brooks DJ. Imaging approaches to Parkinson disease. J Nucl Med. 2010; 51: 596-609.

〈松田博史〉

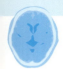

機能画像

02 ▶ PET　a. 原理と応用

> **Points**
> ✓ PETの測定原理とその定量的バイオマーカー
>   ・脳血管障害における脳血流と酸素代謝
>   ・精神神経疾患における神経伝達機能
>   ・認知症における異常蛋白の分布濃度
>   ・悪性腫瘍における標準取込率
> ✓ PETの役割が当初の病態診断や鑑別診断から治療効果の判定までに拡張

A　PETの測定原理

1. PETがブレイクした背景

　PET（positron emission tomography）が悪性がんを検出することが認められ，2002年に保険収載されると悪性腫瘍の検診を目的とする検診センターが急速に普及して，研究ツールから臨床ツールにブレイクした．それまで数十カ所のPET施設が，現在ではサイクロトロンを持つPETセンターが150施設，診断薬FDGを購入するだけの施設も含めると250施設以上のPETセンター（2015年）が稼働している．

2. PETの原理

　PETは陽電子（ポジトロン）を放射する放射性薬剤の体内分布の断層画像を測定して病態診断や生体機能を調べることができる．ポジトロンを放射するラジオアイソトープ（RI）には^{11}C，^{13}N，^{15}O や^{18}Fがあり，これらの半減期はそれぞれ20分，10分，2分，110分と寿命が短いため，サイクロトロンという生成装置とRIから放射性薬剤を合成する装置が施設内に必要になる．この分だけ普通の核医学検査法に比べて大掛かりになる．ポジトロンで標識された放射性薬剤は生体内に投与されると血流で脳や体内に運ばれポジトロンを放射する．放射されたポジトロンは周囲の電子と消滅し1対の消滅放射線（γ線）を180度方向に放射する．これを対向した検出器で同時計数して断層画像を測定するのがPET装置である．PET装置はリング状に並んだ検出器からなる．測定された放射能断層画像は，動脈血中放射能濃度と一緒にモデル解析を行って，機能画像が得られる 図1．

3. 定量的に測定する意味

　PETは定量的なバイオマーカーを測定する．定量的とはいつどこで誰が測っても同じ結果が得られることである[1]．最近は施設内に複数のPET機器がある場合があり，このようなときは異なる装置間の分解能や特性が同じくなるように画像再構成の条件を整える調和化が必要になる．さらに，多施設共同研究を行う場合は定量的であることが前提条件になり全施設間で調和するようにする．

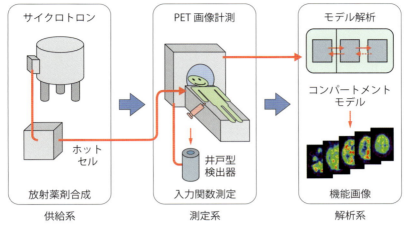

図1　PET 施設
サイクロトロン生成 RI から放射薬剤を合成する供給系，定量的画像を計測する測定系，正確に処理する解析系のスムーズな連携により定量的なバイオマーカーが測定できる．

4. 生理的機能や細胞分子機能の推定

　放射性薬剤は血流を介して体内組織に分布して，体内分子との特異的結合や代謝などにより生体細胞や分子に蓄積しながら同時に背景になる放射能は洗い出される．最も単純な^{15}O 標識水の場合はその通過する速さから血流量が測定される．神経伝達リガンドやトランスポータリガンドの場合は動脈血からの入力関数とコンパートメントモデルにしたがって受容体密度やレセプターとの結合能を求めることができる．また，アミロイドやタウ蛋白の異常蛋白はそれらと結合するリガンドの簡単なコンパートメント解析でそれらの脳内蓄積を推定することができる．

B　定量的バイオマーカー

1. 脳循環代謝

　脳血管障害では虚血病態が時間とともに変化するので脳血流量と酸素代謝を正確に評価することが重要である．^{15}O 標識の二酸化炭素（水），酸素ガス，一酸化炭素を用いる^{15}O-PET は PET の初期 1980 年代に確立され，酸素供給と酸素代謝が同時に測定できる優れた方法である[2]．ただ，動脈採血が必要で患者の負担が大きいために，急性期では SPECT 脳血流量の評価を迅速に行う．また，治療評価などにも SPECT 脳血流量の評価で代用されるようになっている．

2. 神経伝達機能

　PET 神経伝達分子やその疑似分子（リガンド）を合成して生体組織の分子挙動を直接測定する．シナプスでの神経伝達機能を様々な形で評価することができる．神経受容体の密度，神経受容体との結合力，伝達物質の生成量，放出リガンドを回収するトランスポータ密度などが評価される．参照領域を入力関数で代用する簡易的なコンパートメントモデルで結合能や分布容

積などを計算できる．ドパミン，セロトニン，ノルアドレナリンなどの神経伝達機能を測定する多数の放射性薬剤が開発されている．これらの測定により精神神経疾患の診断や治療評価に応用される．

3. 異常蛋白の集積

認知症の発症に先立って集積するといわれているβアミロイドやタウ蛋白などの異常蛋白に結合するリガンドの開発により，これらの脳内集積がPETで測定できるようになった．神経伝達機能の解析と同じように簡易的なコンパートメントモデルで結合能や分布容積が評価できる．異常蛋白の集積濃度と認知症病態との関係からβアミロイドとタウ蛋白それぞれの認知症の重症度との関係がわかってきている．認知症治療の治験薬の評価にも有力な手段になると考えられている．

4. 悪性腫瘍の評価

FDGははじめ糖代謝量測定用に開発されたが[3]，悪性腫瘍に高濃度に集積することがわかり，悪性腫瘍検出マーカーとしてPETが脚光を浴びるようになった．定量的なバイオマーカーとして体重当たりの取込率を示す標準取込率（SUV）が悪性度の判定や治療評価などに用いられている．

【文献】
1）佐々木雅之, 桑原康夫. 診療放射線技術選書シリーズ: 核医学検査技術学. 改訂2版. 東京: 南山堂; 2008.
2）Kanno I, Iida H, Miura S, et al. A system for cerebral blood flow measurement using an H2150 autoradiographic method and positron emission tomography. J Cereb Blood Flow Metab. 1987; 7: 143-53.
3）Reivich M, Kuhl D, Wolf A, et al. The [18 F] fluorodeoxyglucose method for the measurement of local cerebral glucose utilization in man. Circ Res. 1979; 44: 127-37.

〈菅野　巖〉

機能画像

02 ▶ PET　b．臨床応用

> **Points**
> ✓ 脳の画像診断には，形態的病変（morphology）と機能的病変（function）が存在する．
> ✓ CT や MRI では脳萎縮や壊死巣などの形態的病変を評価するのに対して，PET（positron emission tomography）では脳血流量，脳エネルギー代謝，神経伝達物質，神経受容体，沈着物質などの機能的変化を捉えることができる．
> ✓ 脳虚血や変性疾患においても，脳循環代謝量の変化などの機能的変化は，形態的変化よりも早期に捉えることができる．
> ✓ 脳グルコース代謝やアミロイド β の PET 画像は，Alzheimer 病の早期診断に応用されている．

A　脳虚血における PET の臨床応用

1．脳循環代謝測定

　　PET を用いることで，脳血流量（cerebral blood flow: CBF），脳酸素消費量（cerebral metabolic rate of oxygen: $CMRO_2$），脳グルコース消費量（cerebral metabolic rate of glucose: CMRGlc），酸素摂取率（oxygen extraction fraction: OEF）などの脳循環代謝にかかわる主要なパラメータを定量的に測定することができる．

2．ペナンブラ（ischemic penumbra）

　　脳梗塞では血管閉塞による血流の途絶により，虚血の中心部の脳組織は低酸素状態に陥って壊死に至るが，その周囲には側副血行により脳血流がある程度保持されるために，虚血の程度が軽く壊死には至らず，血流が回復すれば生き残る可能性のある部分が存在し，ペナンブラとよばれる．すなわち，PET では CBF は低下するが，相対的に $CMRO_2$ が保たれた状態として捉えることができる．

3．脳循環予備能（vascular reserve）と脳代謝予備能（metabolic reserve）

　　全身の血圧低下や血管閉塞などにより脳灌流圧が低下すると，CBF が低下し始めるが，細動脈が拡張し血管抵抗を減じて，CBF の低下を軽減する．脳虚血における血管拡張による代償機能は脳循環予備能とよばれる．さらに脳灌流圧が低下すると CBF も低下するが，毛細血管から脳細胞に酸素を取り込む割合である OEF が上昇して，脳酸素消費量がある程度保持される．OEF の上昇は脳代謝予備能の指標と見做されている．

4．貧困灌流症候群（misery perfusion syndrome）と贅沢灌流症候群（luxury perfusion syndrome）

　　CBF と脳エネルギー代謝すなわち $CMRO_2$ は密接な関係にあり，健常な状態では平行してい

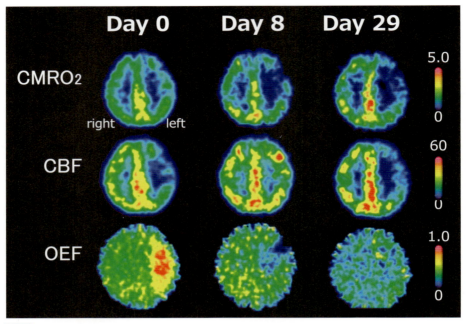

図1　左中大脳動脈分枝閉塞による脳梗塞症例のPET画像の経時的変化
発症5時間後の超急性期（Day 0）には，左前頭葉でOEFの局所的な増加，すなわち貧困灌流症候群を呈する．発症7日目の亜急性期（Day 8）にはCBFの増加によりOEFは低下し，贅沢灌流症候群を示した．発症28日目の慢性期（Day 29）には，CBFとCMRO$_2$はともに低下し，OEFに局所的な変化はみられない．

るが，病的な状態ではこのバランスが崩れ，脳梗塞では，両者の関係は時間経過に伴って刻々と変化する．脳梗塞超急性期には，血管閉塞によりCBFが低下しても，OEFが上昇することで，CMRO$_2$が相対的に保たれている状態，すなわち脳代謝予備能が動員された状態では，脳エネルギー代謝に対して相対的に血流が乏しい関係にあることから，貧困灌流症候群とよばれる．一方，亜急性期に移行すると，閉塞血管の再開通，血管透過性の亢進，血管新生，組織修復などにより局所のCBFが増加して，CMRO$_2$に対して相対的に過剰な状態となり，OEFは低下し，贅沢灌流症候群とよばれる．

　左中大脳動脈分枝閉塞により失語症と右不全片麻痺を呈した脳梗塞症例のPET所見の経時的変化を 図1 に示す．発症5時間後の超急性期（Day 0）には，左前頭葉でOEFの局所的な増加，すなわち貧困灌流症候群を呈する．発症7日目の亜急性期（Day 8）にはCBFの増加によりOEFは低下し，贅沢灌流症候群を示した．発症28日目の慢性期（Day 29）には，CBFとCMRO$_2$はともに低下し，OEFに局所的な変化はみられない．

5. 脳血管反応性（vascular reactivity）

　二酸化炭素は強力な脳血管拡張作用を有することから，健常人では動脈血二酸化炭素分圧（PaCO$_2$）の上昇に比例してCBFはびまん性に増加する機能を脳血管反応性とよぶ．ところが，脳虚血に曝されると脳血管が最大拡張するために，さらにPaCO$_2$が上昇してもCBFが増加しなくなる．すなわち脳循環予備能が疲弊した状態を反映すると解釈される．PETにより微

量の二酸化炭素吸入時の CBF 変化を定量的に測定することで，脳虚血の程度を評価することができる．

B PET による分子イメージング

1. がんの診断における分子イメージング

グルコース代謝，神経伝達物質，神経受容体，蓄積物質に加えて，酵素，遺伝子，膜蛋白など生体内の分子レベルの機能を可視化する技術やそれに関わる研究は，分子イメージングとよばれる．^{18}F-FDG（fluorodeoxygluose）を用いたグルコース代謝の PET 画像化は，現在最も普及している分子イメージングで，がん検診から原発病巣や転移巣の検索まで，悪性腫瘍の診断に大きく貢献している．

2. Alzheimer 病における分子イメージング

Alzheimer 病（AD）では，認知症の前段階の軽度認知障害においても，早期の認知症と同様に楔前部から後部帯状回のグルコース代謝が低下する症例では短期間に病態が進行する可能性が高いことが明らかにされており，^{18}F-FDG を用いた PET 画像は AD の早期診断に有用性である．

また，老人斑の構成要素であるアミロイド β を標識する PET 画像はすでに臨床応用されており，さらに最近ではタウ蛋白を標識する放射性薬剤の開発も進んでいる．

3. Parkinson 病における分子イメージング

^{18}F-FDOPA（fluorodopa）による PET 画像は，シナプス前神経終末機能の評価に用いられ，ドパミン前駆体の神経終末への取り込み，ドーパ脱炭酸酵素活性，シナプス小胞への貯蔵能などの機能を反映する．Parkinson 病においては，発病早期から被殻背尾側部における FDOPA の取り込みが低下し，臨床症状の左右差を反映して，被殻背尾側部における FDOPA の取り込み低下にも左右差が観察される．

〈長田 乾〉

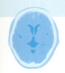

機能画像

03 ▶ 機能的 MRI　a. 原理と基本

> **Points**
> - 機能的 MRI（fMRI）は連続して撮像した MR 画像の時間的な変動から，脳のはたらきに関連した情報を取り出す手法である．
> - 空間的な情報については信頼性が高いが，血流を介した間接的な手法であるので，定量性に劣る．
> - 電気生理学的手法と同じように体動などの影響を受けるので，撮像中からデータの品質に留意したい．

A　原理

　現行の MRI 装置は体内にある水素の原子核（陽子＝プロトン）に電磁気学的な操作を加え，最終的に各部位から出てきた電磁波の強さが各画素（ピクセル pixel）の輝度となるような画像を得る．MRI 信号は，最も豊富な分子である水のプロトンに由来するため，原理的にどのような撮像法であっても血行動態の影響を受けている．それに加え，赤血球内の還元型ヘモグロビンが磁場の不均一化を起こす「負の造影剤」として作用し，酸素化ヘモグロビンの多い動脈血が流入すると信号は相対的に増強される．これを BOLD（blood oxygenation level dependent）効果といい，小川によってモデルが確立された[1]．脳活動と血流の関係は以前から知られていたが，深部構造の情報が得られるイメージング技術と組み合わされることにより，その結びつきが確かめられたといえる．なかでも視覚野の網膜部位再現の知見は，fMRI が最も成功した例である[2]．fMRI の手法は今も発展途上であり，動脈血流を測定する arterial spin labeling や，逆に血流の影響を抑えた手法などが提案されている[3]．

B　時間および空間分解能

　BOLD-fMRI では，実質的な時間分解能を決めるのは血流変化の応答速度である（後述）．電気生理学的手法とは違い，同じ部位で 1 秒以内に起こった別の神経活動を分けて観察することは難しい．一方，空間的な情報については他の手法と比べて fMRI が最も豊富である．工学的には空間解像度を 1 mm 以上まで上げることができるが，血流変化の起こる単位は神経活動のそれよりも大きく，大脳皮質の機能的コラム構造などは BOLD-fMRI の対象となりにくい［超高磁場の 7 テスラ（T）では，その限りでない］．また血管に病変がある場合，脳が活動していても応答がみられない恐れがある．

C　記録法

　fMRI は 1.5 テスラ（T）の静磁場強度でも行える．3T 以上では BOLD 信号の変化量も信

号ノイズ比も大きくなるが，それと引き換えに画像のひずみが増大し，海馬や眼窩前頭皮質の信号が失われやすい．これは，もともとBOLDコントラストが磁場の不均一性に基づくことと表裏一体である．撮像方法としては，T2＊（ティーツースター）コントラストに敏感な高速撮像法であるグラディエントエコー・エコープラナー法（GRE-EPI）が用いられる．脳全体を画像にするには，最新の装置で0.5秒，一般の装置では2〜3秒かかり，これがサンプル間隔となる．

D 心理課題

課題の実行には感覚入力が必要である．専用のモニターがなくとも，スキャナ室の構造によっては鏡を通してプロジェクターの映像を見せることが可能な場合もある．MRI装置に付属したヘッドホンを通して指示を与えるだけでも，指の運動などの実験はできる．重要なのはMRI装置と刺激の時間関係で，画像データと脳で起こっていることの時間的な結びつけに不可欠である．

E 解析法

fMRIの代表的な利用法は，「あることを行っているときに脳のどの部分が働いたか」を調べるというものである．すなわち脳の部位についての仮説は立てずに，その課題を「いつ」行ったかというタイミングの情報だけから，部位を推定する．たとえば被験者に平仮名を見せて，しりとり課題を行わせたとする．しかし言語に関わる部位が賦活されたと思われるタイミングと，BOLD信号の変化は時間的に一致しない．この，脳活動に対するBOLD信号の応答を，

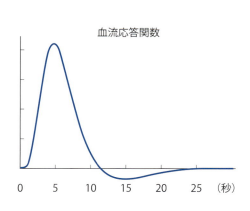
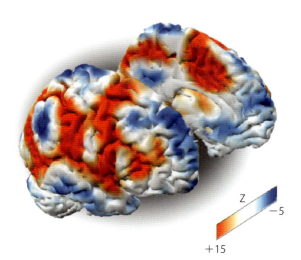

図1　BOLD信号の応答と結合性マップの1例

左：標準的な血流応答関数（hemodynamic response function）．一過性の神経活動に対して，その部位に起こると考えられるBOLD信号の変化を近似的にモデルしたもの．

右：機能的結合性マッピングの1例（自験例）．単純なボタン押し課題を実行中のfMRIデータから，傍帯状回の前部に設けた関心領域との信号の相関を全脳でマップしたもの．実行制御（executive-control）やsaliencyネットワークで正の相関，デフォルトモードネットワークなどの部位は負の相関を呈した．（Seeley WW, et al. J Neurosci. 2007; 27: 2349-56）[4)]

血流応答関数（hemodynamic response function: HRF）という関数で表現できる（ 図1左 ）．これを利用して，脳活動の起こった時間の情報から fMRI 信号の変化を予測し，それと相関の高い変化を呈した部位を探すことになる．この計算を行うツールが SPM(http://www.fil.ion.ucl.ac.uk/spm/，その教科書: http://www.fil.ion.ucl.ac.uk/spm/doc/books/hbf2/) や，完全に無料で使える FEAT（FMRI Expert Analysis Tool, http://www.fmrib.ox.ac.uk/fsl/feat5/glm.html）といったソフトウェアパッケージである．

F 前処理・統計解析

頭の動きの補正を行ったあと，複数の被験者のデータを比較する場合は脳の標準化を行う．「標準脳」に形を合わせることで脳部位の情報を一致させるが，脳の形は個体差が大きいため不完全である．多くの場合，画像の一点（ピクセルまたはボクセル）ごとに処理を行い，統計処理の結果も画像の形をとるので，一連の処理をマッピングとよぶ．前述のとおり，ある脳部位が賦活されたかどうかは，検出したい脳活動をデザインした説明変数が現実の信号変化に一致したかどうかで判定される．最近では課題を与えず，脳から取り出した信号を説明変数として部位間の同期を観測した「機能的結合性」に基づく脳研究も盛んである（ 図1右 ）．

相関が有意なものか判断するにあたり閾値を決める必要があるが，数万個もある脳内のピクセルを同時に検定するため，脳全体で偽陽性の出る確率を調整したほうがよい（多重比較補正）．ただし患者の術前評価などでデータが十分に取れない場合には，閾値を下げ，関心のある領域が相対的に検出されるかどうかを手がかりにするしかない．反対に，有意な活動が検出されたとしても，アーチファクトの混入が疑われる場合には元データを再検討する．データの全体を一望しやすい脳波などと違って，fMRI データの品質の欠陥は見落とされやすい．

G 結果の解釈

fMRI で観察した「脳活動」は，視覚野や運動野では解釈しやすいが，BOLD 信号の増加が何を意味するのか明確でないケースもある[5]．情報量の豊富なデータが比較的簡単に得られる fMRI であるが，その扱いには，自分がどのような仮定に基づいて何をしているのか，常に自問する態度が求められる．

【文献】
1) Ogawa S, Menon RS, Tank DW, et al. Functional brain mapping by blood oxygenation level-dependent contrast magnetic resonance imaging. A comparison of signal characteristics with a biophysical model. Biophys J. 1993; 64: 803-12.
2) Sereno M, Dale A, Reppas J, et al. Borders of multiple visual areas in humans revealed by functional magnetic resonance imaging. Science. 1995; 268: 889-93.
3) Aso T, Urayama SI, Fukuyama H, et al. Comparison of diffusion-weighted fMRI and BOLD fMRI responses in a verbal working memory task. Neuroimage. 2013; 67: 25-32.
4) Seeley WW, Menon V, Schatzberg AF, et al. Dissociable intrinsic connectivity networks for salience processing and executive control. J Neurosci. 2007; 27: 2349-56.
5) Singh KD. Which "neural activity" do you mean? fMRI, MEG, oscillations and neurotransmitters. Neuroimage. 2012; 62: 1121-30.

〈麻生俊彦〉

機能画像

03 ▶ 機能的 MRI　b．臨床応用

> **Points**
> - 臨床で使用されている MRI 装置で可能であり，通常の MRI 撮影時の禁忌事項（ペースメーカーをはじめとした磁性体が体内にある場合などは撮影できない）に準じて行う．
> - 撮影時間は一般の検査同様で，実験計画にもよるものの一般的には被験者 1 人あたり 30 分程度で施行可能である．
> - 近年は安静時機能的 MRI による研究が盛んになってきている．
> - さまざまな疾患の病態の解明につながる可能性が期待されている．

　1990 年代に機能的 MRI が開始され，当初は課題依存性の機能的 MRI が行われてきた．これは課題負荷時および安静時に機能的 MRI を行い，SPM（statistical parametric mapping）などの解析ソフトを用いて両者の差を解析し，課題負荷時に特異的な脳内基盤を明らかにする方法である．だがこの方法を臨床応用する場合には，課題遂行の差が問題となる．正常群と疾患群とで，課題負荷時の遂行が両群で異なれば所見の相違は課題遂行の差と解釈されるため，脳内基盤の解析が困難となる．そのため，課題依存性の機能的 MRI は課題遂行が十分に行えない疾患群では臨床応用が困難であった．

　近年，課題を遂行しない安静時機能的 MRI が出現してきた．これは安静状態における自発的脳活動をみており，脳内で同期して活動する部位（ネットワーク）を connectivity 解析で同定するものである．

A　実験デザイン

1．課題関連型機能的 MRI（task-related fMRI）
　認知処理や運動などの作業課題（task）を設定し，安静時を対照として課題を行い比較する．それらを数十秒間隔で交互に実施するブロックデザイン（block design）と，ランダムな時間間隔で実施する事象関連デザイン（event-related design）がある．事象関連デザインはタスクに対する学習を避けることで，予測しにくい状況の計測に用いることができる．

2．安静時機能的 MRI（resting-state fMRI）
　課題を用いた評価は，健常被験者や指示動作が可能な程度の疾患には有用であるが，課題遂行が困難な精神疾患・神経疾患には適応が難しい．その場合に，課題などを課さない安静時機能的 MRI は有用である．乳幼児や発達障害をもつ児童などへの機能ネットワーク研究もされている．

B 解析方法

　機能的MRIの解析に関して，撮像タイミングに対しての時間補正，撮影中の動き補正の上に標準化などの前処理を行ったうえで解析を行う．

　安静時機能的MRIの解析法としては，以下のようなものがあげられる．①起点相関法（seed-based correlation method）：起点（seed point）である関心領域からその領域の信号値の時系列を抽出し，他領域との時系列との相関を計算する．②独立成分分析（independent component analysis）：探索的解析法の1つであり，四次元データに対し，空間的に独立した成分を分離したものである．体動などノイズ成分の分離にも有用である．その他，③Hierarchy分析，④ALFE（amplitude of low frequency fluctuations; 振幅強度），⑤ReHo（regional homogeneity; local spatial correlation），⑥functional connectivity，⑦graph解析などがある．

C 解析ソフト

　代表的な解析ソフトとしては，課題依存性の機能的MRIではSPM（ロンドン大学のシステム．http://www.fil.ion.ucl.ac.uk/spm/）があげられる．安静時機能的MRIではFSL（ICA: http://fsl.fmrib.ox.ac.uk/fsl），AFNI（seed to seed 解析: http://afni.nimh.nih.gov/afni/）がある．またSPMのextensionのREST（ALFF, ReHo, functional connectivity: http://restfmri.sourceforce.net），GIFT（ICA: http://mialab.mrn.org/software/gift/），CONN（seed to seet 解析: https://www.nitrc.org/projects/conn）がある．

D 具体的な臨床応用の例

1. 課題関連型機能的MRI

　手の掌握運動や，指のタッピング，眼瞼や口唇運動などを1～2秒間に1回程度のペースで行うことで賦活部位をとらえられるほか，麻痺がある患者での賦活部位の変化，健常者と変性疾患などの患者で比較を行うことができる．

2. 安静時機能的MRI

a. DMN（default mode network） 図1

　安静時の脳活動に関する研究ではDMNの研究が盛んである．

　認知課題などの遂行中に脱賦活（deactivate）する部位があることが1990年代後半から報告されてきた．頭頂葉内側部・前頭葉内側部・下側頭回や側頭極・頭頂側頭接合部などがDMNといわれ，課題遂行時には定常状態よりも脳活動が低くなるが，安静閉眼時では脳血流や酸素代謝が脳内で最も高い領域となる[1]．

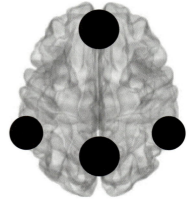

図1 DMN（default mode network）
頭頂葉内側部・前頭葉内側部・下側頭回，側頭極・頭頂側頭接合部は安静時に賦活し，課題遂行時に脱賦活する．

特に頭頂葉内側部は Alzheimer 型認知症（AD）の初期から脳 SPECT や PET 検査で機能低下やアミロイド沈着が認められる部位であり関連が示唆されている[2]．また，AD での頭頂葉内側部の機能低下は，海馬を含めた変性や，帯状回などの Papez 回路の障害での海馬との離断による遠隔効果の影響も指摘されている．いずれにしても，萎縮に先立ち機能的 MRI でも機能異常が検出できるということになる．

認知症のほか統合失調症やうつ病などの領域，また Parkinson 病や筋萎縮性側索硬化症などの神経変性疾患，脳血管障害などでの研究も行われている．脳血管障害に関しては，罹患後に運動症状などの改善に伴う機能結合の変化の経過を測定することも可能である．

b．その他

また，その他，顕著性（salience）ネットワーク，遂行機能ネットワーク（前頭-頭頂ネットワーク），視覚・聴覚ネットワーク，感覚運動ネットワーク，背側注意（dorsal attention）ネットワーク，など様々なネットワークがあることがわかっており[3]，解剖学的な構造ネットワークとも一部重複があるが，その関連に関して調べられている．

3．精神・神経疾患のバイオマーカー

これらの研究が進むことで，疾患のバイオマーカーとなることが望まれるが，同一被験者であっても，施設や機械によっても得られるデータが異なることが問題点としてあがっており，臨床応用として統一するという点でも研究中である[4]．

4．ニューロフィードバック

リアルタイムで脳活動が把握できるようになったことで，自身の脳活動を被験者がモニターしながら制御を訓練するというようなニューロフィードバックに関しても研究が行われている[5]．情動などのコントロールが精神疾患治療の糸口となる可能性，また精神的な痛みを含む，慢性疼痛のコントロールなどへの解決策を見出す可能性が期待されている．

【文献】
1) Greicius MD, Krasnow B, Reiss AL, et al. Functional connectivity in the resting brain: a network analysis of the default mode hypothesis. Proc Natl Acad Sci U S A. 2003; 100: 253-8.
2) 林　俊宏．Default mode network．臨床画像．2014; 30: 187-97.
3) Barkhof F, Haller S, Rombouts SA, et al. Resting-state functional MR imaging: a new window to the brain. Radiology. 2014; 272: 29-49.
4) 森本　淳，八幡憲明，橋本龍一郎，他．脳活動ビックデータ解析による病態理解に向けた疾患判別．分子精神医学．2015; 15: 2-6.
5) 福田めぐみ，川人光男．リアルタイム fMRI を用いたニューロフィードバックと精神疾患分野への応用．分子精神医学．2014; 14: 158-63.

〈頼田章子　谷脇考恭〉

機能画像

04 ▶ 光トポグラフィー　a. 原理と基本

> **Points**
> - 機能的近赤外線スペクトロスコピー（fNIRS）は，脳内ヘモグロビン（Hb）濃度の変化を定性的に示す．
> - fNIRS は，局所脳活動変化がその領域の脳血流変化を伴い，その結果 Hb 濃度も変化することを利用して賦活領域を検出する．
> - fNIRS 信号の大きさで，脳内 Hb 濃度変化の部位間比較を行ことはできない．

A　機能的近赤外線スペクトロスコピー（fNIRS）

　近赤外線スペクトロスコピー（near-infrared spectroscopy: NIRS）は，近赤外線（通常 700〜1300 nm の波長領域の光）を用いて，非破壊的に計測対象の構成成分を分析する方法で，生体に対しては，当初組織酸素モニター法として研究開発が進められてきた[1]．しかし，NIRS は神経活動に連動した脳血流変化に伴うヘモグロビン（Hb）変化を捉えることができるため[2]，神経機能イメージング法としても広く用いられるようになり，この場合は機能的近赤外スペクトロスコピー（functional NIRS: fNIRS）とよばれている．

B　fNIRS の基礎

1. 計測原理

　近赤外線は可視光に比べて生体を透過しやすいが，血液成分の赤血球に含まれる Hb に吸収される．fNIRS は近赤外線の吸収される程度が Hb の酸素化状態によって変化することを利用して，頭皮上に近赤外線を照射して照射点から数センチメートル離れたところで透過光を検出し，その性状を解析して Hb 濃度変化をもとめる．

2. 計測法

　fNIRS には複数の異なる計測法があり，そのなかで最も一般的なのは，連続光（continuous wave light）を用いて拡張ベア・ランバート則（modified Beer Lambert law: MBLL）[3]に基づいて，Hb の濃度変化を求める方法であり，CW 計測とよばれている．MBLL は，A（吸光度）$= -\log I/I_0 = \varepsilon CL + S$ で表される．ここで I_0 と I は照射ならびに検出光の光量，ε はモル吸光係数，C は光吸収物質の濃度，L は照射された光が検出されるまでに通った生体内における経路の長さ（光路長；個々の光子は違う経路を通るのでそれらの平均光路長），S は主として散乱による光の減衰を示す項で通常定数とみなされている 図1．

3. fNIRS 信号

　生体計測では，複数の波長を用いて酸素化 Hb（oxy-Hb），脱酸素化 Hb（deoxy-Hb），両者の和である総 Hb（t-Hb）の濃度変化を求めるが，光路長を計測することができないため，

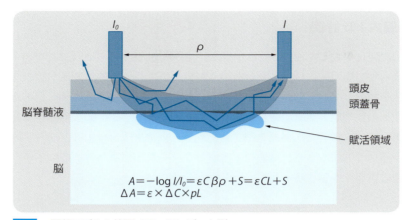

図1 頭部モデルと拡張ベア・ランバート則

生体では散乱により光路長（L）は照射-受光間距離（ρ）よりβ倍長くなる．賦活脳領域における Hb 濃度変化に由来する吸光度変化（ΔA）は，その領域における光路長（pL，部分光路長）と濃度変化（ΔC）とモル吸光係数の積であらわされる．（星 詳子．In: 五十嵐隆，他編．小児科臨床ピクシス ここまでわかった小児の発達．東京: 中山書店; 2010. p.132-5[5]）より一部改変）

得られる信号は濃度変化と光路長の積で［mM・mm］（濃度×長さ）の単位で表現されている．しかし，装置によって用いられている波長や演算式が異なり，同じ濃度変化であっても装置ごとに fNIRS 信号の大きさは違い，実際は任意単位の物理量である．また光路長は計測部位によって異なり，さらに計測値は皮膚血流など脳外組織の影響も受けるため，fNIRS 信号の大きさで脳内 Hb 濃度変化の部位間比較をすることはできない．

4. 脳賦活領域における Hb 変化

局所脳活動が増加すると，その領域の酸素・グルコース消費が亢進し，脳血流増加が生じるため，脳血流や代謝変化の計測から脳の活動状態を知ることができる．この場合，血流増加の程度は酸素消費増加のそれを上回るため，fNIRS 計測では，活動領域で oxy-Hb と t-Hb の増加，deoxy-Hb の減少を認めることが多いが，t-Hb と deoxy-Hb は必ずしもそのような変化を示すとは限らない．一方，oxy-Hb の変化方向は常に脳血流と同じで，oxy-Hb は局所脳血流変化のよい指標となりうる[4]．

C 光トポグラフィー

光トポグラフィーは，多チャンネル装置を用いて複数の領域を計測し，計測された信号変化を頭部表面に沿って 2 次元画像として表示する方法である．CW 計測では，通常，照射-受光間距離はすべての照射-受光の組み合わせで約 3 cm とし，各計測領域の光路長は等しいとみなして，Hb 濃度変化のマッピング画像を示している．しかし，光路長は照射-受光間距離が同じでも計測部位によって異なるので，fNIRS 信号変化の大きさは必ずしも Hb 濃度変化の大きさを示しているわけではなく，データ解釈には注意が必要である．

D 選択的脳内 Hb 計測

　皮膚血流に変化が生じた場合，それが fNIRS 信号に影響することは必至であるが，皮膚血流変化はびまん性で局所的には生じないという仮定の下で，局所的に変化が認められた場合は，脳血流変化を検出しているとみなされている．しかし，信頼性の高いデータを得るためには，皮膚血流やその他の脳外組織の影響を取り除く必要がある．これまで，照射-受光間距離が異なる配列を用いるマルチディスタンス法，独立成分分析や主成分分析など統計学的処理法，時間分解計測を用いる方法，さらに拡散光トモグラフィーなどが提案されているが，まだ研究開発段階で早期の実用化が望まれる．

【文献】
1) Jöbsis FF. Noninvasive infrared monitoring of cerebral and myocardial oxygen sufficiency and circulatory parameters. Science. 1977; 198: 1264-7.
2) Hoshi Y, Tamura M. Detection of dynamic changes in cerebral oxygenation coupled to neuronal function during mental work in man. Neurosci Lett. 1993; 150: 5-8.
3) Delpy DT, Cope M, van der Zee P, et al. Estimation of optical pathlength through tissue from direct time of flight measurement. Phys Med Biol. 1988; 33: 1433-42.
4) Hoshi Y, Kobayashi N, Tamura M. Interpretation of near-infrared spectroscopy signals: a study with a newly developed perfused rat brain model. J Appl Physiol. 2001; 90: 1657-62.
5) 星　詳子. NIRS を用いた小児の発達の解析. In: 五十嵐隆, 久保田雅也, 編, 小児科臨床ピクシス ここまでわかった小児の発達. 東京: 中山書店; 2010. p.132-5.

〈星　詳子〉

機能画像

04 ▶光トポグラフィー　b. 臨床応用

> **Points**
> - fNIRSは計測器が可搬性で被験者の頭部を固定しなくてもよく，計測中の体動が可能という優れた特徴を有する．
> - 現在保険収載されている臨床用途は，術前のてんかん焦点の診断，術前の言語領野の同定，うつ病の診断である．研究面では，心理学的な研究に多用されている．
> - 計測にあたっては，皮膚への接地を良好にし，皮膚血流の変化を最小にする必要がある．計測後に論理的に皮膚血流成分を除去する方法も考えられている．

　近赤外線の反射を用いて脳機能計測する手法は1チャンネルのシステムを用いて試みられていたが[1]，1996年これを多チャンネル同時記録を行うことで脳機能マップが開発され[2]，一気に"光トポグラフィー"として臨床応用への道が開かれた[3,4]．応用のカギとなったのは，同時多点計測により，トポグラフィーとしてマッピングが可能となった点である．本稿では以下光トポグラフィーと表記する．

　この方法の特徴は，①計測器が可搬性であり，②被験者の頭部を固定しなくてもよい，③計測中の体動が可能である，この3点に尽きる．論理的にはfMRIとほぼ同様の現象，つまり脳局所の神経活動が起こると，時空間的に一致した局所脳血流増加が起こる現象を捕捉し，神経活動の指標とする方法と考えられている．その点で，得られる結果はfMRIと同様のモダリティーと考えることができる．もっとも，その欠点として，①空間分解能が20 mm程度，②脳深部の情報は得られない，などがあげられるが，大脳高次機能の多くが大脳表面の皮質に集中していることを考えると，欠点を補って余りある利点があるといえよう．

　本稿では，これらの特徴を生かした臨床応用を概説する．

A　波形の判読に関して

　得られた波形を判読するには，まず得られた波形が脳実質由来の信号を正しく記録しているかを厳密に判定しなければならない．目的とする信号と区別しなければならないものは，プローベや頭部の動きによるアーチファクト，皮膚血流の混入，血圧の変動，プローベの頭皮への接触不良などが考えられる．以下にそれぞれの詳細を示す．

1. 動きによるアーチファクト

　fNITRSは基本的には頭部の動きには耐性があるが，頭部を計測中に大きく傾けるなどすると頭蓋骨直下の髄液層の厚みが変化するなどしてゆっくりとしたアーチファクトが生ずることが知られている．これは特に新生児では抑制できないことも多く，この場合にはWavelet法を用いて体動除去をする試みが報告されている[5-7]．また，成人においては発語させるときなどに側頭筋からのアーチファクトをPCA法を用いて除去する試みも報告されている[8]．

2. 皮膚血流の混入

光トポグラフィーの計測はプローべから入射し脳内から反射して戻ってくるすべての経路上にあるヘモグロビンの影響を受けるため，頭皮内の血液の影響は避けられない．したがって，皮膚血流に大きな変動があった場合はこれが脳内信号に混入してくる可能性がある．これを避けるためには，タスク中にできるだけ皮膚血流を変動させないことと，混入している皮膚血流成分を計測後に除去することの 2 つの方法が考えられる．前者は理想的であり，タスクを行う際に被験者の心理的な負荷を極力減少させることである程度は達成できる．

一方，皮膚血流の混入を論理的にデータから除こうとする様々な試みが報告されている．MD-ICA 法により皮膚血流分離や TDD-ICA を用いたブロック評価方法などが試みられている[6,9]．

3. プローべの頭皮への接触不良

プローべから頭部に効率よく光が導入できないと，光量不足となり十分な計測ができない．多くの光トポグラフィー計測器には接触の程度が測定できるようになっているので，計測に先立ってすべてのプローべで接触が十分に得られるようにプローべ装着を整える必要がある．初心者は往々にしてヘッドバンドなどを強く締めあげることによって接触を保とうとする傾向があるが，これでは被験者は長時間の検査に耐えられない．ヘッドギアの湾曲や全体の当て方などを工夫すれば，やんわりと装着した状態でも十分な接触は得られるものであることを十分自覚する必要がある．

B 言語優位半球同定

言語機能はヒト特有の機能であるため，動物実験が不可能で，高次脳機能マッピングのなかでも最も重要な位置を占めている．さらに，言語優位側がその他のさまざまな高次脳機能の側方偏倚性にも関連しているために，大脳皮質を損傷する可能性のある脳外科手術に先立って，言語優位側を知ることは不可欠の項目である．

臨床的には言語優位半球を決定することが当面の目標となる．言語優位半球の診断はかつては内頸動脈にアミタールを注入する WADA テストが標準的な方法とされてきたが侵襲性であるため fMRI や MEG，光トポグラフィーなどの非侵襲的な方法が利用されている．いずれも語想起などをさせるタスクが一般的であるが，fMRI と MEG では，被験者の頭部の動きに敏感なため，発語などをさせてタスクの施行状況をフィードバックすることが困難であるという問題がある．光トポグラフィーでは頭部の多少の動きは許容されるので，被験者が起座位で語想起の結果を筆記させるようなタスクも可能である．健常者の結果を 図1 に示す．タスクに同期して左下前頭回にオキシヘモグロビンが増加し，神経活動が示唆され，左側優位が明瞭である．また，脳神経外科手術の術前評価としてアミタールテストを行った症例で光トポグラフィーの結果と対比させたところ，27 例中約 85%の症例でアミタールテストでの優位側と光トポグラフィーでの優位側が一致を示した[4]．

このように光トポグラフィーは非侵襲的に言語優位半球の同定する方法として大変有力な手段と考えられる．

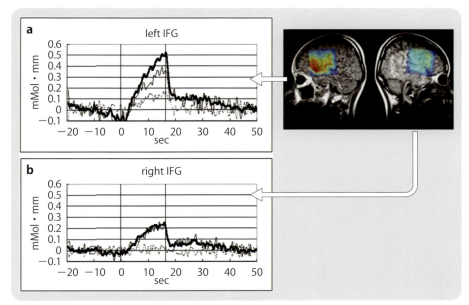

図1 右利き健常成人の言語タスク中の光トポグラフィー
左優位の脳活動が下前頭回にみられる．

C てんかん焦点同定

　薬剤で抑制されないてんかんは難治性てんかんとされ，最近では外科的に焦点切除を行うてんかん外科も選択肢の1つとして考えられるようになった．この際に最も重要なことは焦点の位置と広がりを正しく診断することである．診断は通例は脳波を中心とするが，光トポグラフィーで発作に伴って焦点付近で局所血流が増加することで焦点診断することもできる．我々の19例での経験[10]では，1例を除く18例において光トポグラフィーで，発作後5〜10秒で局所的な血液量の増加がみられ，増加部位は側頭葉てんかんでは焦点側の側頭葉に，頭頂葉てんかんでは焦点位置を中心とする部位に一致していた．

　典型的な症例を提示する．
　症例は24歳の男性．難治性の複雑部分発作．難治のため外科治療目的で検査を行った．図2a は時系列であり，脳波上の発作起始から8秒後から左の側頭葉を中心にオキシヘモグロビンの増加が始まり，約4秒の遅れで右の側頭葉にも増加がみられている．図2b は発作開始8秒時の光トポグラフィーを示し，左側頭葉を中心に血液量の増加が明らかである．12秒には両側性に増加していることが明瞭である．このように，光トポグラフィーでは発作初期に発作活動が片側から対側まで急速に伝搬してゆく様子が詳細に観察できる．この症例はこれをもとに，深部電極を海馬に留置してEEGモニターを行い，左海馬の焦点を確定して海馬切除した．術後発作は消失した．

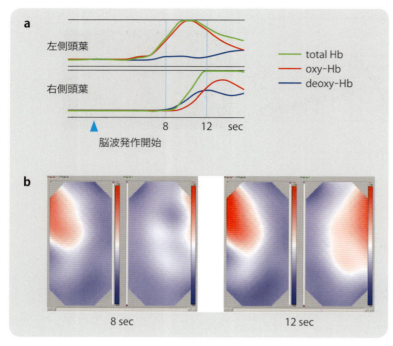

図2 左側頭葉てんかんの発作時光トポグラフィー
左側頭葉に強い活動がみられる．
a: 重畳マップ表示，b: 時系列

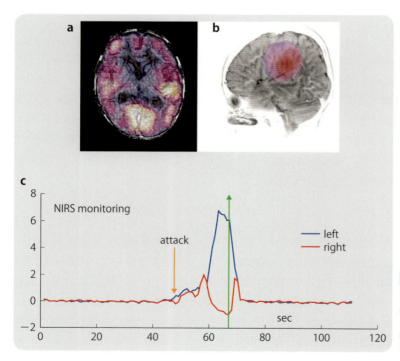

図3 左頭頂葉てんかんの発作時記録
a: 発作時SPECT，b: 発作時光トポグラフィーをMRI上に重畳，
c: 発作時光トポグラフィーの経時変化

次の症例は 8 歳の女児である．MRI で左頭頂葉に皮質形成不全が認められた．右上腕に異常感覚が出現し次第に筋の動きが加わり近位方向に進行する．しばしば二次性全般化が認められる．図3a は発作時 SPECT で中心溝の後方に血流増加が認められる．図3b は発作時の光トポグラフィーで中心後回を中心に血液量の増加が起こっており，焦点の部位を示唆している．図3c は光トポグラフィー記録・24 チャンネルのうち焦点の直上と思われた点とその対称点での total-hemoglobin 値の時間経過を示す．矢印で示す発作の起始から 2〜3 秒後には血液量増加が始まり，16 秒でピークに到達している．

このような症例から，光トポグラフィーで焦点の側方性や部位の推察が容易となることが理解でき，焦点診断に大きな貢献をすることがわかった．

まとめ

光トポグラフィーの利点は，①手軽に，②非侵襲的に，③どんな姿勢ででも計測できる点であり，てんかん発作中の計測などを始め幅広い臨床的な場面で使用することが可能である．また，金属を排除する設計も容易なので，fMRI や MEG 計測中に並行して計測することも可能で，モダリティー間のデータを対比させて，生理的現象の解明に役立っている．特に fMRI との同時計測は，fMRI で観察している現象の解明に今後大きなインパクトを与えるものと期待されている．

【文献】
1）Villringer A, Planck J, Hock C, et al. Near infrared spectroscopy（NIRS）: a new tool to study hemodynamic changes during activation of brain function in human adults. Neurosci Lett. 1993; 154: 101-4.
2）Maki A, Yamashita Y, Ito Y, et al. Spatial and temporal analysis of human motor activity using noninvasive NIR topography. Med Phys. 1996; 22: 1997-2005.
3）Watanabe E, Yamashita Y Maki A, et al. Noninvasive functional mapping with multi-channel near infrared spectroscopic topography in humans. Neurosci Lett. 1996; 205: 41-4.
4）Watanabe E, Maki A, Kawaguchi F, et al. Non-invasive assessment of language dominance with near-infrared spectroscopic mapping. Neurosci Lett. 1998; 256: 49-52.
5）Sato H, Tanaka N, Uchida M, et al. Wavelet analysis for detecting body-movement artifacts in optical topography signals. Neuroimage. 2006; 33: 580-7.
6）Tanaka H, Katura T, Sato H. Task-related component analysis for functional neuroimaging and application to near-infrared spectroscopy data. Neuroimage. 2013; 64: 308-27.
7）Yücel MA, Selb J, Boas DA, et al. Reducing motion artifacts for longterm clinical NIRS monitoring using collodion-fixed prism-based optical fibers. NeuroImage. 2014; 85: 192-201.
8）Narita N, Kamiya K, Yamamura K, et al. Chewing-related prefrontal cortex activation while wearing partial denture prosthesis: Pilot study, J Proth Res. 2009; 53: 126-35.
9）Funane T, Atsumori H, Katura T, et al. Quantitative evaluation of deep and shallow tissue layers' contribution to fNIRS signal using multi-distance optodes and independent component analysis. Neuroimage. 2014; 85: 150-65.
10）Watanabe E, Mayanagi Y. Non-invasive cerebral blood volume measurement during seizures using multi-channel near infrared spectroscopic topography. J Epilepsy. 1998; 11: 335-40.

〈渡辺英寿〉

自律神経

01 ▶ 基礎的事項

> **Points**
> - ✓ 自律神経系は不随意神経（植物神経系ともいわれる）として内臓諸機能を調整し，生体恒常性の維持機能を担う．
> - ✓ 心臓の歩調取りとして機能する洞結節は交感神経と副交感神経の相反性支配を受けているが，安静状態であっても1心拍ごとの間隔は一定ではなく，わずかなばらつき（ゆらぎ）がある．この心拍変動の定量的評価が自律神経機能の指標となる．
> - ✓ 汗腺はコリン作動性線維としての交感神経支配を受けるが，精神性発汗に伴う皮膚電位変化の測定が広く臨床検査として普及している．

A 自律神経の基本的事項

1．機能的事項

末梢神経系は大きく自律神経と体性神経に分けられ 図1，自律神経は多くの内臓器官の機能制御（循環，呼吸，消化，排泄，発汗，体温調節，内分泌，生殖，代謝など）を司る．1つの効果器を交感神経と副交感神経とが（多くは）拮抗的に機能統合する（二重神経支配という）ことで生体恒常性が維持される．内臓からの情報は求心性線維によって中枢に伝えられる．脳で統合されたのちの反応出力や末梢の神経叢，神経節，脳幹・脊髄の下位中枢を介した反射出力の情報は遠心性線維によって効果器に伝えられる．

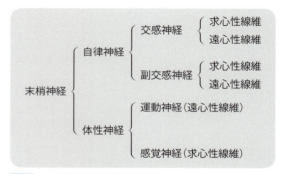

図1　末梢神経系の機能的構成

副交感神経および一部の交感神経節後線維の末端からはアセチルコリンが放出され（コリン作動性神経），ほとんどの交感神経末端からはノルアドレナリンが分泌される（アドレナリン作動性線維）．これらの神経伝達物質が各臓器のレセプターに結合することで効果が発現する．

2．解剖学的事項

交感神経も副交感神経も中枢神経を出た後，効果器にいたる途中で線維を変える．この線維連結部（シナプス）が自律神経節で，シナプス前が節前線維（細い有髄線維: B線維），後が節後線維（無髄線維: C線維）である．

交感神経系は第1胸髄～第3（4）腰髄の脊髄側核細胞に起始し，全身に分布する．脊椎近傍にある自律神経節（交換神経節）または腹腔神経節，上・下腸間膜神経節など効果器近傍の

椎前神経節でシナプスを形成して節後線維に連絡する．交換神経節は涙腺，唾液腺，心臓，気管（支），血管，立毛筋，汗腺など，また椎前神経節は肝臓，膵臓，脾臓，腎臓，副腎，胃腸管，膀胱，生殖器などを支配する．

　副交感神経系は脳神経（動眼神経，顔面神経，舌咽神経，迷走神経），仙髄が起源の骨盤神経を経由して末梢に向う．心臓，気管支，肺，胃腸管など多くの内臓が迷走神経によって，また消化管のごく一部（直腸），膀胱，生殖器などの骨盤内臓器が骨盤神経によって支配される．

B　心拍変動の生理学的基礎

1．心拍数の調整

　心臓の歩調取りとして機能する洞結節の自発性脱分極の速度が心拍数を決定する．洞結節の心血管運動中枢は延髄に存在し，交感神経が興奮すると心拍数が増加し，副交感神経が亢進すると心拍数が減少する．

　例として血圧上昇時の反応を示すと，まず圧受容器（頸動脈洞，大動脈弓）が感知した平均動脈圧上昇の情報はそれぞれ舌咽神経，迷走神経の求心性線維を介して延髄孤束核に伝わる．孤束核からの情報が統合された後，心臓抑制中枢の興奮が副交感神経（擬核由来の迷走神経）活動を亢進させ，心臓促進中枢の抑制が交感神経活動を低下させる．交感神経，副交感神経の機能が補完し合って心拍数が減少する．

2．心拍変動

　心拍数は代謝，運動など多くの生理的変動に応じて調整されるが，安静定常状態であっても1心拍ごとの間隔は一定ではなく，わずかなばらつき（ゆらぎ）がある．その要因の1つが呼吸性不整脈である．例えば吸気時の周期的な胸壁伸展刺激は迷走神経を抑制し，心拍数が増加する．逆に呼気時には減少する．これは自律神経系の環境適合性機能と解釈できる．

　心拍変動は心臓自律神経機能を反映するとされ，加齢とともに目立たなくなることが知られている．また病的状況で機能不全に陥ると心拍変動が減弱する．

C　交感神経皮膚反応（sympathetic skin response: SSR）の生理学的基礎

1．汗腺と神経支配

　日本人1人に約230万個存在するといわれている汗腺にはアポクリン腺とエクリン腺が区別される．前者は腋窩，外陰など身体の一部のみに存在し，体温調節には関与しない．後者は体表面に広く分布して，体温調節性発汗に関わる．汗腺は交感神経（コリン作動性線維）のみの制御を受け，その興奮によって汗腺に汗が分泌される．

2．SSR の発生

　精神的緊張，ストレスによって生ずる発汗は精神性発汗とよばれるが，電気，音，磁気などの物理的刺激に対しても交感神経が興奮する．このような汗腺活動（特に手掌，足底で著しい）に伴う電気生理学的変化は皮膚電位，皮膚電気抵抗の変動として捉えることができる．1984年，Shahani らが SSR として末梢神経の電気刺激や深呼吸によって手掌-手背間でみられる電位変化を記録した．

　SSR は刺激の入力情報が脳の自律神経中枢を興奮させ，交感神経遠心路を経て汗腺の活動を

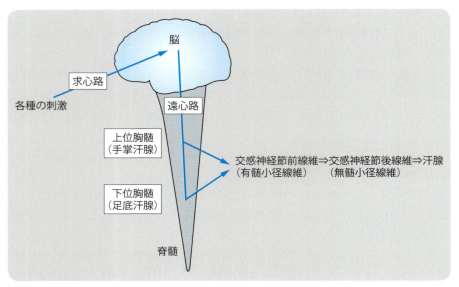

図2 SSR 出現までの神経経路
各種の刺激は異なる求心路を経て脳に至る．脳内の多シナプスを経て遠心性刺激が脊髄に至る．上部・下部胸髄レベルの脊髄中間外側核（それぞれ手，足の汗腺を支配）から交感神経節前線維が胸髄レベルの交感神経節に向う．シナプス後は無髄の節後線維となり汗腺に至る．

惹起する多シナプス反射である 図2 ．その詳細な経路はまだわかっていないが，簡便な自律神経機能検査として広く普及するに至った．

【文献】
1) 藤本順子, 弘田明成, 畑美智子, 他. 心電図 RR 間隔の変動係数を用いた自律神経機能検査の正常参考値および標準予測式. 糖尿病. 1987; 30: 167-73.
2) Shahani BT, Halperin JJ, Boulu P, et al. Sympathetic skin response-a method of assessing unmyelinated axon dysfunction in peripheral neuropathies. J Neurol Neurosurg Psychiatry. 1984; 47: 536-42.

〈豊倉 穣〉

自律神経

02 ▶ 交感神経皮膚反応

Points

- ✓ 磁気，音，深呼吸，いきみ動作，筋収縮など，種々の刺激によって交感神経皮膚反応（sympathetic skin response: SSR）が誘発される．
- ✓ 手掌，足底で記録されやすく，出現の有無，潜時，振幅などが評価される．
- ✓ 刺激モダリティに応じた入力路，中枢，交感神経遠心路，汗腺に障害があれば SSR 振幅は低下，消失する．無髄 C 線維（交感神経節後線維）の機能検査としての意義も大きい．

A SSR の導出

1．刺激

　精神的緊張や心理的動揺などの内因性刺激に対しても汗腺は活動する（精神性発汗）が，臨床神経生理学的検査としては磁気，音，深呼吸，いきみ動作，筋収縮など，種々の刺激を用いて SSR を誘発させる．電気刺激（通常は持続 0.1〜0.3 ms，強度 10〜50 mA の単発刺激）の場合，手関節部で正中神経を刺激することが多いが，その他の部位刺激でも誘発される．磁気刺激は通常，頚部に行う．

　一般的に強刺激の方が SSR を誘発しやすい．刺激を繰り返すと反応しにくくなる慣れ現象がみられ，刺激が弱いほど生じやすい．SSR は刺激後 5〜10 秒におよぶ長い電位変化なので刺激間隔は必然的に長くなる．慣れへの対策という観点からは，少なくとも 30 秒以上のランダム刺激が望ましい．

2．記録

　測定装置は一般的な筋電図・誘発電位検査装置でよい．あらかじめ SSR の測定プログラムが組み込まれたものもある．通常の神経伝導検査に用いる表面電極を記録電極として手掌，足底，その他の部位に設置する．手掌，足底には精神性発汗に関わる汗腺が豊富に存在し，SSR が得られやすい．基準電極は爪（手指，足趾）あるいは手掌，足底に対応した手背，足背に置く．周波数域は低域を 0.2〜1 Hz，高域を 1〜5 kHz に設定する．10 秒程度の分析時間が必要である．

　不要な刺激を避ける意味で静かな環境で行う．1 日の時間帯によって SSR に変化がみられるとの報告があり，日を変えて繰り返し測定を行う場合は，同じ時間帯を選ぶ．覚醒レベルが低下すると反応が得られにくくなるので検査中は寝ないように指示する．

第5章　自律神経

B パラメーターの解釈

1. 出現

どの刺激方法でも，通常は四肢から左右対称的な SSR が得られる．高齢者では（特に刺激が弱い場合）誘発されないこともある．慣れ現象には個人差があるが，深呼吸や磁気刺激では生じにくいといわれている．繰り返し刺激によって出現しなくなった場合でも，他のモダリティの刺激や予想外の強刺激を与えると，通常，再び大きな反応が得られる．

SSR の起源はまだ明確にされていない．汗腺の活性化による発汗およびそれに付随したイオンの分泌，再吸収に伴う皮膚電位変化を反映したものと想定されている．

2. 波形

SSR 波形には異なるタイプが存在するが，各成分の意義は明確にされていない 図1 ．頂点間振幅と実際の発汗量との関連は薄いが，波形の陽性成分の大きさは発汗量と相関するとの報告がある．

連続記録すると一定の波形パターンが続くこともあるが，刺激ごとに異なる波形のこともある．しかし，個人によって誘発されやすい波形にはある程度の再現性が示唆されている．

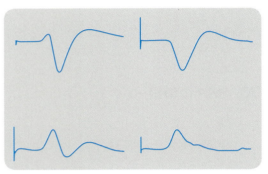

図1　SSR の波形
陰性-陽性（-陰性）の 2（3）相性が多いが，陽性-陰性の 2 相性波や陰性単相波，その他の波形もみられる．

3. 潜時

通常は波形の立ち上がり潜時が用いられる．潜時は入力路・中枢路・出力路の伝導時間，効果器（汗腺）の反応時間に依存するが，非常に遅い伝導速度（約 1 m/s）を有する交感神経節後線維の伝導時間が特に大きく影響する．反応経路の長さも関連するので身長に応じて潜時が長くなるが年齢の影響は受けにくい．日本人では手掌 SSR で 1.3～1.5 s，足底 SSR で 1.8～2.0 s ほどである 図2 ．

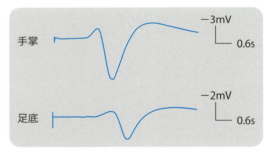

図2　SSR 記録例
頸部の磁気刺激によって得られた手掌，足底の SSR である．手掌 SSR の方が高振幅で潜時が短い．

4. 振幅

頂点間振幅が用いられることが多い．通常は強刺激ほど大きな反応が得られやすい 図3 ．繰り返し刺激では同じ強度でも，また同じ誘発波形でも記録ごとに振幅が異なる．複数記録の最大振幅値は比較的再現性がよいとされる．加齢によって低振幅化の傾向があり，振幅の異常を判定する場合は各施設での年代別基準値の設定が必須である．

左右同部位では対称的な反応だが，手掌 SSR の方が足底 SSR より大きい 図2 ．振幅の絶対値ではなく，左右比や手掌/足底比などで評価する方法もある．

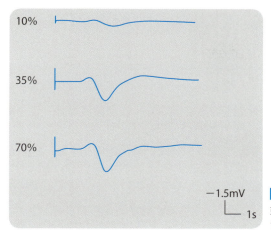

図3 刺激強度とSSR
刺激強度（頸部への磁気刺激）が強いほど，概して大きな反応が得られやすい．

C 臨床的意義

　反応経路の障害や汗腺の機能異常があればSSR振幅は低下し，消失する．通常の検査では評価困難な無髄C線維（交感神経節後線維）の機能検査としての意義も大きい．振幅や波形は変動するため，出現の有無のみを評価する研究者も少なくない．脳，脊髄，末梢神経，汗腺の各種疾患・病態での知見が集積されている．ある刺激で無反応の場合，その刺激モダリティの求心路の特異的障害に起因する可能性があるので，他の刺激でもまったく反応が得られないことを確認する．潜時の延長も報告されている．どの刺激でも無反応なら中枢または交感神経遠心路，汗腺の異常が考えやすい．常に同一肢が異常の場合は当該肢に限局した病変が考えられる．
　認知プロセスは中枢からの交感神経系出力に関与することが知られている．机上課題によって出現したSSRを辺縁系などの中枢神経機能や認知能力の評価，意思表示が困難な患者のコミュニケーション手段として利用する工夫も試みられている．

【文献】
1) Toyokura M, Murakami K. Reproducibility of sympathetic skin response. Muscle Nerve. 1996; 19: 1481-3.
2) Toyokura M. Within-subject consistency of sympathetic-skin-response waveform across different modalities of stimulation. Auton Neurosci. 2012; 169: 135-8.

〈豊倉 穣〉

自律神経

03 ▶ 心電図 R-R 間隔

> **Points**
> ✓ 心拍変動は，通常，心電図 R-R 間隔の変動を定量評価する．時間領域解析，周波数領域解析がよく用いられる．
> ✓ 時間領域解析では連続記録波形の R-R 間隔変動を記述統計的に定量化する．変動が小さい場合に副交感神経系の機能異常が疑われる．
> ✓ 周波数領域解析では心拍変動の周波数成分をスペクトル解析し，低周波・高周波成分のパワー値および両者の比を求める．交感・副交感神経両者の機能が評価できる．

A 心電図 R-R 間隔変動の測定

1. 検査法

　通常の心電図検査に付随して行われることが多い．15 分ほど安静にしたのちに臥位で検査を行う．呼吸状態は心拍変動に大きく影響するので測定の間は一定のリズムで呼吸を安定させる．一方，深呼吸，息こらえ，臥床から起立への体位変換さらに暗算や机上課題などの精神的ストレス負荷時に検査を行うこともある．通常の検査時間は数分だが，Holter 心電図などを用いた長時間（24 時間）のものもある．長時間記録では心拍変動の日内変動がわかる．

　特に禁忌はないが，心房細動や不整脈が頻発する場合は判定困難となる．なお，指尖脈波の脈拍変動においても心電図 R-R 間隔と同様の心拍変動解析が可能である．

2. 分析法と測定パラメーター

　R-R 間隔変動の定量化には時間領域解析，周波数領域解析，非線形解析などが用いられる．ここでは前 2 者について触れる．各種の記録機器，解析ソフトが市販されているが，測定方法や解析パラメーターにも若干の相違があり統一されていない．

a. 時間領域解析

　1970 年ころから実用化した古典的手法で，一般臨床の現場でも比較的普及している．連続記録した波形の R-R 間隔を測定し，そのばらつきを定量化する．変動係数（coefficient of variation of RR，以下 CVRR），標準偏差，R-R 間隔差の二乗平均平方根，連続した RR 間隔差が 50 ms 以上のものの割合などが利用される．心電図の連続 100 心拍から求められることが多い 図1 ．

b. 周波数領域解析

　時間領域解析より新しい分析方法で，1980 年代から臨床応用されるようになった．短い場合は 5 分程度の連続記録から解析できるが，24 時間の長時間記録による分析も行われる．

　R-R 間隔測定値を継時的にプロットしたグラフはある周波数をもったサイン曲線の合成であると仮定して，個々のサイン関数を分離する（スペクトル解析）と横軸を周波数としたグラ

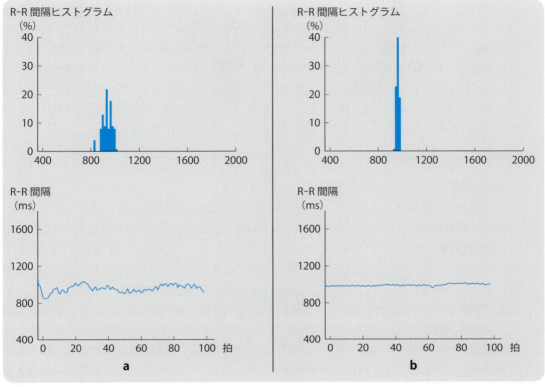

図1 心電図 R-R 間隔変動

100 心拍 R-R 間隔のプロット（下段）とそのヒストグラム（上段）を示す．a は正常の心拍変動である．b は a とほぼ同様の R-R 間隔平均値，平均心拍数を呈しているが，心拍変動が少なく（標準偏差，CVRR が小さい）糖尿病による自律神経（副交感神経）障害が示唆される．
 a：54 歳，男，健常者
R-R 間隔標準偏差 40.1 ms，R-R 間隔平均値 962.4 ms，平均心拍数 62 bpm，CVRR 4.17％
 b：54 歳，男，糖尿病
R-R 間隔標準偏差 9.6 ms，R-R 間隔平均値 989.8 ms，平均心拍数 61 bpm，CVRR 0.97％

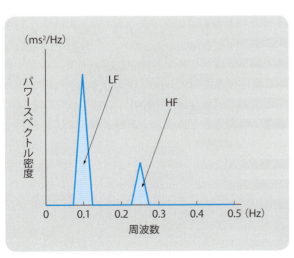

図2 パワースペクトル密度

周波数解析によって 0.1 Hz および 0.25 Hz 付近にピークが認められる．薄い青の部分の面積（積分値）が低周波（LF）・高周波成分（HF）のパワーである．

フ（パワースペクトル）が得られる．通常，0.1 Hz および 0.25 Hz 付近にピークが認められる 図2 ．0.15 Hz を境にそれ以上と未満の大きく 2 つの領域を分け，積分値（横軸とグラフとの面積）（パワーという）を算出して評価する．前者は 0.04〜0.15 Hz（低周波成分, low frequency: LF），後者は 0.15〜0.4,（0.5 Hz までとするものもある）（高周波成分, high frequency: HF）の周波数帯が用いられる．両者の比（LF/HF），全周波数域のパワー値も指標となる．測定，解析機器によっては独自のパラメーターが設定されている．

B　パラメーターの解釈

1. 時間領域解析

CVRR が用いられることが多く，これは主に副交感神経活動を反映している．値が小さいほど機能，活動性が減衰していると判断される．加齢の影響を受け，高齢では減少する．

2. 周波数領域解析

0.15 Hz 以上の成分は主に副交感神経，0.15 Hz 未満は交感神経，副交感神経両者の調整を受けることが知られている．HF は副交感神経活動の呼吸性変化に関連した心拍変動を反映したものである．LF は心臓迷走神経と心臓血管交感神経両者の影響を受ける．LF/HF 値がしばしば交感神経機能の指標として用いられるが，本来この値は交感・副交感神経の活動バランスに関連し，交感神経系の活動が高い時は高値を，副交感神経の活動が高い時は低値を示す．記録法によっては 0.04 Hz より低周波の成分も得られるが，その意義については明確にされていない．LF，HF とも加齢による減少傾向がある．

C　臨床的意義

心臓および自律神経機能の障害によって生理的な心拍変動が平坦化する．時間領域解析での心拍変動の減少と生命予後，心血管疾患発症のリスクとの関連性が検討されている．脳血管障害，Parkinson 病，多系統萎縮症，認知症，脊髄損傷，腎不全，糖尿病など自律神経機能に影響する種々の疾患でも心拍変動が単調化する．

糖尿病では自律神経障害を合併する場合，あるいは罹病期間が長いほど心拍変動が低下する 図1 ．自覚症状に先行して異常が検出できることも少なくない．認知症では LF 成分と LF/HF 比の有意な低下が示されており，睡眠時無呼吸患者でも心拍変動障害が指摘されている．

近年では，複合性局所疼痛症候群，幻肢痛などを始めとした交感神経関連の疼痛，また，情動，内分泌との生体機能関連から，精神ストレス，精神疲労，外傷体験，不安，うつ病などの精神疾患，薬剤や各種治療の効果判定といった広範な医学領域での知見が集積されている．さらにスポーツ選手のコンディショニングや職業，教育分野における自律神経機能評価としても利用されつつある．

【文献】
1）佐々木一裕, 他. 心電図 R-R 間隔変動: スペクトル解析. In: 日本自律神経学会, 編. 自律神経機能検査. 4 版. 東京: 文光堂; 2007. p.164-8.

〈豊倉　穣〉

眼球運動

01 ▶ 基礎と原理

> **Points**
> - ヒトの眼球運動には脳の大部分が多かれ少なかれ関与している．これらからの入力が最終的に脳幹で統合され，眼運動神経核から神経筋接合部を経て外眼筋に至る final common path で実際の眼球運動が発生する．
> - 眼球運動は水平，垂直だけでなく回旋方向の成分をもち，最短距離を経由して目的眼位に到達する．
> - 眼球運動は対象物を追視するだけでなく，固視微動によって視覚の成立にも役立っている．

A 眼球運動の種類

眼球運動の分類を 表1 に示す．眼球運動は大別すると速い運動の系と遅い運動の系の2つのサブシステムになる．前者には衝動性眼球運動と眼振の急速相が含まれ，後者には滑動性追従眼球運動，前庭性運動，眼振の緩徐相が含まれる．眼球運動は興味のある対象物を追視するだけでなく，固視の際には非常に微小な固視微動を絶えず発生させることで視覚を成立させている．

● 表1 ● 眼球運動の種類

- 衝動性眼球運動 saccades
  反射的にも随意的にもみられ，眼球運動の大部分を占める急速な眼球運動
- 滑動性追従運動 pursuit movements
  移動している視標を網膜中心窩に保つため生じる滑らかな運動
- 輻湊性眼球運動 vergence movements
  遠近で眼を寄せる輻湊運動と逆の開散運動からなる
- 固視 fixation
  静止している視標を中心窩に保つ運動で固視微動を伴う
- 前庭動眼反射 vestibulo-ocular reflex（VOR）
  頭が動いたとき眼を逆方向に動かし網膜像を安定させる
- 視運動性眼振 optokinetic nystagmus（OKN）
  次々動く視標を追視する反射性眼球運動

B 眼球運動の神経支配

水平眼球運動に関する大脳半球，小脳，前庭核，頸部などさまざまな部位からの神経入力は，傍正中橋網様体（paramedian pontine reticular formation: PPRF）で統合され，外転神経核への水平方向のパルス信号を出し，外転神経核は同側外直筋を制御するとともに，内側縦束（medial longitudinal fasciculus: MLF）を通じて対側内直筋を制御する対側動眼神経核にパルス信号を出す．一方，垂直方向への注視は両側の前庭系から内側縦束を通って上行する線維経路からの入力と，大脳半球から中脳視蓋前野を通って動眼神経核からの入力が，中脳にある内側縦束吻側間質核（rostral interstitial nucleus of MLF: riMLF）で統合されて発生する．動眼（Ⅲ），滑車（Ⅳ），外転（Ⅵ）の各眼運動神経核の運動ニューロンはこれらの前運動ニューロンで駆動され，各神経核から出た神経は脳底を走行し，上眼窩裂から眼窩内に入り，動眼神経は内直筋，上直筋，下直筋，下斜筋を，滑車神経は上斜筋を，外転神経は外直筋を支配する．

C 外眼筋の走行

外眼筋のうち内直筋と外直筋は眼球の内外転のみに作用し，上下方向や回旋方向への動きには関与しないが，上下直筋，上下斜筋は純粋に上下方向のみではなく水平運動，回旋運動の作用があり，眼位によってもその要素が異なる 図1．外眼筋の走行では，眼窩の中央軸が23°外方を向いていることから，総腱輪を起始部とする上下直筋は約23°外方に向けて走行している．一方，上斜筋の滑車から付着部までと下斜筋は前後軸に対して約51°内方に向けて走行している 図2．

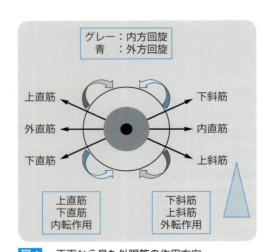

図1 正面から見た外眼筋の作用方向
内外直筋のみが水平作用のみで，他の6筋はすべて水平方向の作用と回旋作用を併せ持つ．

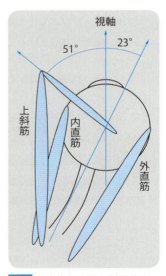

図2 上方から見た外眼筋の走行と視軸との関係
下斜筋も眼球の下方で上斜筋と同じ作用方向をもつ．

D 外眼筋の構造

　外眼筋は骨格筋の中でもきわめて特殊な筋肉である．1つの神経細胞が支配する筋線維の数は躯幹筋が 100〜2000 に対し，外眼筋は 5〜10 前後ときわめて少ない．また非常に薄い筋でありながら横断面で眼窩層と眼球層の層状構造を示し，眼球層のみが眼球に付着し，眼窩層は筋周囲にある結合組織プリーに付着している．さらに眼球層には速筋線維が多く，眼窩層には遅筋線維が多く含まれ，複雑な眼球運動や眼位の保持に役立っている．

〈三村　治〉

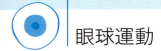

眼球運動

02 ▶ 臨床応用

> **Points**
> - ✓ 眼球運動の記録法には単に皮膚電極を貼るものから金属コイルを埋め込んだコンタクトレンズをはめるものまで様々なものがあり，それぞれに長所・欠点がある．
> - ✓ 通常，固視，衝動性眼球運動，滑動性運動，視運動性眼振などの記録を行う．
> - ✓ 最近では斜視の外眼筋に A 型ボツリヌス毒素を注射する治療法が認可され，その際には外眼筋筋電図検査が必須となっており，今後さらに普及するものと思われる．

A EOG, ENG

　眼科領域の眼球運動図（electro-oculography: EOG）と耳鼻咽喉科領域での電気眼振図（electro-nystagmography: ENG）とは原理はまったく同一である．眼球は常に角膜側が網膜側より約 6 mV 陽性に帯電している．そのため眼周囲皮膚に電極を一対貼付し，その間の電位差を眼球運動の間に継時的に記録すれば電位変化として記録できる 図1 ．電極を眼球の左右に貼れば水平性眼球運動が，眼球の上下に貼れば垂直運動が記録できる．また，直流記録か時定数 time constant を 3.0 秒のように長く設定すれば眼位波形が，短く設定すれば速度波形が得られる．記録は常に水平運動では上方が右側，下方が左側への，垂直運動では文字通り上

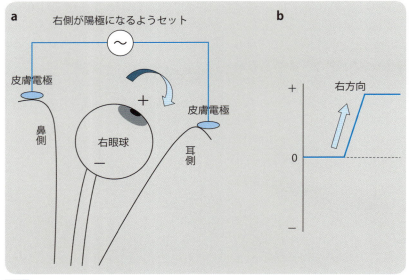

図1　EOG の原理
a が EOG 測定の模式図，b がそのときの EOG 波形の模式図

方が上向き，下方が下向きへの眼球運動を示す．左右に跳躍する視標を固視させれば衝動性眼球運動（saccades）が，正弦波様にスムースに動く視標を追わせれば滑動性運動（smooth pursuit movements）が記録できる．さらにこの電極を装着したまま眼前に呈示した縞模様を一定方向に動かせば視運動性眼振（optokinetic nystagmus: OKN）が記録できる．

B 光電素子法，ビデオ記録法など

光電素子法は角膜と強膜の赤外光の反射の差を1対の光電素子で記録して眼球運動として記録するもので，水平・垂直方向に精度の高い記録が可能である．強膜サーチコイル（scleral search coil）法は被検者に巻いたコイルを埋め込んだコンタクトレンズを装用したまま磁場の中に入れ，その磁場の変化を記録するもので，水平・垂直・回旋の眼球運動を記録できる．ビデオ記録法は高速度ビデオを使用して眼球の動画を記録するもので，瞳孔や虹彩の紋様，あるいは結膜の血管などを追跡して解析する．これら眼球運動記録法それぞれの利点と欠点を示す 表1 ．

● 表1 ● 眼球運動記録法とその特徴

	EOG，ENG 電気眼振図	PEOG 光電素子法	スクレラル・サーチコイル	VOG ビデオ眼振図
空間解像度	0.5°	0.02°	0.01°	0.05°
時間解像度	40 Hz	100 Hz	500 Hz	50〜400 Hz
垂直運動記録	可能だが信頼性低い	可能だが眼瞼が影響	可能	可能
回旋運動記録	不可能	不可能	可能	可能 目印が必要
測定までの時間	長時間 電極の安定	比較的短時間	長時間 CLの装着	きわめて短時間
較正の複雑さ	良好な直線関係	大偏心度では多項式較正	非線形だが代償可能	良好な直線関係
侵襲性	表面電極 眼に非接触 視覚不変	ゴーグル装着 眼に非接触 視野制限あり	CL装着 かなり不快 長時間困難	頭部装着 眼に非接触 視野制限あり

光電素子法はさらに明室では不可の欠点がある．

C 外眼筋筋電図（EMG）

外眼筋の筋電図（electromyography）はこれまで一部の施設を除いてあまり使用されていなかったが，2015年6月にA型ボツリヌス毒素製剤の斜視への適応拡大が認められ，その際注入針が外眼筋内に刺入されたことをEMGで確認する必要があることから，必須の検査手段となった．実際には臨床のベッドサイドで行うため，ポータブル筋電計と薬液注入兼用針電極を用いる．点眼麻酔を行った後に経結膜的に針電極を目的とする外眼筋に刺入する．外眼筋内に刺入すると「ザーッ」という音とともにモニター上に干渉波が認められる 図2 ．その位置

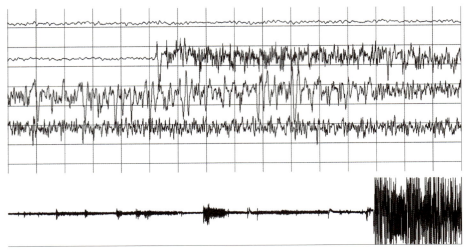

図2 ポータブル筋電計（MEM-8301 ニューロパック n1）で記録した内直筋の筋電図波形
上から2段目の中央より少し前のところで針が内直筋に入ったため放電が増加している．最下段は全経過を示したもので右部分が筋電図波形．

　に電極を刺したまま，眼球を筋の作用方向と逆方向とにわずかずつ動かさせると，筋の作用方向に動かしたとき干渉波の増大が，逆方向に動かしたとき干渉波の減少がみられる．

〈三村　治〉

索 引

数字

1 野	96
3b 野	93, 96
3 Hz 全般性棘徐波複合	14
6 Hz 棘徐波複合	49
10-10 法	6
10-20 法	5
14 & 6 Hz 陽性棘波	49
^{99m}Tc-ECD	184
^{123}I-FP-CIT	185
^{123}I-iomazenil SPECT	184

あ行

アーチファクト	10, 201
亜急性硬化性全脳炎	60
悪性腫瘍の評価	188
アセチルコリン	2
アナログ/デジタル変換	85
安静時機能的 MRI	195
安静時電位	177
アンチエイリアスフィルタ	12, 85
アンペアの右ねじの法則	79
意識	1
異常蛋白の集積	188
位相	106
位相逆転	10
一過性覚醒	32
意味性認知症	183
色情報処理	108
ウィケット棘波	26, 51
運動関連脳電位	110
運動単位	142
運動単位電位	162, 178
運動野のマッピング	114
運動誘発電位	119, 120, 122
鋭一過（性）波	76
鋭波	75

エイリアスノイズ	12, 85
腋窩神経	169
遠隔電場電位	88, 91, 97
オドボール課題	130

か行

下位運動ニューロン	142
介在ニューロン	143
外側神経束	169
外側前腕皮神経	169
顔知覚	108
下顎電極	6
下丘	98
核医学検査法	186
拡散光トモグラフィー	200
覚醒反応	32
覚醒反応指数	33
拡張ベア・ランバート則	198
過呼吸	13
加算平均処理	130
加算平均法	86
下神経幹	169
課題関連型機能的 MRI	195
滑動性追従眼球運動	215
簡易 PSG	28, 31
感覚神経活動電位	149
眼窩周囲電極	6
間欠性律動性 δ 活動	56, 62
干渉	179
干渉波	220
肝性脳症	57, 63
ガンマカメラ	180
奇異性頭皮上分布	105
偽小発作放電	49
基礎波	24
機能画像	186
機能的近赤外スペクトロスコピー	198
逆説的覚醒反応	23

逆行法	150
急性薬物中毒	63
胸背神経	169
頬部電極	6
強膜サーチコイル	219
強力神経遮断薬	70
局在関連てんかん	41
局所性脳病変	53
局所脳血流	201
棘波	75
記録電極	145
近接電場電位	88
筋電図	219
筋皮神経	169
筋無力症候群	158
区分法	156
群発-抑制	78
群発・抑制交代	58, 61, 64
頸椎神経根症	166
経頭蓋刺激筋記録誘発電位	127
結合能	187
肩甲下神経	169
肩甲上神経	169
肩甲背神経	169
言語優位半球	202
減衰率	159
後角介在ニューロン	92
交感神経	206
交感神経節後線維	210, 211
後根神経節	165
高周波遮断フィルタ	147
高周波成分	214
後神経束	169
向精神薬	69
後頭結節	5
後頭部優位律動	75
後部帯状回から楔前部	183
光路長	199
固視微動	215

さ行

最小分解能	86
最大上刺激	150
細胞分子機能	187
差動増幅器	11
三相波	56, 63, 146
サンプリング	85
サンプリング周波数	12
時間軸解析	84
時間分解計測	200
時間領域解析	212
磁気シールド室内	81
磁気刺激	119
軸索障害性	177
軸索変性	152, 155
シグナル/ノイズ比	87
刺激パラメータ	106
事象関連電位	129
視神経軸索変性型	107
視神経伝導ブロック型	107
システムリファレンス	11
若年者後頭部徐波	22, 25
尺骨神経	169
周期性一側性てんかん性放電	59
周期性同期性発射	59
周期性同期性放電	77
周期性パターン	59, 63
重症筋無力症	158
周波数領域解析	84, 212
手根管症候群	153
術中脊髄モニタリング	125
受容体密度	187
上位運動ニューロン	143
小鋭棘波	51
上オリーブ核	98
上行性網様体賦活系	1
上神経幹	169
衝動性眼球運動	215
小児脳波	21
小脳橋角部腫瘍	100
自律神経節	206
心因性運動異常症	114

心因性非てんかん発作	43, 47
針筋電図	161
神経	168
神経活動	201
神経幹	168
神経血管減圧術	100
神経根	168
神経根症	165
神経遮断薬	70
神経束	168
神経痛性筋萎縮症	170
神経伝達機能	187
神経伝導検査	149
進行性核上性麻痺	185
進行性非流暢性失語	183
新生児期	22
進展性	36
心拍変動	207
錐体路	143
睡眠技師	28
睡眠時持続性棘徐波	38
睡眠時周期性下肢運動	30
睡眠時無呼吸モニター	28, 32
睡眠潜時反復測定検査	31
睡眠頭蓋頂鋭波	10
睡眠脳波	27
睡眠賦活	18
睡眠ポリグラフ検査	27
睡眠ラボ	28
精神性発汗	207, 209
贅沢灌流症候群	189
正中神経	169
生理的機能	187
脊髄到達時間	94
脊髄誘発電位	92
線維自発電位	163
線維束自発電位	163
漸減現象	158, 162
閃光刺激	16
センサーレベル解析	84
漸増応答	159
尖頂樹状突起	80
前頭側頭型認知症	183
全般てんかん	41

早期漸増	162
ソースデリベーション法	9
ソースレベル解析	84
側頭部徐波	25
側頭葉てんかん	203
速筋線維	217

た行

代謝性脳症	64
大錐体細胞	1
体性感覚誘発電位	86
大脳電気的無活動	58, 66, 77
大脳皮質基底核変性症	185
多系統萎縮症	185
多焦点化	39
多チャンネル記録	82
脱髄	152, 155
脱髄性	177
単一筋線維電極	145
単純ヘルペス脳炎	60
遅筋線維	217
中神経幹	169
中枢運動伝導時間	122
中枢神経病変	114
中枢伝導時間	94
中潜時 SEP	95
聴覚機能検査	100
聴覚誘発電位	97
長胸神経	169
蝶形骨誘導電極	7
長時間ビデオ脳波モニタリング	46
聴神経	98
聴性脳幹反応	97
聴性脳幹誘発反応	67
長ループ反射	175
椎前神経節	207
低酸素脳症	65
低周波成分	214
低体温症	64
定量薬物脳波学	69
デジタル脳波システム	78
てんかん重積状態	43
てんかん焦点	183, 203

てんかん性脳症　38
てんかん波焦点の移動　39
てんかんモニタリングユニット
　　46
電気生理診断　179
伝導遅延　152
伝導ブロック　152
電流双極子　105
動員　178
動員パターン　162
等価電流双極子　82
洞結節　207
統合失調症　133, 138
橈骨神経　169
投射性遠隔電場電位　90
透磁率　80
同心型針電極　145
等電位マップ　10
突発性異常　75
ドパミントランスポータ　185
　イメージング　182
トリクロリール　20

な行

ナイキスト周波数　85
内側縦束　216
内側縦束吻側間質核　216
内側神経束　169
内側前腕皮神経　169
慣れ現象　209
二重神経支配　206
ニュートラル端子　11, 12
ニューロフィードバック　197
認知症　72
年齢依存性　37
脳幹機能検査　102
脳血流イメージング　181
脳死　66, 102
脳循環代謝　187, 189
脳波・臨床てんかん症候群　37
脳波検査　75
脳波レポート　75

は行

バイオマーカー　197
背景活動徐波化　73
背景活動の抑制　64
背側視覚路　104
背側路　109
発生源導出法　9
発達　21
パワースペクトル　214
反復 F 波　172
比較法　156
光駆動反応　16
光刺激　16
光突発反応　16
光トポグラフィー　201
光ミオクロニー反応　16
非けいれん性てんかん重積状態
　　43
鼻根部　5
皮質形成不全　203
皮質性ミオクローヌス　175
皮質到達時間　94
非線形解析　212
皮膚血流　202
びまん性脳障害　56
標本化　85
標本化定理　85
表面電極　145
貧困灌流症候群　189
複合活動電位　91
副交感神経　206
複合筋活動電位　149
複雑部分発作　203
　重積状態　44
複数電流源推定　83
腹側視覚路　104
腹側路　108
不随意運動　114
ブレインマシンインター
　フェース　133
フローティング回路　12
プローベ　202
分子イメージング　191

平均基準電極導出　9
ペナンブラ　189
変動係数　212
変動磁場　79
放射状運動（OF）刺激　109
紡錘波昏睡　58
傍正中橋網様体　216
法的脳死判定　66
発作間欠期てんかん性放電　40
発作性脱分極変位　34

ま行

慢性炎症性脱髄性多発
　ニューロパチー　153
ミオトニー放電　164
ミスマッチ陰性電位　135
無呼吸低呼吸指数　32
無酸素脳症　58
無髄 C 線維　211

や行

薬物速波　71
優位律動　4
陽性鋭波　163
容積伝導　91
容積伝導体　88
容積伝導電位　88
容積電流　88
容積導体　146

ら行

リード線効果　88
律動性振動　1
律動波　42
量子化　86
量子化ビット数　86
両側非同期性一側性てんかん型
　放電　60

わ行

腕神経叢　168

欧文

α 昏睡　58, 63

α波 3, 24
α抑制 4
A/D 変換 85
AASM マニュアル 28
ABR（auditory brainstem response） 67
AHI（apnea-hypopnea index） 32
Alzheimer 病 72, 132, 183
anesthetic fade 127
AP delay 56
arousal 32
arousal index 33
A 型ボツリヌス毒素 219
A 波 172
β昏睡 58, 64
β波 3, 24
Biot-Savart の法則 79
BIPLEDs（bilateral independent PLEDs） 60
BOLD-fMRI 192
build up 13
burst-suppression 58, 61, 77, 78
C reflex 175
Charcot-Marie-Tooth 病 153
CMCT（central motor conduction time） 122
comparison method 156
CPAP titration 31
Creutzfelt-Jakob 病 60
CSWS 38
CW 計測 198
δ昏睡 58
δ波 3
deoxy-Hb 199
DMN（default mode network） 196
ECD（equivalent current dipole） 82
ECI（electrocerebral inactivity） 58, 66, 77
EMU（epilepsy monitoring unit） 46

EOG（electro-oculography） 218
evolution 36, 42
FIRDA（frontal IRDA） 57, 62
fMRI 192
fNIRS（functional NIRS） 198
F 波最短潜時 171
F 波出現率 171
F 波消失 172
F 波潜時の延長 172
F 波伝導速度 171
γ波 3
GABA 2
giant SEP 175
Guillain-Barré 症候群 153
Henneman の大きさの原理 144, 162
hypnagogic hypersynchronous phase 23
H 波検査 173
I-wave 116
IID 40
inion 5
IRDA 56
J-shape 159
κ律動 26
L5 神経根症 167
Lewy 小体型認知症 183
long loop reflex 175
LORETA 法 71
LSB（least significant bit） 86
MEP（motor evoked potential） 116, 120
MRCP（movement-related cortical potential） 110
MSLT（multiple sleep latency test） 31
N20-P20 93
nasion 5
Na チャネル 151
NCSE（nonconvulsive status epilepticus） 43
NMDA 受容体 138
OIRDA（occipital IRDA） 57

open field 81
oxy-Hb 199
P9 の二峰化 90
P300 129
Parkinson 症候群 185
Parkinson 病 132, 185
PDS（paroxysmal depolarization shift） 34
periodic synchronous discharges 77
PET（positron emission tomography） 186
PLEDs 59, 77
PLEDs plus 60
PLEDs proper 60
PNES（psychogenic non-epileptic seizure） 43, 47
polygraphy 31
polysomnography 31
POSTs 51
PSD 59
pseudo petit mal discharge 23
PSG 27
R-R 間隔変動 212
re-build up 14
Rechtschaffen & Kales criteria 29
REI（respiratory event index） 32
REM 睡眠 18
repeater F-wave 172
S/N 比 87
SE（status epilepticus） 43
segmental method 156
sensor level analysis 84
sharp waves 75
SISCOM（subtraction ictal SPECT CO-registered to MRI） 184
size principal 144
source level analysis 84
SPECT 180, 205
spikes 75
SQUID 81

SREDA	51	
SSPE（subacute sclerosing panencephalitis)	60	
SSR 波形	210	
STs（sharp transients)	76	
θ/δ 昏睡	64	
θ 昏睡	58	

θ 波	3	
t–Hb	199	
T1/T2 電極	7	
TES（transcranial electrical stimulation)	116	
TIRDA（temporal IRDA)	57	

TMS（transcranial magnetic stimulation)	116	
traće alternant	22	
VEEG（long–term video–EEG monitoring)	46	
WADA テスト	202	

ここが知りたい！　臨床神経生理　ⓒ

発　行　2016年　5月25日　　初版1刷

編著者　飛松省三

発行者　株式会社　中外医学社
　　　　代表取締役　青木　滋

　　　〒162-0805　東京都新宿区矢来町62
　　　電　話　03-3268-2701（代）
　　　振替口座　00190-1-98814番

印刷・製本/三報社印刷（株）　　　　　　　　〈HI・YT〉
ISBN 978-4-498-22858-0　　　　　Printed in Japan

JCOPY　＜（社）出版者著作権管理機構　委託出版物＞

本書の無断複写は著作権法上での例外を除き禁じられています．
複写される場合は，そのつど事前に，（社）出版者著作権管理機構
（電話 03-3513-6969, FAX 03-3513-6979, e-mail: info@jcopy.
or.jp）の許諾を得てください．